导航经颅磁刺激在神经外科的应用

Navigated Transcranial Magnetic Stimulation in Neurosurgery

〔德〕Sandro M. Krieg　主编

章昊苏　赵　曜　吴雪海　译

〔德〕Nico Sollmann MD & PhD　顾问

電子工業出版社

Publishing House of Electronics Industry

北京·BEIJING

First published in English under the title

Navigated Transcranial Magnetic Stimulation in Neurosurgery

edited by Sandro Krieg

Copyright© Springer International Publishing AG, 2017

This edition has been translated and published under licence from

Springer Nature Switzerland AG.

版权贸易合同登记号　图字：01-2023-2886

图书在版编目（CIP）数据

导航经颅磁刺激在神经外科的应用 /（德）桑德罗·克里格主编；章昊苏，赵曜，吴雪海译 . —北京：电子工业出版社，2023.6

书名原文：Navigated Transcranial Magnetic Stimulation in Neurosurgery

ISBN 978-7-121-45833-0

Ⅰ . ①导… Ⅱ . ①桑… ②章… ③赵… ④吴… Ⅲ . ①电磁脉冲 – 物理治疗仪器 – 临床应用 – 神经外科手术　Ⅳ . ① R651

中国国家版本馆 CIP 数据核字 (2023) 第 113287 号

责任编辑：王梦华
印　　刷：北京缤索印刷有限公司
装　　订：北京缤索印刷有限公司
出版发行：电子工业出版社
　　　　　北京市海淀区万寿路 173 信箱　　　　邮编：100036
开　　本：787×1092　1/16　印张：16.75　字数：310 千字
版　　次：2023 年 6 月第 1 版
印　　次：2023 年 6 月第 1 次印刷
定　　价：168.00 元

凡所购买电子工业出版社图书有缺损问题，请向购买书店调换。若书店售缺，请与本社发行部联系，联系及邮购电话：（010）88254888，88258888。

质量投诉请发邮件至 zlts@phei.com.cn，盗版侵权举报请发邮件到 dbqq@phei.com.cn。

本书咨询联系方式：QQ 375096420。

序　言

为了在手术中达到最佳的精确度和安全性，神经外科医生不仅要搞清楚大脑的结构和血管，还必须了解其功能。人类中枢神经系统是宇宙中已知的最为复杂的系统，其功能相关网络仍未完全被人类所了解。在这种情况下，为了提高接受脑部手术患者的生命质量，在切除受到如癫痫或肿瘤等疾病影响的中枢神经系统的结构之前，充分了解它们神经通路的结构至关重要。由于在解剖学和功能方面存在很大的个体差异性，特别是在脑损伤的情况下，神经可塑性机制可能会被触发，功能定位技术有利于在个体层面上去分析运动、语言、认知和情感功能在皮质和皮质下通路的分布。为此，在实现最小化神经功能损伤的同时优化切除范围（EOR）方面，术中直接电刺激（DES）仍是金标准。尽管该方法允许在术中进行监测解剖 – 功能的相关性，以实时定位和保护对大脑功能至关重要的结构，但是在临床工作中引入并利用术前无创功能定位技术对其进行补充依然是很有意义的。功能神经影像技术在过去 10 年中被广泛使用，但仍然主要限制于无法区分那些在切除后会导致永久性功能缺陷的关键区域，以及那些在功能相关神经网络中可以被代偿的区域。

在这种情况下，导航下经颅磁刺激（nTMS）代表了一种开拓中枢神经系统探索的新途径，特别是在脑损伤的患者中。事实上，与术中 DES 不同的是，nTMS 提供了一个独特的机会，可以通过对神经网络施加短暂的"伪"干扰，旨在确定对于脑功能至关重要的皮质区域。然而，与 DES 相比，nTMS 是一种非侵入性技术，可以在手术前用于定位功能相对应的皮质位置，并据此制定切除计划。这也是为什么急需一本书来帮助和指导在神经外科中应用 nTMS 的原因。这本由 Sandro M. Krieg 教授领衔撰写的专著将为所有采用个体化手术方案的医生提供帮助。这本书之所以不同寻常，是因为它包含了使用 nTMS 技术相关的大量信息，并概述了其他技术的优缺点。作者们在定义和介绍这项新技术，以及阐释其对神经外科的影响方面提供了非常独特和创新的角度，甚至可以说是前所未有的角度。

这本书的结构非常合理，内容丰富。开篇首先是关于 nTMS 基本原理的章节。在介绍术前定位肢体运动和语言功能的章节中，进一步探讨了临床方面的应用。Krieg 教授作为该领域的专家，解释并介绍了如何使用 nTMS 进行手术规划，以及如何将这种方法与其他技术（如纤维追踪）相结合。我个人特别喜欢使用 nTMS 定位脑功能的方法，这种方法还可以应用于儿童的脑功能定位。诚然，我们都知道在10岁以下的儿童中，做好术中清醒是非常困难的。有趣的是，nTMS 在神经外科的应用中能够调节神经网络，就像在神经内科中治疗抑郁症那样，有关章节对这些内容进行了详细描述。例如，nTMS 可用于治疗慢性疼痛。在未来，这种技术被认为是诱导神经可塑性的独特工具，可以增加 EOR，甚至改善神经状况。例如，在神经功能科学领域，nTMS 可以作为研究人类中枢神经系统处理信息的独特工具。近来，连接组学研究的进展令人欣喜，该学科旨在全面地探究神经连接的结构和功能水平，认知和行为学方面的协调归因于平行和交叉的大规模神经回路，它们包含了相互连接的皮质和皮质下的组成部分。在这种情况下，基于这种对神经网络施加"伪"损伤的概念来开发的技术无疑为研究大脑网络结构提供了新的角度。但值得注意的是，尽管 nTMS 只能在大脑皮质上定位功能位置的图谱，但它目前尚无法针对白质束绘制功能分布，这些也是连接组学的重要组成部分。从临床角度来看，在脑外科手术中保护皮质下通路至关重要，因为众所周知，白质连接限制了神经可塑性。换句话说，目前，仍然需要将 nTMS 与其他功能定位技术（特别是术中 DES）结合使用，以便更广泛地验证并弥补其无法直接检测纤维功能的不足。

将复杂的脑部功能定位领域的最新进展融入现代临床神经科学，特别是神经外科非常重要，可以方便患者获益于中枢神经系统信息处理研究最新技术对治疗的指导。我毫不怀疑，Sandro M. Krieg 教授及其同事撰写的这部综合性专著将以相当卓越的方式实现这一目的。总的来说，这本书是对神经外科和脑部功能定位技术发展具有重大贡献的著作。如果在您的神经外科中仅有一本关于 nTMS 的参考书，那就必须是它！

Hugues Duffau，M.D., Ph.D.
于法国蒙彼利埃

译者注：

Hugues Duffau，法国神经外科医生和神经学家，被公认为是世界上神经外科最有经验的专家之一。他是神经系统功能重塑领域的先驱，致力于通过神经外科手术研究大脑功能重塑，在全球范围内拥有广泛的声誉；并且在相关领域发表了数百篇论文和编写了很多书籍的相关章节，为神经外科手术和脑功能架构的研究做出了重要贡献。

前　言

七年前，神经外科开始使用 nTMS，当时用它进行术前运动功能脑区定位，随后我们又开发了语言功能脑区的定位方案，我们的医生及学生志愿作为受试者积极参与此项目。此后，我们又将此语言功能定位方案用于脑肿瘤患者。最近我们开始使用 nTMS 定位其他功能的皮质控制区，同时探索将其应用于疾病治疗。

与此同时，我们优化 nTMS 功能数据，并将其整合到神经外科手术常规路径中。我们的外科医生开始学习使用以及分析数据。随后，在跨学科肿瘤委员会讨论中，nTMS 数据也成为了常规项目。

我们将 nTMS 数据整合进了医院的电子影像系统，使每个医生都能快捷地获取并浏览分析结果，也极大地方便了年轻医生对 nTMS 的快速熟悉及掌握。

随着这些发展，我们进行了开创性的国际合作，获得了非常有价值的临床数据，更重要的是，也结交了许多新朋友。

因此，本书也是我们与国际上神经外科专家在 nTMS 上相互交流的结果。同时，此书也将作为国际神经外科间联系的桥梁，因为 nTMS 的研究也需要国际间的紧密合作。

本着这种精神，我们 TUM 团队每年都会热忱接待来自世界各地的朋友，为他们提供有关 nTMS 研究及其临床应用的培训及帮助。借此，我们也结交了许多合作者和朋友，也为无限的科学交流提供了更多的选择。

在未来，欢迎越来越多的人来我院访问，并期待继续建立更多的研究人员交流计划。目前，我们已经和一些最紧密的合作者之间进行了人员互派和交流。

本书是由经验丰富的知名国际专家组成的团队认真创作而成，这使得本书融合了关于 nTMS 在神经外科的应用中各种独到的见解，这是史无前例的。在呈现各位国际专家的不同方法的过程中，我们并没有尝试为他们所描述的刺激方案、分析软件或使用的 nTMS 设备建立一个共识。相反，我们欢迎各个作者通过对其自身方法的描述，以使本书成为各种可行方案的集合体，而不是仅仅为了呈现我们团队的意见。

　　因此，我想鼓励每一位读者向我们的团队，特别是我，提供批评、建议和期待，以便使这种信息的收集方式能更好地为在这个不断发展的领域工作的人们提供方便。

Sandro M. Krieg，M.D.，M.B.A.

简　介

对脑功能区的定位和监测的研究已有多年。此领域一直是神经外科的重点，例如，在 Wilder Penfield 时代就已经开始在清醒手术下绘制大脑运动、感觉功能区。内在原因不言而喻，神经外科医生都致力于在不伤害患者的情况下完全切除肿瘤或癫痫病灶。这个理想，激励着许许多多的神经外科医生，其中也包括我自己。1980 年代后期，在我职业生涯的开始阶段，我致力于临床神经生理学的研究，专注于运动诱发电位（MEP）。该技术促进了在睡眠（麻醉）患者中监测和绘制运动功能研究的发展。在一些创新研究团队的努力下，铺平了该技术临床应用的道路；同时，也为清醒手术下的脑语言功能图谱和监测提供了新的契机。由此，在没有研究证实术中 MEP 脑功能定位及术中运动功能监测（IOM）可以预防神经损伤的情况下，使用这些设备就已经成了临床神经外科医生工作的一部分。如今，通过 DES 进行术中 IOM 和 MEP 已经成了较为成熟的技术。在我的临床工作中，必须要使用它们来进行功能脑区的高级别胶质瘤手术。

显而易见，现代神经外科手术的目标是要实现对低级别胶质瘤以及高级别胶质瘤和转移瘤的全切（GTR），以期达到最好的肿瘤预后和脑功能保存。因此，神经外科医生正在寻求一种可行性方案，能够在术前确定相关功能区域以评估手术风险并制定合适的手术方案和确定安全的手术入路。简而言之，在与患者一起前往手术室之前就要做好准备。

以非侵入性的方式进行的术前功能定位使用功能性磁共振成像（fMRI）和脑磁图描记术（MEG）。然而 MEG 需要很多相关的设备，因此并未被广泛接受。在大约 20 年的时间内，fMRI 被认为是神经外科患者无创功能定位的标准。然而，fMRI 所测量的血氧水平依赖信号（BOLD）的空间分辨率和准确度不佳，尤其是在脑实质肿瘤的邻近区域；因为这些肿瘤严重损害了氧合作用从而干扰 BOLD 信号的对比度。在脑肿瘤附近区域的 fMRI 功能定位和术中 DES 一致性很差。因此，它们不能为患脑胶质瘤或转移瘤的患者提供准确的术前非侵入性脑功能定位提供合适的方案。金标准仍然是侵入性测量，但是这些只能在配备特定设施（如癫痫诱发装置）的医疗中心开展。

直到最近，nTMS被引入作为神经外科手术前定位的新选择。多年来，将这种"老的"技术用于功能定位——经颅磁刺激（TMS）——和神经外科手术导航进行结合，就可以实现颅内电场以及场强变化的实时定位。神经外科医生现在第一次拥有了一种工具，它允许我们能在手术前定位功能和非功能的皮质，其精确度与术中DES相当。通过分析这些精确的数据，有助于为患者更好地解释临床治疗策略、手术方式和肿瘤学上的判断。虽然已经建立了运动和语言功能的定位方案，但目前对于精神病学或认知功能的定位仍然有待于研究。目前对于清醒下神经外科手术定位而言，nTMS的潜力无限。

除了单纯的功能定位外，导航下重复TMS（nrTMS）也可以对脑功能施加影响。除了被用于抑郁症或慢性疼痛的治疗，随机多中心研究发现nrTMS对慢性卒中患者的失语和运动恢复也有积极作用。因此，与其等待肿瘤影响了脑功能，还不如先使用nrTMS对脑功能施加影响，使相关脑功能在非手术切除区域得以重建，从而保存该功能。虽然此技术的影响将是无与伦比的，但是通常神经科学的进步如同婴儿学步一般，nTMS虽然只是其中的一小步，但它却如此显著地推进了对神经功能的探索，使我们更加接近理想目标。

因此，本书接下来的内容中，将为读者提供此领域的第一本综合指南，旨在向神经外科医生介绍这种新模式、当前应用方案的参数、相关临床应用以及未来的应用潜力。

Bernhard Meyer
于德国慕尼黑

原文参考

Abo M, Kakuda W, Momosaki R, et al. Randomized, multicenter, comparative study of NEURO versus CIMT in poststroke patients with upper limb hemiparesis: the NEURO-VERIFY Study. Int J Stroke,2014,9(5):607-612.

Barker AT, Jalinous R, Freeston IL. Non-invasive magnetic stimulation of human motor cortex. Lancet,1985,1(8437):1106-1107.

Bizzi A, Blasi V, Falini A, et al. Presurgical functional MR imaging of language and motor functions: validation with intraoperative electrocortical mapping. Radiology,2008,248(2):579-589.

Cedzich C, Taniguchi M, Schafer S, et al. Somatosensory evoked potential phase reversal and direct motor cortex stimulation during surgery in and around the central region. Neurosurgery, 1996,38(5):962-970.

De Witt Hamer PC, Robles SG, Zwinderman AH, et al. Impact of intraoperative stimulation brain mapping on glioma surgery outcome: a meta-analysis. J Clin Oncol,2012,30(20):2559-2565.

Deletis V. Intraoperative monitoring of the functional integrity of the motor pathways. Adv Neurol. 1993;63:201-14.

Du J, Tian L, Liu W, Hu J, Xu G, Ma M, et al. Effects of repetitive transcranial magnetic stimulation on motor recovery and motor cortex excitability in patients with stroke: a randomized controlled trial. Eur J Neurol. 2016. doi:10.1111/ene.13105.

Duffau H, Lopes M, Arthuis F, Bitar A, Sichez JP, Van Effenterre R, et al. Contribution of intraoperative electrical stimulations in surgery of low grade gliomas: a comparative study between two series without （1985-96）and with （1996-2003）functional mapping in the same institution. J Neurol Neurosurg Psychiatry. 2005;76（6）:845-51. doi:10.1136/jnnp.2004.048520. 76/6/845 [pii].

FitzGerald DB, Cosgrove GR, Ronner S, Jiang H, Buchbinder BR, Belliveau JW, et al. Location of language in the cortex: a comparison between functional MR imaging and electrocortical stimulation. AJNR Am J Neuroradiol. 1997;18（8）:1529-39.

Giussani C, Roux FE, Ojemann J, Sganzerla EP, Pirillo D, Papagno C. Is preoperative functional magnetic resonance imaging reliable for language areas mapping in brain tumor surgery? Review of language functional magnetic resonance imaging and direct cortical stimulation correlation studies. Neurosurgery. 2010;66（1）:113-20. doi:10.1227/01.NEU.0000360392.15450. C9.

Huang YZ, Edwards MJ, Bhatia KP, Rothwell JC. One-Hz repetitive transcranial magnetic stimulation of the premotor cortex alters reciprocal inhibition in DYT1 dystonia. Mov Disord. 2004;19（1）:54-9. doi:10.1002/mds.10627.

Ilmoniemi RJ, Ruohonen J, Karhu J. Transcranial magnetic stimulation-a new tool for functional imaging of the brain. Crit Rev Biomed Eng. 1999;27（3-5）:241-84.

Kim YH, You SH, Ko MH, Park JW, Lee KH, Jang SH, et al. Repetitive transcranial magnetic stimulation-induced corticomotor excitability and associated motor skill acquisition in chronic stroke. Stroke. 2006;37（6）:1471-6. doi:10.1161/01.STR.0000221233.55497.51.

Kral T, Kurthen M, Schramm J, Urbach H, Meyer B. Stimulation mapping via implanted grid electrodes prior to surgery for gliomas in highly eloquent cortex. Neurosurgery. 2006;58（1 Suppl）:ONS36-43. discussion ONS36-43.

Krieg SM, Shiban E, Buchmann N, Gempt J, Foerschler A, Meyer B, et al. Utility of presurgical navigated transcranial magnetic brain stimulation for the resection of tumors in eloquent motor areas. J Neurosurg. 2012;116（5）:994-1001. doi:10.3171/2011.12.JNS111524.

Laws Jr ER, Taylor WF, Clifton MB, Okazaki H. Neurosurgical management of low-grade astrocytoma of the cerebral hemispheres. J Neurosurg. 1984;61（4）:665-73.

Leclercq D, Duffau H, Delmaire C, Capelle L, Gatignol P, Ducros M, et al. Comparison of diffusion tensor imaging tractography of language tracts and intraoperative subcortical stimulations. J Neurosurg. 2010;112（3）:503-11. doi:10.3171/2009.8.JNS09558.

Lehericy S, Duffau H, Cornu P, Capelle L, Pidoux B, Carpentier A, et al. Correspondence between functional magnetic resonance imaging somatotopy and individual brain anatomy of the central region: comparison with intraoperative stimulation in patients with brain tumors. J Neurosurg. 2000;92（4）:589-98. doi:10.3171/jns.2000.92.4.0589.

Meyer B, Zentner J. Do motor evoked potentials allow quantitative assessment of motor function in patients with spinal cord lesions? Eur Arch Psychiatry Clin Neurosci. 1992;241（4）:201-4.

Naeser MA, Martin PI, Theoret H, Kobayashi M, Fregni F, Nicholas M, et al. TMS suppression of right pars triangularis, but not pars opercularis, improves naming in aphasia. Brain Lang. 2011;119（3）:206-13. doi:10.1016/j.bandl.2011.07.005.

Penfield W, Boldrey E. Somatic motor and sensory representation in the cerebral cortex of man as studied by electrical stimulation. Brain. 1937;60:389-443.

Picht T, Mularski S, Kuehn B, Vajkoczy P, Kombos T, Suess O. Navigated transcranial magnetic stimulation for preoperative functional diagnostics in brain tumor surgery. Neurosurgery. 2009;65（6 Suppl）:93-8.

Polin RS, Marko NF, Ammerman MD, Shaffrey ME, Huang W, Anderson Jr FA, et al. Functional outcomes and survival in patients with high-grade gliomas in dominant and nondominant hemispheres. J Neurosurg. 2005;102（2）:276-83.

Roessler K, Donat M, Lanzenberger R, Novak K, Geissler A, Gartus A, et al. Evaluation of preoperative high magnetic field motor functional MRI（3 Tesla）in glioma patients by navigated electrocortical stimulation and postoperative outcome. J Neurol Neurosurg Psychiatry. 2005;76（8）:1152-7. doi:10.1136/jnnp.2004.050286.

Ruohonen J, Ilmoniemi RJ. Modeling of the stimulating field generation in TMS. Electroencephalogr Clin Neurophysiol Suppl. 1999;51:30-40.

Sanai N, Berger MS. Intraoperative stimulation techniques for functional pathway preservation and glioma resection. Neurosurg Focus. 2010;28（2）:E1.

Sobottka SB, Bredow J, Beuthien-Baumann B, Reiss G, Schackert G, Steinmeier R. Comparison of functional brain PET images and intraoperative brain-mapping data using image-guided surgery. Comput Aided Surg. 2002;7（6）:317-25. doi:10.1002/igs.10060.

Stummer W, Pichlmeier U, Meinel T, Wiestler OD, Zanella F, Reulen HJ. Fluorescence-guided surgery with 5-aminolevulinic acid for resection of malignant glioma: a randomised controlled multicentre phase III trial. Lancet Oncol. 2006;7（5）:392-401.

Takeuchi N, Izumi S. Noninvasive brain stimulation for motor recovery after stroke: mechanisms and future views. Stroke Res Treat. 2012;2012:584727. doi:10.1155/2012/584727.

Takeuchi N, Tada T, Toshima M, Matsuo Y, Ikoma K. Repetitive transcranial magnetic stimulation over bilateral hemispheres enhances motor function and training effect of paretic hand in patients after stroke. [Randomized Controlled Trial Research Support, Non-U.S. Gov't]. J Rehabil Med. 2009;41(13):1049-54. doi:10.2340/16501977-0454.

Taniguchi M, Cedzich C, Schramm J. Modification of cortical stimulation for motor evoked potentials under general anesthesia: technical description. Neurosurgery. 1993;32（2）:219-26.

Tarapore PE, Findlay AM, Honma SM, Mizuiri D, Houde JF, Berger MS, et al. Language mapping with navigated repetitive TMS: proof of technique and validation. Neuroimage. 2013;82:260- 72. doi:10.1016/j.neuroimage.2013.05.018. S1053-8119（13）00512-0 [pii].

英文缩写对照表

2D   Two-dimensional 二维

3D   Three-dimensional 三维

ADC   Apparent diffusion coefficient 表观扩散系数

ADM   Abductor digiti minimi 小趾展肌

AH   Abductor hallucis muscle 拇展肌

aMT   Active motor threshold 活动运动阈值

APB   Abductor pollicis brevis muscle 拇短展肌

ARAT   Action Research Arm Test 臂动作调查测试

aSTG   Anterior superior temporal gyrus 颞前上回

AVM   Arteriovenous malformations 动静脉畸形

BA   Brodmann area Brodmann 分区

BEM   Boundary element method 边界要素法

BIC   Biceps muscle 二头肌

BMRC   British Medical Research Council 英国医学研究委员会

BOLD   Blood-oxygen-level-dependent 血氧依赖信号

CCD   Coil-to-cortex distance 线圈皮质距离

CI   Confidence interval 置信区间

CNS   Central nervous system 中枢神经系统

COG   Center of gravity 重心

CPS   Cortical parcellation system 皮质分割系统

CRS-R   Coma Recovery Scale-Revised 昏迷恢复量表 - 修订版

CSE   Corticospinal excitability 皮质脊髓兴奋

CSP   Cortical silent period 皮质静息期

CST   Corticospinal tract 皮质脊髓束

CT   Computerized tomography 计算机断层扫描

cTBS   Contralesional theta-burst stimulation 创伤对侧 θ 快速脉冲刺激

DBS   Deep brain stimulation 深部脑刺激

DEC   Directionally encoded colors 方向标记颜色

DES   Direct electrical stimulation 直接电刺激

dHb   Deoxyhemoglobin 脱氧血红蛋白

DICOM   Digital imaging and communications in medicine 医学数字影像和通讯

DLPFC   Dorsolateral prefrontal cortex 背外侧前额叶皮质

DOC   Disorder of consciousness 意识障碍

DT   Display time 显示时间

DTI　　　Diffusion tensor imaging 弥散张量成像

DTI FT　Diffusion tensor imaging fiber tracking 弥散张量成像纤维示踪

DWI　　Diffusion-weighted imaging 弥散加权成像

ECD　　Equivalent current dipole 等价电流偶极子

ECMS　Previous MCS 前最小意识状态

ECoG　Electrocorticography 皮质脑电描记

ECR　　Extensor carpi radialis muscle 桡侧腕伸肌

EEG　　Electroencephalography 脑电图

e-field　Electric field 电场

EMG　　Electromyography 肌电图

En-TMS Electric field-navigated TMS 电场 - 导航经颅磁刺激

EOR　　Extent of resection 切除范围

EPSP　Excitatory postsynaptic potential 兴奋性突触后电位

ER　　　Error rates 误差率

ERP　　Event-related potentials 事件相关电位

F1　　　Superior frontal gyrus（=SFG） 额上回

F2　　　Middle frontal gyrus（=MFG） 额中回

F3　　　Inferior frontal gyrus（=IFG） 额下回

FA　　　Fractional anisotropy 部分各向异性

FACT　Fiber assignment by continuous tracking 连续示踪纤维分配

FAT　　Fractional anisotropy threshold 部分各向异性阈值

FCD　　Focal cortical dysplasia 局灶性皮质发育不良

FCR　　Flexor carpi radialis muscle 桡侧腕屈肌

FDA US Food and Drug Administration 美国食品药品监督管理局

FDI　　First dorsal interosseus muscle 第一背侧骨间肌

FEM　　Finite element method 有限要素法

fMRI　　Functional magnetic resonance imaging 功能性磁共振成像

FT　　　Fiber tracking 纤维示踪

fT　　　Femtotesla 飞母托特斯拉

GC　　　Gastrocnemius muscle 腓肠肌

GCP　　Good clinical practice 优质临床规范

GTR　　Gross total resection 全部切除

HDR　　Hemispheric dominance ratio 半球优势率

HF　　　High frequency 高频

HGG　　High-grade glioma 高级别胶质瘤

HIS　　　Hospital information system 医院信息系统

IAP　　Intracarotid amobarbital procedure 颈动脉内异戊巴比妥注射（即 Wada test 和田测试）

IC　　　Internal capsule 内囊

ICMS　Intracortical microstimulation 经颅微电流刺激

IEEE　Institute of Electrical and Electronics Engineers 电气与电子工程师学会

IFC　　Inferior frontal cortex 额下皮质

IFCN	International Federation of Clinical Neurophysiology 国际临床神经生理学联盟
IFG	Inferior frontal gyrus 额下回
iFS	Inferior frontal sulcus 额下沟
IOM	Intraoperative monitoring 术中监测
IPI	Interpicture interval 图像间隔
IPSP	Inhibitory postsynaptic potential 抑制性突触后电位
ISI	Interstimulus interval 刺激间隔
iTBS	Ipsilesional theta-burst stimulation 损伤同侧 θ 快速脉冲刺激
LF	Low frequency 低频
LGG	Low-grade glioma 低级别胶质瘤
LIS	Locked-in syndrome 闭锁综合征
Ln-TMS	Line-navigated TMS 线性导航经颅磁刺激
LTD	Long-term depression 长期抑郁
LTP	Long-term potentiation 长时程增强作用
M1	Primary motor cortex 初级运动皮质
M2	Secondary motor cortex 次级运动皮质
MCS	Minimally conscious state 微小意识状态
MEG	Magnetoencephalography 脑磁图描记
MEN	Mentalis muscle 颏肌
MEP	Motor evoked potential 运动诱发电位
MFG	Middle frontal gyrus 额中回
MFL	Minimum fiber length 最小纤维长度
MPR	Multiplanar reconstruction 多平台重建
MRI	Magnetic resonance imaging 磁共振成像
NBS	Navigated brain stimulation 导航下脑刺激
NIBS	Noninvasive brain stimulation 非侵入性脑刺激
NPV	Negative predictive value 阴性预测值
NREM	Non-rapid eye movement 非快速动眼运动
nrTMS	Navigated repetitive transcranial magnetic stimulation 导航下重复经颅磁刺激
nTMS	Navigated transcranial magnetic stimulation 导航下经颅磁刺激
OrO	Orbicularis oris muscle 口轮匝肌
OT	Occupational therapy 职业疗法
PACS	Picture archiving and communication system 图像存储与传输系统
PAS	Paired associative stimulation 匹配关联刺激
PCI	Perturbational complexity index 扰动复杂指数
PD	Parkinson's disease 帕金森病
PET	Positron-emission tomography 正电子发射计算机断层显像
PMC	Premotor cortex 运动前区
PMd	Dorsal premotor cortex 背外侧运动前皮质
PNS	Peripheral nerve stimulation 外周神经刺激
PPC	Posterior parietal cortex 后顶叶皮质

PPFM   Pli de passage fronto-pariétal moyen 平均额顶交叉折叠

PPV   Positive predictive value 阳性预测值

PT   Phosphene threshold 压眼闪光阈值

PTI   Picture-to-trigger interval 图像至诱发间隔

RC   Recruitment curve 入添曲线

REM   Rapid eye movement 快速动眼运动

RMS   Root-mean-square 均方根

rMT   Resting motor threshold 静息运动阈值

ROI   Region of interest 感兴趣区

rTMS   Repetitive transcranial magnetic stimulation（non-navigated）重复经颅磁刺激（非导航）

S1   Primary somatosensory cortex 初级体表感觉区

SAM   Synthetic aperture magnetometry 合成孔径磁场定位法

SD   Standard deviation 标准差

SEM   Standard error of mean 均值的标准误

SFG   Superior frontal gyrus 额上回

sFS   Superior frontal sulcus 额上沟

SMA   Supplementary motor areas 辅助运动区

SMG   Supramarginal gyrus 缘上回

SPECT   Single photon emission computed tomography 单光子发射计算机断层扫描术

SQUID   Superconducting quantum interference device 超导量子干涉器件

STDP   Spike-timing-dependent plasticity 电峰时间相关突触可塑性

STG   Superior temporal gyrus 颞上回

STR   Subtotal resection 大体切除

TA   Tibialis anterior muscle 胫骨前肌

tACS   Transcranial alternating current stimulation 经颅交流电刺激

TBS   Theta-burst stimulation theta 快速脉冲刺激

TCI   Transcallosal inhibition 经胼胝体抑制

tDCS   Transcranial direct cortical stimulation 经颅直接皮质刺激

TES   Transcranial electrical stimulation 经颅电刺激

TMS   Transcranial magnetic stimulation（non-navigated）经颅磁刺激（非导航）

TPJ   Temporoparietal junction 额顶交界

VAS   Visual analog scale 直观类比标度

VNS   Vagus nerve stimulator 迷走神经刺激器

vPrG   Ventral precentral gyrus 腹侧中央前回

VS   Vegetative state 植物生存状态

目 录

第一篇 nTMS 概论

第二篇 nTMS 运动定位

第三篇 nTMS 语言定位

第四篇 特别方面

第五篇　nTMS 在神经外科中的治疗应用

第六篇　未来 nTMS 的潜力

第一篇　nTMS 概论

1

nTMS 基本原理

Henri Hannula, Risto J. Ilmoniemi

1.1 简介

TMS 可以刺激人脑神经元诱发动作电位：根据法拉第定律，由位于头外部的线圈产生一个强的、快速变化的磁场可以在大脑内产生电场（E-field）。该方法是非侵入性的，不需要与患者脑组织直接接触，且没有电流通过头皮或头骨。这种强磁场本身并不会产生直接的生物学变化；该效果完全归因于电场诱导产生的电流可在细胞膜上聚集，从而使它们发生去极化或超极化。足够的去极化可在轴突中启动动作电位的同步传播——顺行和逆行传播都是可能的。TMS 导致的生理学变化主要是钠通道开放触发的动作电位，尽管树突上的钙通道也可能被 TMS 激活。

最早的 TMS 使用非聚焦圆形线圈，但之后很快引入了可以进行电场聚焦的 8 字形线圈。然而，线圈位置的摆放过去主要依赖于体外解剖标记物，现在此方法仍在部分地区被使用，这种方法对大脑皮质的定位极其不准确。当引入导航 TMS 之后，可以很好地弥补这种缺陷，这也被称为导航下脑刺激（NBS, Nexstim 公司在 2003 年引入此概念）；或者称为立体定向磁刺激，最初由 Ilmoniemi 和 Grandori 提出可以通过利用 MRI 解剖图像来进行靶向定位。

最初的 TMS 导航方式是仅通过受试者的 MR 图像确定目标区域以放置 8 字形线圈。最大激活区域被认为位于线圈中心的延长线上并垂直于线圈底部表面，这种方法被称为"线性导航"。然而，后来人们逐步意识到这种方法存在问题（图 1-1）：如果线圈与颅骨不能完全相切，则线性导航将会产生定位偏差。

随后，有学者提出了"电场导航"，它充分考虑了头部的几何形状，从而为临床应用提供了足够的精确度，例如运动中枢皮质的术前定位。除了对刺激装置以及相关参数的精确设计（例如线圈形状、位置和方向）之外，还必须考虑个体头部大小和形状以及皮质沟回的方向，从而准确判断 TMS 在哪个脑沟或脑回。精确的刺激位置和准确的刺激剂量对 TMS 的临床应用尤为重要。

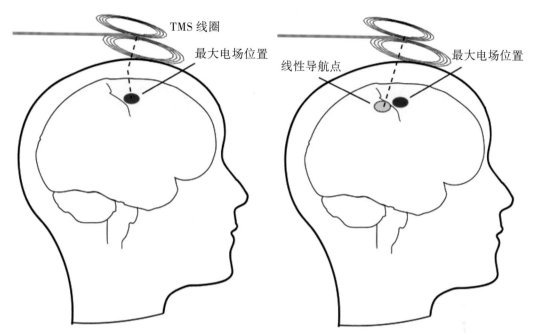

图 1-1 线性导航与电场导航之间的差异。这类似于倾斜的光通过水 - 气界面时的轻微弯曲（折射），nTMS 的电磁传播会受到空气组织、颅骨 - 颅内和其他传导介质交界的影响。 左图：电场导航考虑了电传导过程中各介质交界处的影响，并计算了最佳皮质刺激位置的电场最大值。右图：如果有线圈倾斜，线性导航下偏离了靶向位置，导致在该位置不会产生预定的场强

这一章将对 nTMS 的生理原理、物理原理以及技术原理进行基本的介绍。

1.2 TMS 的基本原理

TMS 脉冲是由置于靶点皮质区域外的线圈接受强电流而产生的。图 1-2 展示了刺激器所需要的基本电子元件：电容器、充电电路和将电容器连接到线圈的开关。首先，开关处于非接通状态并且电容器被充电到通常为几千伏的电压（V_c）。然后开关闭合，电容储能量：$E_c = \frac{1}{2}CV_c^2$ 被转化为电磁场能量 B：$E_B = \frac{1}{2}\mu_0\int B^2\,dV = \frac{1}{2}LI^2$，其中 μ_0 是自由空间的穿透率，L 是 TMS 线圈的电感，I 是线圈的电流，电容 C 和电感 L 形成具有时间常数的谐振电路 $\tau = \sqrt{LC}$，产生具有正弦频率的电流波形 $f = (2\pi\tau)^{-1}$。

在双相操作中（图 1-2 上图），如果在振荡循环结束时打开开关，则完成一个振荡循环。

图 1-2 下图展示了与上图非常相似的电路，但增加了二极管。 这可以防止相反方向的电流，从而产生单相刺激。

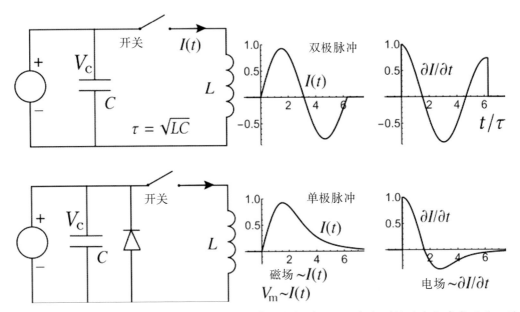

图 1-2　TMS 的基本电路和相应的波形。大脑中的电场（E-field）与磁场的变化率成正比，膜电位 V_m 的变化与感应电流的时间积分成正比，与磁场（B-field）也成正比。然而，对于慢脉冲，细胞膜的漏出电流和细胞内的电流相对于具有相同磁场强度峰值的快脉冲，使膜电压的变化减少。上图：双极电路。下图：单极电路

　　线圈的形状和尺寸决定了磁场的空间形态，常见的线圈形态是圆形和 8 字形。当线圈置于头皮上，所诱发的电场与线圈电流形状成镜面对称，电场强度与磁场的时间导数成比例（图 1-2）。8 字形线圈能够产生聚焦电流，然而圆形线圈则不行。因为前者线圈两翼的电流在中心位置叠加，从而增强了电场的作用。正如 Deng 等的研究中所指出的，小的线圈相比同形状的大线圈而言，作用的范围更加局限和表浅。

　　TMS 诱导的颅内电流导致膜电位的瞬间变化，如果这些变化足够诱发去极化，则会产生动作电位。8 字形线圈的感应电场可以选择性地聚焦在一个大小为 $0.2\sim2cm^2$ 的皮质区域。我们要注意的是，TMS 强度决定了聚焦的情况，即脉冲越强，受影响的皮质面积越大（图 1-3）。

　　TMS 的作用可以呈现出多种形式：①直接作用是触发皮质兴奋性和抑制性神经元的动作电位。②锥体细胞将信号发送到所连接的脑区和脊髓，通过脑电图（EEG；参见第 15 章）、fMRI、近红外光谱可以观察到电位活动的扩散。如果刺激运动皮质，通过肌电图（EMG）可以观察到肌肉的运动诱发电位（MEPs）。③受刺激部位的抑制性神经元在激活之后会在局部产生抑制性作用，产生所谓的皮质静息期（CSP）；如果刺激的是运动皮质，在 EMG 表现为在 MEP 后持续 100~150ms 的信号。④TMS 可能会干扰目标脑区内信息的处理或传输，产生"一过性抑制"；因

此，刺激体感或语言区域可分别暂时屏蔽感官知觉或语言功能。⑤高频（HF）重复性 TMS（rTMS）（10Hz 或更高）可以提高皮质兴奋性，而低频（LF）rTMS（1Hz 或更低）可以降低兴奋性；这种变化持续时间可能比 TMS 的作用时间要长，rTMS 可以产生治疗效果。⑥ TMS 可以调节神经振荡活性，这反过来至少可以短暂地影响有效功能连接的强度。

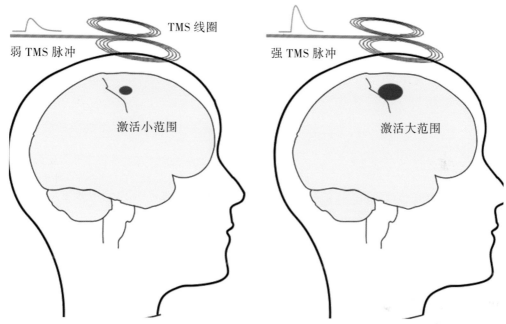

图 1-3　脉冲强度和受刺激体量。如果给予弱脉冲，则仅激活峰值电场附近的小范围脑区。但是，如果是给予强脉冲，超过兴奋性阈值将会激活更大范围的脑区。因此，除了线圈形状外，聚焦点位置所需的刺激强度仅稍微超过激活阈值即可

　　综上所述，TMS 的基本原理很简单：电场产生的电流使细胞膜去极化，从而触发目标区域的动作电位。基于对线圈形状和相对的头部及其内部结构的位置和方向的精确了解，可以将电场脉冲精确地引导到目标区域。当联合大脑的解剖图像定位脑区时，就被称为电场导航 TMS（En-TMS）。

1.3　导航 TMS 原则

1.3.1　概论

　　En-TMS 诱导的颅内电场位置或最大电场的位置可以通过网络在线实时确定，并且可以融合解剖图像共同呈现，这有助于将脉冲刺激在准确位置上。为了确定刺

激电场，需要做以下准备：①线圈的精确几何形状；②随时间变化的线圈电流；③线圈相对于大脑的位置和方向；④如果要详细分析脑内电场，就需要知晓大脑及其各个组成部分的大小和形状；⑤头部各个不同组成部分的电导率值，如脑脊液、灰质和白质。由于磁场穿透体表组织而没有衰变，并且几乎没有电流通过头皮或颅骨进入大脑，因此头皮和颅骨的电导率值基本不会干扰大脑中感应电流的形成。这与经颅电刺激（TES）形成了鲜明的对比，TES中各组织的电导率值以及颅骨厚度和形状起着至关重要的作用。

局部 En-TMS 与脑部 DES 的作用相当，所产生的刺激电场仅限于一小块局部组织。 En-TMS 相对于 DES 的优势在于它的无创性，这使得人们可以在无风险或时间压力的情况下进行导航的术前准备，并可针对无法手术的患者进行治疗性刺激。En-TMS 经过头部组织时磁场不会扭曲，使其可以被开发应用到临床实践中，而且可以达到 DES 的准确水平。

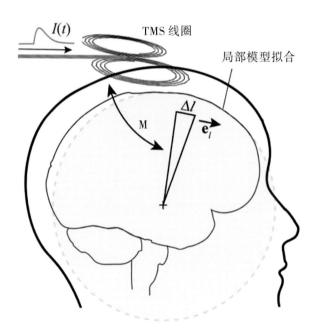

图 1-4 计算 TMS 的感应电场。三角形用于表示计算 TMS 引起的电场。（想象的）三角形短边方向 e_l 上的电场分量为 $E_l = dI/dt\,M/\Delta l$，其中 M 是 TMS 线圈和三角形之间的互感系数，$I(t)$ 是馈入 TMS 线圈的电流，Δl 是三角形短边的长度。与短边相对的顶点位于球体的中心，该中心与线圈或短边位置附近的头部局部曲率半径相匹配

通常用球形模型来近似模拟头部的三维结构（3D）。我们假设电导率是对称的，即仅仅是距球体中心距离的函数。 在局部曲率近似为球形的头部区域，这种近似已经在实践中和模拟中提供了非常准确的结果。然而，只有当模拟球体适合头部局部曲率而不是整个头部时，球形模型才是准确的（图 1-4）。这正是 En-TMS 系统

为要求严格的临床工作所做的专门设计，例如运动功能皮质的术前定位。

在球形对称的导体内计算 TMS 引起的电场特别简单。考虑（局部）球形对称导体内的三角路径，如图 1-4 所示，其中一个顶点位于对称中心。在三角形的短边处，短边方向上的电场分量为 E_1，$el=\Delta l/\Delta l$，则

$$E_1(t)=E(t)\times el=M(dI(t)/dt)/\Delta l$$

其中 M 是三角形和 TMS 线圈之间的互感系数，Δl 是三角形短边的长度，$I(t)$ 是馈入线圈的电流。Grover 于 1946 年提出了这种易于计算互感系数的公式。

值得一提的是另一种关系，无论是在球形模型还是在一般情况下，这种关系都可用于计算电场值。这种关系将 TMS 与 MEG 中的知识联系起来，即 TMS 线圈电流 I 在位置 r' 处感应的电场 $E(r')$ 与线圈诱发的导程电场 L 成正比。

$$E(r')=dI/dt\,L(r')$$

在 MEG 中，引导场表示拾波线圈对大脑中的初级或源电流 J^p 的灵敏度，使得穿过拾波线圈的磁通量 Φ 是源电流的加权积分：

$$\Phi=\int J^p(r')\times L(r')dr'$$

如果有头部模型（球形，近似头部模型或更详细的真实模型）和正向问题的解决方案可用，例如，由于位置 r' 处的电流偶极为 Q，如果计算穿过线圈的 $\Phi(Q,r')$，那么 $L(r')\cdot Q=\Phi(Q,r')$。因此，r' 处的导程电场的笛卡尔分量 $Lx(r')$、$Ly(r')$ 和 $Lz(r')$ 可用于分别计算 $\Phi(e_x,r')$，$\Phi(y_x,r')$ 和 $\Phi(e_z,r')$。

如上所述，En-TMS 中的局部球体模型足以准确定位运动和语言区域。但是，如果要获得更真实的头部模型，可以进一步提高精度。如果头部各个组分之间的电导率近似，则可以使用边界元法）。通常在这些计算中使用拥有 3 或 4 种组分的模型，但即使是使用单组分模型（表示具有均匀导电性的颅内空间）也是非常准确的，因为导电性差的颅骨内的电流对颅内空间感应电流的影响非常有限。对于拥有 3 种组分的模型，头部 MRI 被分割成颅内、头皮和颅骨容量。在拥有 4 种组分的模型中，颅内被进一步分为两部分：脑脊液和脑组织。在实现实时 En-TMS 中，BEM 的限制因素是计算负荷，通过开发更好的算法和应用更快的计算机可以解决这个问题。

原则上，使用有限元法（FEM）可以实现更精确的建模，它可以在小体素水平上描述电导率，每个体素可以被赋予单独的电导率值；这些值甚至可以是非均质的。然而，FEM 还是会遇到几个实际问题。首先，它在实时导航中的计算时间太长；其次，基本体素的边长为 3~5mm，电导率边界和电导率梯度变得很差，这些将导致 FEM 的结果可能不如 BEM 的准确。

Nexstim 公司（芬兰，赫尔辛基）开发了一种很实用的实时 En-TMS 解决方案。通过实时跟踪刺激器参数和线圈的位置，方向和倾斜角度，系统可以使用线圈下方区域中的各个头部形状的局部球体模型来计算电场分布。这种局部球体近似的方法也被称为"多球法"。局部球体建模已经被证明是非常成功的，现在已被批准用于临床 [美国 FDA 颁授 Nexstim NBS 的运动功能定位系统的 510(k) 号码为 K091457，Nexstim NBS 系统与 NexSpeech® 结合用于语言映射的组合的号码为 K112881]。

1.3.2　nTMS 的工作原理

开发 nTMS 技术是为了使基于个体 MRI（导航图）的定位成为可能，并且实现可视化操作。为了诊断中或靶向治疗中对调节大脑活动所需的准确定位及导航，必须要消除对神经元刺激水平有影响的技术因素（非生理性因素）的不确定性。为了实现 nTMS 的精确性和可视化，需要考虑并准确确定线圈的基本参数（位置、方向、倾斜角度、大小和形状）以及刺激器脉冲的波形和振幅。

除了 TMS 技术参数，我们还需要用个体头部和大脑的相关生理参数来计算被刺激皮质内的电场；为此，可以从 MRI 获得脑结构信息。MRI 扫描需要纳入整个头部，包括鼻子、耳朵和头面部，这样才能将它们作为导航的标记定位点。通常使用 $1 \times 1 \times 1mm$ 体素来扫描 T1 加权像，它们也是术中神经导航所必需的图像。通过 MRI 可以观察到患者脑结构的个体差异，从而在神经导航过程中实现可视化操作，提高了定位的精确性。

导航中要先定位 TMS 线圈并与患者头部 MRI 影像进行对齐，此过程需要线圈跟踪器以及数字化笔，通过它们与 3D 位置传感器进行实时定位（图 1-5，图 1-6）。

作为参照的头部跟踪器用于头部定位并监视其运动。然后，线圈跟踪器可以追踪线圈相对于头部的位置和三维方向。数字化笔可用于确定任意位置的坐标，例如，用笔在 MRI 图像上和头部已知的相同定位点来将 MRI 图像和头部进行对齐。在二者对齐之后，这样就可以根据线圈和 TMS 参数来计算脑中的刺激电场，并在 MRI 图像上实时显示刺激情况。

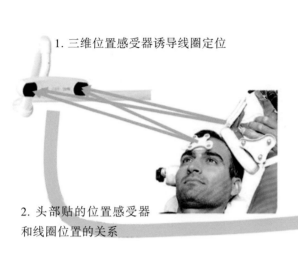
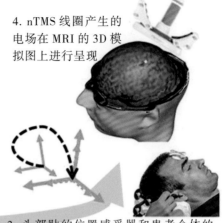

1. 三维位置感受器诱导线圈定位

4. nTMS 线圈产生的电场在 MRI 的 3D 模拟图上进行呈现

2. 头部贴的位置感受器和线圈位置的关系

3. 头部贴的位置感受器和患者个体的解剖标记点相结合，并将此参数与患者的 MRI 图像的位置坐标相对齐

图 1-5　三维导航。在线实时计算 En-TMS 的原理，以及基于电场（E-field）位置进行在线定位。TMS 首先要将 MRI 图像和头部坐标进行对齐。在成功将结构配准后，刺激电场将在三维重建的 MRI 图像上进行拓扑成像，以指导线圈移动时寻找刺激目标

1.3.3　精确定位

准确性对于临床应用而言至关重要，在 nTMS 技术应用开始的那一天，其靶向定位的准确性就已经引起了广泛的讨论。对于操作者来说，理解 nTMS 空间精确度的决定因素至关重要，但是关于这方面的文献或报道非常有限。一些文章仅仅报道了 nTMS 的精确度（可变性或可重复性）而不是准确性，这可能会引起误解。因此，澄清这些术语的含义显得非常重要。美国 FDA 通过参考电气和电子工程师协会（IEEE）的标准，对此给出了一个准确定义：“衡量仪器接近真实或绝对值的能力”和“定量测量”误差的大小。精确度是一个完全不同的衡量标准：“可重复的相对程度”，即一系列重复测量值之间的差异有多大。

根据美国 FDA 的定义，nTMS 的准确性是从可视化刺激点到最大电场在颅内真实位置的典型距离的一种度量。当然，这种靶向定位的误差是一个随机变量，通常是未知的；描述此错误的有用方法是其标准差。在良好的 En-TMS 系统中，这种误差的标准差是 5~6mm，与通过 DES 在手术期间确定功能皮质位置时的标准差相当。

导航系统可以在个体 MRI 上显示该位置上的最大电场。确定电场可视化的准确度，这取决于计算中所使用的多个参数和变量的准确程度：刺激强度、刺激器参

数、线圈形状和位置、线圈方向和倾斜角度、头部形状、尺寸和电导率等。用于跟踪导航工具的位置传感器必须具有很高的空间精度。实际上，现代光学位置传感器的典型误差仅为 0.2mm，但这仅是 nTMS 系统总误差的最小部分。不幸的是，在一些已发表的 nTMS 文献中提到的仅是光学位置传感器的准确度而不是整体准确度。同时，之前的一些文献中只关注了 nTMS 线圈位置的精度，精度通常比准确度要好得多，因为许多误差在重复刺激中是恒定的，如 MRI 的不准确性，电导率模型的不确定性或跟踪器校准中的误差。为了确定 En-TMS 的准确性，应将其特征参数划分为不同的组（此处为 a~d），每个都能够独立影响可视化刺激点位置的可靠性。

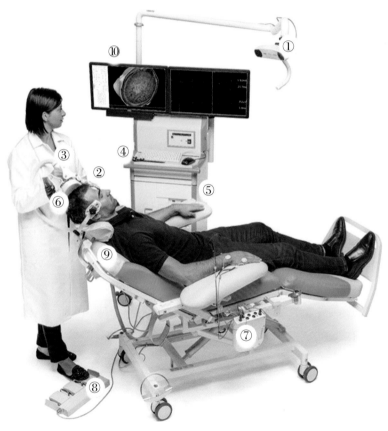

图 1-6　电场导航的硬件。①位置变化感受器（光学感应）——示踪工具；②头部示踪点——反映头部运动和位置；③线圈示踪点——线圈的位置、方向和倾斜角度；④数字化笔——用以标记个体解剖定位点，例如在 MRI 数据配准的过程中；⑤ TMS 刺激器——通过导航软件的辅助定位产生可控的刺激脉冲；⑥线圈——通过导航软件的辅助定位输出可控的刺激脉冲；⑦ EMG——测量与刺激相关的肌电位变化，通过不同颜色区分不同的肌肉；⑧脚踏——当电场位置在靶向位点的时候通过脚踏开关产生刺激；⑨带枕托的测试椅——根据操作者和受试者的人体工程学设计；⑩ nTMS 数字显示系统——同时使受试者和刺激电场位置可视化

（a）线圈位置和三维坐标的确定

- 线圈、线圈跟踪器、数字化笔、数字转换器以及头部跟踪器。
- 通过光学或电磁技术对跟踪器和线圈的参考坐标（头部）进行 3D 空间定位。

（b）刺激电场的计算模型

- 将导体模型拟合到头部形状的信息。
- 对刺激线圈进行建模（铜线圈组的形状、尺寸和细节）。
- 头部模型（球体，多室模型）。
- 计算方法（球体模拟公式、BEM 和 FEM）。

（c）MRI 扫描图像与个体头部对齐过程中的误差

- 个体的 MRI 和真实头部的对齐算法。
- 使用数字化笔指向头部参考点进行对齐时操作员的失误。
- MRI 分辨率和图像质量。
- MRI 磁化扭曲。

（d）在检查期间头部跟踪器的偏移

- TMS 定位期间，头部跟踪器（定位参考系）的偏移会影响线圈位置和电场模式的计算。

如果整个系统是由独立设计的独立组件构建的，包括最初设计初衷不是用作导航的 TMS 刺激器线圈、导航软件、装有位置传感器跟踪器的线圈以及 EMG 设备，所有上述组件组成 nTMS 系统，那么只能通过特殊测试组合来获得整体精度。除此之外，还存在无电场导航的 nTMS 系统。对于计算刺激电场的 En-TMS 集成系统，准确性可以通过误差平方和的平方根从独立的不确定性导出。表 1-1 给出了一个如何计算 En-TMS 系统（Nexstim 公司）准确性的例子，该系统经临床验证，可用于导航术前准备、定位和评估运动皮质和神经纤维束的完整性。其他制造商的等效精度规格尚未公布，也难以通过现有资料知晓。

为了将 En-TMS 整合到临床工作流程中，需要专用的 En-TMS 方案来确保导航靶向刺激准确性指标的一致。影响结果的因素包括对个体化刺激强度、电场方向和刺激反应的定义。2016 年 nTMS 研讨小组完成了刺激方案的会议总结，其中描述了一种被证明可用于导航术前准备的运动区刺激方案。本章后面的内容我们将介绍刺激方案中的关键因素，并列出 nTMS 系统中软件和硬件的特点，这些对 En-TMS 的临床使用至关重要。

表 1-1　误差来源

误差来源	电场刺激位点的平均误差
线圈位置	1.6
·线圈和线圈跟踪器的制造容许偏差	
·使用光学位置传感器进行三维定位	
在刺激期间头部跟踪器的位置偏移（参考工具）	3.1
计算刺激电场	3.8
·刺激线圈的输出和特征	
·颅内电场模型	
·将模型匹配到个体头部	
与 MRI 对齐	2.5
·MRI 图像缺陷	
·对齐算法	
系统误差算法	5.7
$\sqrt{1.6^2 + 3.1^2 + 3.8^2 + 2.5^2}$	

导致 En-TMS 系统准确性的误差来源（在此示例中：Nexstim eXimia NBS）

1.3.4　电场导航与线性导航

目前，nTMS 的基本原则有两个。En-TMS 是一种在大脑皮质上进行导航和计算刺激电场的技术；但是在线性导航中，假设的刺激点位于从线圈几何中心穿过并垂直于线圈表面的延长线上。线性导航 TMS（Ln-TMS）中，当线圈未保持在头部的切线方向时很容易产生误差。实际上，在沿着头部表面移动线圈时，操作者需要不断调整线圈的倾斜角度。在对健康受试者初级运动皮质（M1）中手部代表区的刺激中，我们可以看到头部形状在 En-TMS 与 Ln-TMS 中的影响（图 1-7 和图 1-8）。

如图 1-7 和图 1-8 中所示，电场导航和线性导航可以根据头部的局部曲率和线圈倾斜角度来显示不同脑回中的刺激点。比较这两种方法的文献很有限。Sollmann 等人最近发表的一项研究旨在比较 En-TMS 系统和 Ln-TMS 系统在对肿瘤患者靶向刺激上的区别。在这项临床研究中，只使用 FDA 批准的经过临床验证的 En-TMS 系统产生的数据用于肿瘤患者的诊断。然后，临床团队将通过 En-TMS 获得的运动区定位结果与 Ln-TMS 系统对 12 名脑肿瘤患者术前运动区定位的结果进行了比较，包括两种导航系统之间的临床适用性、工作流程和定位结果的差异。

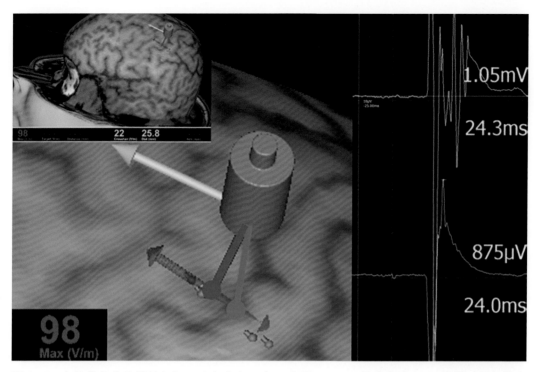

图 1-7　电场导航系统刺激初级运动皮质（M1）。右图，nTMS 软件中的 EMG 视图：顶部绿线表示来自拇短展肌（APB）的 MEP，具有 24.3ms 潜伏期和 1.05mV 振幅；底部紫色线显示来自小指展肌（ADM）的 MEP，具有 24.0ms 潜伏期和 875μV 振幅。左图，nTMS 软件中靶向刺激目标的三维视图：电场导航靶向定位 M1 的视图，红线和红点表示 M1 电场的最大值。该热点的电场为 98V/m，产生 1.05mV 的 MEP；电场定向垂直于 APB 运动功能代表脑区。蓝线和蓝点为可视化线性导航视图，误导性地将初级运动皮质指向初级感觉皮质（S1），其没有运动功能，不能使 APB 或 ADM 产生 MEP。在图 1-8 中我们可以观察到电场导航刺激下的 S1 位置

　　无 nTMS 经验的操作员由制造商对他们进行操作培训。以 En-TMS 或 Ln-TMS 交替进行的模式对每个患者的运动区定位。En-TMS 和 Ln-TMS 系统比较的结果如下。

　　1. 由 En-TMS 和 Ln-TMS 生成的上肢和下肢运动脑区不同，二者结果仅部分重叠。

　　2. 在两名患者中，Ln-TMS 和 En-TMS 在不同脑回上定位了运动热点。值得注意的是，这些还只是原始数据所得到的误差。因为 Ln-TMS 硬件设备的技术问题，12 名患者的同侧定位中只有 6 名完成了测试，12 名对侧定位的患者中只有 8 名完成了测试（这些问题与靶向定位的方法无关）。

　　3. En-TMS 和 Ln-TMS 运动热点之间的距离在肿瘤同侧半球上为 8.3 ± 4.4mm，在肿瘤对侧半球上为 8.6 ± 4.5mm。

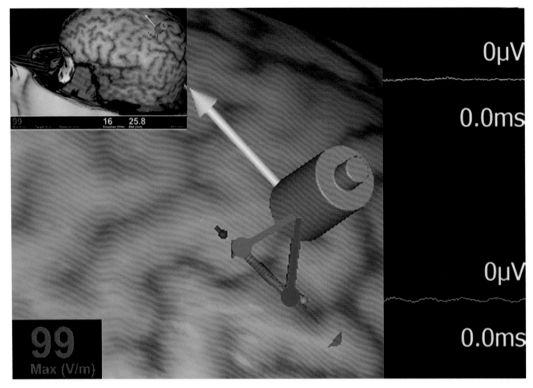

图 1-8　电场导航系统刺激初级感觉皮质（S1）。右图，nTMS 软件的 EMG 视图：顶部绿线表示 APB 上没有 MEP，底部紫线表示没有来自 ADM 的 MEP。左图，3D 刺激目标视图：红线和红点表示 S1（中央后回）中电场的最大值。这里，99V/m 的电场没有产生 MEP。蓝线和蓝点为线性导航中设定的 M1 刺激位置。由此可知，线路导航所得到的"M1"并没有导致 APB 或 ADM 肌肉产生 MEP（振幅 0μV），其在临床应用中具有很大的误导性

4. EnTMS 成功引发 MEP 的那些热点（运动阳性，即可以诱发 MEP 的刺激点）的数量显著多于 Ln-TMS（En-TMS *vs* Ln-TMS 为 128.3 ± 35.0 *vs* 41.3 ± 26.8，*P* <0.0001）。

5. 与 Ln-TMS 相比，En-TMS 的阳性运动热点和刺激次数的比例更高，En-TMS *vs* Ln-TMS 为 38.0 ± 9.2% *vs* 20.0 ± 14.4%，*P*=0.0031。

6. 这两种技术都可以快速学会并掌握操作，在给定的时间内可以进行大面积皮质定位。通过比较操作第一次和最后一次脑区定位的持续时间和速度来研究 En-TMS 和 Ln-TMS 的学习过程。在 En-TMS 中，每次操作的时间减少了 75.9%，而每次定位的刺激次数增加了 66.5%。在 Ln-TMS 中，每次操作的时间缩短仅为 29.0%，每次定位的刺激次数减少了 9.1%；这意味着尽管二者的学习效果都不错，但是手动将线圈保持对于头部的倾斜角度的操作是个消磨时间的过程。

通过作者对上述研究结果的阐述，可以看出 En-TMS 有着更高的阳性定位比例，这有利于在刺激过程中随时校正线圈的位置、倾斜角度和方向，而这些是定位及其

优化刺激过程的关键因素。En-TMS 能够对电场方向和刺激量进行在线计算及可视化，从而可以不断优化线圈的空间位置。作者指出，Ln-TMS 可显示线圈的位置，但是没有受试者头部线圈角度等信息。Ln-TMS 通过线性投影的方式来指示线圈方向，这可能导致线圈的倾斜角度和位置不佳，从而使预定皮质靶点的电场减小，这可以解释为何 Ln-TMS 热点位置的阳性反应率较低。

这是第一项在神经外科领域对 En-TMS 和 Ln-TMS 运动皮质位置定位进行的比较性研究而得出的结论：尽管本研究中测试的两种 nTMS 系统都明确表示设计目的是用于大脑病变患者的运动皮质定位，但 En-TMS 和 Ln-TMS 之间在适用性、工作流程和定位结果上存在差异，在临床应用时必须要慎重考虑。然而，尚需要通过术中直接刺激 Ln-TMS 定位点来对其定位准确性进行研究。而在 En-TMS 中，已经使用术中 DES 来检测其运动区定位的有效性及精确性。

1.3.5 准确性的临床验证

迄今为止，仅 Nexstim 系统在脑肿瘤患者中评估了 En-TMS 系统临床应用的准确性。目前正在收集关于 Ln-TMS 定位的数据。

Takahashi 等人分析回顾了关于 En-TMS 系统应用于大脑运动区（Rolandic）脑肿瘤患者的相关文章。他们报告，在 6 项定量评估研究纳入的 81 名患者中，nTMS 和 DES 上定位的运动皮质之间的平均距离是 6.18mm。由此得出结论：nTMS 是目前与 DES 唯一类似的临床技术，因为它可以对大脑进行定向刺激并观察其诱导的效应，因为 nTMS 技术在空间上与金标准 DES 未见显著差异。第 5 章中将会概述此文献荟萃分析中的各个细节。

1.4 NTMS 应用中的问题和实例

1.4.1 一般考虑

TMS 应用基于以下理论：变化的磁场诱发感应电场引起神经元激活或兴奋性的瞬时改变，以便诊断或干预脑功能。开发电场导航技术的目的在于排除测定过程中的不确定性并提高可重复性。运动皮质可以通过单脉冲 TMS 刺激皮质脊髓的兴奋性（CSE）来判断。然而，CSE 测定时由于物理和生理因素而具有可变性。集成 En-TMS 系统可以进行控制、引导和记录 TMS 的物理参数，如线圈倾斜角度、方向、位置和刺激器输出参数，并能基于个体大脑解剖结构来估计刺激电场。集成 EMG

系统可以通过逐步回归分析研究发现 CSE 测量物理参数中哪些变量对结果有影响。该研究还表明 En-TMS 系统可对电场进行有效性计算和可视化。其研究的结果强调：

- 当借助导航控制物理参数时，CSE 测量结果的不确定性会降低。
- En-TMS 系统中对电场的计算和可视化呈现是有效可用的。
- En-TMS 的空间精度高（误差 <5mm）。
- 物理参数的小范围波动就会干扰 CSE 测量结果的统计分析。

1.4.2　因素：电场位置

Schmidt 等人在对 En-TMS 的研究中得出结论：En-TMS 的空间感知可能小到 2mm。大于 2mm 的电场位置变化可能会导致 CSE 不确定性显著增加，这意味着对 CSE 的测量很容易被微小变化的物理参数所干扰，先前的研究低估了此影响。

1.4.3　因素：刺激电场的方向

电场方向对 TMS 效果有明显的影响。在 En-TMS 和 DES 的比较研究中报道了最佳方向为垂直于脑回的重要性，表明高于阈值的 nTMS 可能导致跨突触传导通路的激活，以及直接刺激更深部灰质的传导通路和白质轴突弯曲部。当 TMS 诱导产生足够大的电场引起膜去极化时，即产生动作电位。当刺激电场在靶向位置上与大部分神经元排列方向呈纵向和顺向位置时，TMS 是最有效的，在大多数刺激位点这个方向指的就是垂直于脑回的方向。这就是为什么必须在确定静息状态下运动阈值（rMT）之前要先确定线圈的方向。rMT 需要通过重复刺激最佳热点来确定最佳刺激强度，当看到 TMS 反应时在两个方向上转动线圈 20°。当在靠近病灶的运动区定位或远离假定的初级运动皮质获得运动反应时，进行重复刺激十分重要，此时将电场方向偏转 +45° 和 −45° 来测试刺激目标神经元以确认运动反应的一致性。

1.4.4　因素：rMT 的刺激强度

为了获得高分辨率定位的焦点刺激，个体刺激强度的确定必须先确定 rMT 并将刺激强度调整为 110% rMT，以便在每次刺激运动相关脑区时都能获得响应。重要的是要认识到，由于线圈到皮质的距离、线圈倾斜角度、位置和方向的影响，刺激器最大输出的百分比并不能代表皮质上的刺激强度。虽然 nTMS 常规用 110% rMT 来进行运动脑区定位被认为是标准操作，但如果使用一些较弱的刺激强度时，如 105% rMT，一些团队发现定位的结果更加集中，如果给出较弱的脉冲，如

105％ rMT，则峰值电场附近被激活的神经元较少。然而，使用太低的刺激强度存在遗漏对重要功能区定位的严重风险。另外，所有验证性研究中均使用 110％ rMT 的刺激强度。相反，如使用过强的脉冲，如 130％ rMT，则会导致大量神经元激活，导致激活很多非特异性功能脑区，使精确性下降。为了精确确定 rMT 强度，那就必须要先确定热点位置和最佳刺激方向。对于热点位置和电场方向，次优方法可能由于错误的高 rMT 值而产生更高的刺激强度，从而由于激活更多的神经元体积而使得定位分辨率下降。因此，略高于激活阈值的脉冲可产生更好的聚类效果。

1.4.5　因素：电场强度和位置

Schmidt 等人刺激健康受试者的初级运动皮质，为 En–TMS 运动脑区定位提供了重要性和有效性证据。这里的关键因素是导航系统要能掌控输送刺激和测量反馈的电子元件和硬件。Schmidt 等人证明电场强度和位置的变化可以引起相关 MEP 振幅变化，显示 MEP 对大脑中电场微小变化的敏感性。前面所提及参数中的线圈倾斜角度和线圈与个体解剖结构的距离会影响电场强度，所以在移动线圈进行定位时，实时反馈电场强度、位置和方向的变化显得非常重要。

1.4.6　因素：预激活

在运动区定位时，对目标肌肉连续的 EMG 监测是必不可少的。Schmidt 等人的研究发现对目标肌肉中的预控制会强烈改变 MEP 振幅，其研究中观察到超过 10 倍的效应。为了使定位过程保持稳定，需要保持患者舒适并能放松肌肉从而来最小化预激活的影响。在定位刺激期间，目标肌肉的非持续紧张状态有助于减少预刺激的影响。

1.4.7　因素：解剖学

为了定位个体大脑功能脑区，需要考虑每个人脑结构的形态，包括独特的形状、结构和皮质皱褶。必须根据个体化的解剖结构来确定和测试电场的方向。用标准化线圈相对于颅骨的外部解剖标记来导航，但这不足以用于术前的功能区定位，也不足以用于进行治疗性刺激。特别是当个体的脑沟和脑回形态不能通过解剖标记来分辨的时候，对于脑区的定位就不能局限在感兴趣区。在术前计划中，解剖结构常常被肿瘤占位、水肿、出血和／或血管异常改变所破坏。在这些位置，电场的方向需要再次改变 +45° 和 –45°，以检查刺激反馈的一致性。

1.5　运动区定位方案

上述准确度相关因素对于 nTMS 的正确使用至关重要，特别是 En-TMS。为了将这些抽象的技术数据应用于临床实践中，本节通过参照 2016 年 nTMS 研讨小组制定的方案并参考 1.4 节中概述的因素，对 nTMS 运动定位中的不同步骤进行解释。

1.5.1　刺激准备

1.将患者的 MRI 上传到系统；基于个体 MRI 结构，用该软件进行三维头部重建。

2.准备患者［面谈、检查禁忌证（第 4 章）、解释相关过程、粘贴 EMG 导联］。

3.将患者的头部与 MRI 的三位重建图像对齐：①将跟踪器戴在患者头部作为参考坐标，以便通过红外摄像机进行定位跟踪；头部跟踪器不会妨碍患者自由移动头部；②用数字化笔定位在 MRI 上预定的 3 标记点（左耳轮脚，鼻根，右耳轮脚）；③在软件引导下，用笔在头部周围定位 9 点。典型追踪定位精度 <1.5mm（平均值）；当用 3+9 点的软件引导头部位置配准过程之后，可以用 2mm 的精度将头部与 MRI 重建图像对齐。

1.5.2　热点识别

1.识别距离头皮 20~25mm 深度的中央前回，并将刺激器输出调整为 80~100V/m。

2.调整刺激强度以适合导航定位（静息状态肌肉，MEP 潜伏期 15~25ms）。

①如果 MEP 振幅 >500μV，则降低刺激器强度 1%~2% 输出。

②如果 MEP 振幅 <100μV，则增加刺激器强度直至 APB 出现 MEP 幅度为 100~500μV。

3.大致定位（图 1-9）：沿着中央沟向中线刺激和 Sylvian 裂（大脑外侧裂）进行刺激，保持电场方向垂直于中央沟，直到不再引起 MEPs。选择最大 APB 反应并选择相应位置设为刺激目标。

4.测试线圈方向：在此 0° 方向上检查 EMG 幅度。使用对准工具对定位点进行重复刺激（图 1-10 右图），在每次刺激后将线圈向两个方向旋转 20°。检查每次刺激后的振幅（μV）。选择诱发最大的 MEP 的线圈方向以确定 rMT。

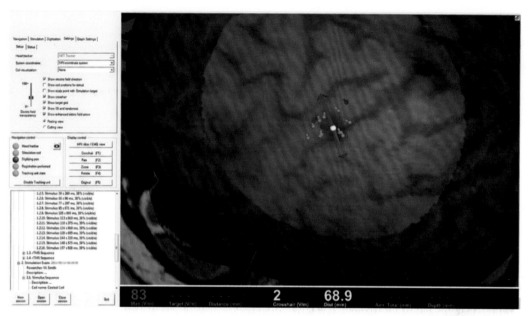

图 1-9　热点识别。颜色对应每个位置的运动反应，白色：MEP ≥ 1mV 峰-峰值幅度；红色：MEP=50~500μV；灰色：MEP ≤ 50μV（无响应）。用红色和蓝色箭头突出显示刺激电场的方向。较强的刺激方向显示为红色箭头，较弱的刺激方向显示为蓝色箭头。箭头从刺激热点开始。En-TMS软件根据经过验证的头部模型计算所选目标位置的电场，该模型利用预定义的超过 40000 个局部拟合球体；规范的线圈设计和制造能够保障 TMS 脉冲的精确传输和聚焦产生与软件计算的电场模式相对应的电场；对 TMS 诱发的 EMG 反应的记录和显示，这可以与刺激传递同步进行并提供即时反馈；该软件引导用户将 nTMS 线圈放置在大脑定位的正确位置和方向，以将电场聚焦在目标靶点上，并使电场垂直于受刺激的大脑沟回

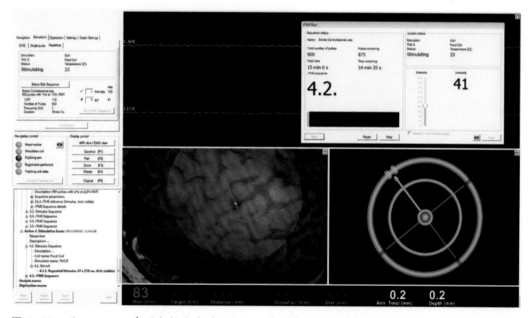

图 1-10　用 En-TMS 实现电场方向的可视化。左下角：显示最大电场强度和电场方向的位置。右下角：对准工具，有助于重现线圈在相同位置和三维方向进行刺激

En-TMS 软件提供了一种对准工具进行位置控制，只有当位置在 2mm 范围内且线圈方向和倾斜角度在目标位置 2° 范围内时，系统才会允许操作员进行刺激，以确保在预定位置和方向处进行 rMT 测定（图 1-10）。系统允许线圈在不同方向上刺激相同的解剖位置，位置控制未被激活以确保在线圈方向产生最大响应的情况下确定 rMT。

1.5.3　rMT 测定

1. 通过 1.5.2 的步骤 4 选择最佳刺激位置。以此作为参考。在定位工具的帮助下，以完全相同的线圈位置、倾斜角度和方向重复施予刺激（图 1-11 底部中间窗口）。

2. 通过选择目标肌肉 EMG 通道并设置结束参数来启动 rMT 测定软件：通过集成每次刺激的实时 EMG 监测和反应控制来实现计算机辅助的 rMT 测定（参见图 1-11）。

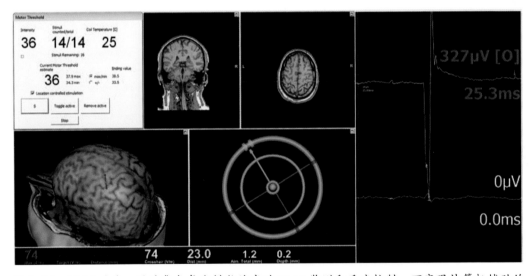

图 1-11　EMG 响应。通过集成每次刺激的实时 EMG 监测和反应控制，可实现计算机辅助的 rMT 测定。在每次刺激之后，检查肌肉反应的峰-峰幅度，并且软件将肌肉反应二分类为阈值幅度"上方"或"下方"（字母"O"或"U"）。非生理潜伏期或幅度的反应以及测试前的肌肉紧张反应被排除在外。在每次刺激之后，算法显示调整刺激器输出以用于下一次刺激。当 rMT 估计值的误差界限低于设定值或当刺激次数达到预定的最大值时，测定 rMT 的过程结束

3. 通过采用 rMT 建议值进行 10 次重复刺激来验证此参数的可行性。如果 10 次刺激中少于 5 个能诱发预期反应，那么将强度增加 1% ，然后重新开始。如果从 10 次刺激中可以得到 10 个反应，则刺激强度降低 1% 后，再重新开始。

1.5.4 运功功能区定位，110% rMT

1. 将刺激器输出设置为先前定义的 110% rMT（精确定位时可选：105% rMT）。

沿中央沟、中央前回和前中央沟以 2~3mm 间距施予刺激，同时保持电场方向垂直于局部大脑沟回（图 1-12）。只要检测到运动脑区有反应，就从此位置向四周推进刺激位点。在 MEP 阳性区域周围一行或两行的区域，nTMS 不能引出 MEP。当获得运动反应的刺激位点在远离预期的初级运动皮质或靠近病变部位（例如肿瘤）时，这些位置上需要用 + 45° 和 −45° 重复刺激以测试其运动反应的一致性。

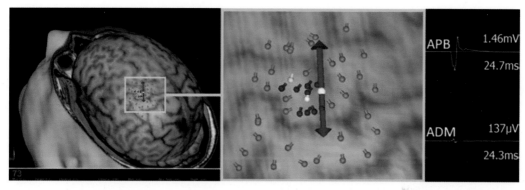

图 1-12 手部运动控制脑区定位的电场方向。此屏幕截图显示用 110% rMT 进行手部运动控制脑区的定位，其中 APB 和 ADM 作为目标肌肉。刺激的电场方向应保持垂直于中央沟。在每个刺激位置用小球体和圆柱体（火柴头形状）来指示电场方向。圆柱方向与目标（中间视图）中的红色箭头相同。两者的颜色对应于运动区的反应强度，如图 1-9 所示

2. 在定位完成后需要验证结构配准。nTMS 系统可通过对齐 12 个位点将 MRI 重建图像与患者头部配准，并通过数字化笔将此过程实现 3D 可视化操作。操作者可以在 TMS 操作的任何时间，将数字化笔置于头皮上以从 nTMS 显示器检查笔尖在三维视图上是否在对应的部位上。通过单独的数字化检查，可以在显示器中看到头皮标记点，并通过使用数字化笔指向标记点，随时在三维视图上进行检查。如果笔头未正确显示，那么操作员必须重新将 MRI 重建图像与患者头部 12 个定位点进行配准。

1.5.5 大脑腿部运动控制区（胫骨前肌，比目鱼肌）定位

1. 通常情况下，首先以 110% rMT + 20V/m 刺激强度刺激中央沟和纵裂交界处附近的胫骨前肌（TA）或外展肌的功能代表区。最初腿部肌肉应保持放松静息状态。保持电场方向垂直于纵向裂缝，横向外侧面。

2. 如果获得肌肉运动反应，则继续沿纵裂前后各 2cm 依次进行刺激。刺激方向要垂直于中央沟的内侧部，距离纵裂最多 3cm 继续刺激，直到出现反应。

3. 如果未获得运动反应，依照图 1-13 和图 1-14 中的过程继续。

4. 定位后验证配准效果。将数字化笔移到头皮上，从 nTMS 显示器中检查笔尖是否在头皮相对应的位置上移动，笔尖是否也在三维视图头皮标记点上显示。

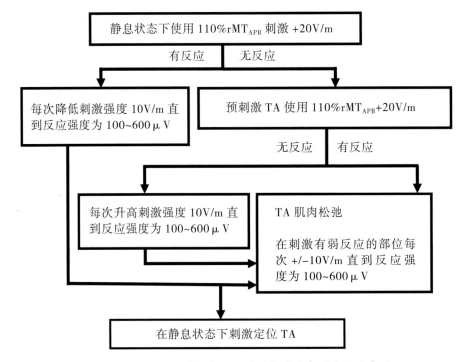

图 1-13　下肢运动脑区定位流程。该图描述了下肢功能脑代表区定位的步骤

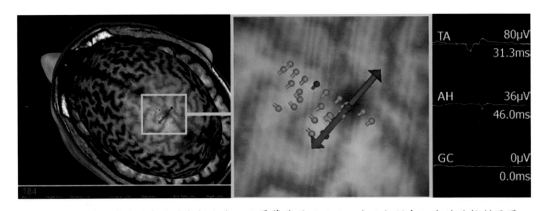

图 1-14　下肢运动脑区定位的电场方向。此屏幕截图显示了 3 个目标腿部肌肉的脑控制区图：TA，外展肌（AH）和腓肠肌（GC）。电场在中央沟和纵裂的交界处垂直于纵裂的电场方向进行刺激。颜色如图 1-9 所示

1.5.6 面部肌肉（颏肌，口轮匝肌）的定位

1. 首先用 110% rMT + 20V/m 刺激强度（或单独对面部区域进行 rMT 测定）刺激中央沟外侧中央前回的面部控制区域，保持线圈方向首先垂直于中央沟。面部肌肉最初应保持放松静息状态。

2. 如果发现运动反应，则在出现反应时，继续沿着纵裂前后 2cm 进行刺激。

3. 如果未发现运动反应，则按照图 1-15 和图 1-16 中的过程进行。

4. 定位后验证配准效果。

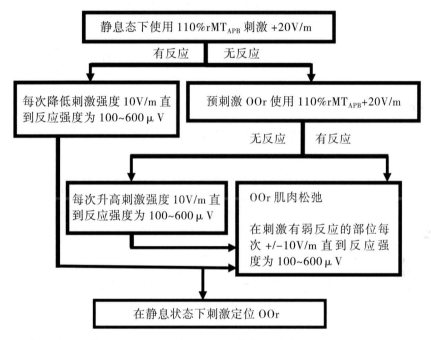

图 1-15　面部运动脑区定位流程。该图表描述了面部定位的步骤

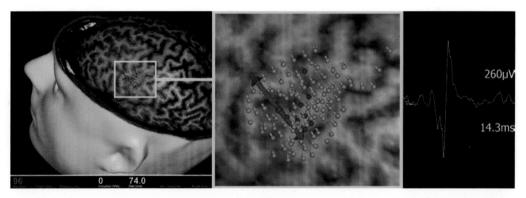

图 1-16　面部运动脑区定位的电场取向。此屏幕截图显示了口轮匝肌（OrO）的面部运动脑区定位。用垂直于中央沟的电场方向进行刺激。颜色如图 1-9 所示

1.6　结论

根据法拉第定律，由大脑外部线圈产生的强烈且快速变化的磁场可以诱导大脑内产生电场。开发电场导航技术是为了解决 nTMS 准确性、可靠性、可重复性和可用性相关的许多问题。经过临床验证的 En-TMS 系统中，通过 8 字形线圈的设计，对个体 MRI 重建图像与患者头部结构配准以实现刺激电场的精确定位，并通过测量触发的 EMG 以精准重现刺激脉冲。这种系统设计最大限度地减少了非生理因素对 nTMS 准确性的影响，从而使术前运动和语言脑区定位的临床应用成为可能。

通过解决本章所述的影响准确度的所有因素，个体化电场模型拟合的 En-TMS 技术，现在已达到足以用于神经外科的准确度、可靠性和可重复性。

致谢

这项工作得到了芬兰科学院的支持。我们感谢 Jaakko Nieminen 博士对手稿的积极评论。

原文参考

Amassian VE, Eberle L, Maccabee PJ, Cracco RQ. Modelling magnetic coil excitation of human cerebral cortex with a peripheral nerve submersed in a brain shaped volume con- ductor: the significance of fiber-bending excitation. Electroencephalogr Clin Neurophysiol. 1992;77:390-401.

Barker AT, Jalinous R, Freeston IL. Non-invasive magnetic stimulation of human motor cortex. The Lancet. 1985;325:1106-7.

Danner N, Julkunen P, Könönen M, Säisänen L, Nurkkala J, Karhu J. Navigated transcranial mag- netic stimulation and computed electric field strength reduce stimulator-dependent differences in the motor threshold. J Neurosci Methods. 2008;174:116-22.

Deng Z-D, Lisanby SH, Peterchev AV. Electric field depth-focality tradeoff in transcranial mag- netic stimulation: simulation comparison of 50 coil designs. Brain Stimul. 2013;6:1-13.

FDA, Glossary of Computer System Software Development Terminology (8/95); 1995. www.fda. gov/iceci/inspections/inspectionguides/ucm074875.htm.

Forster MT, Hattingen E, Senft C, Gasser T, Seifert V, Szelenyi A. Navigated transcranial magnetic stimulation and functional magnetic resonance imaging: Advanced adjuncts in preoperative planning for central region tumors. Neurosurgery. 2011;68:1317-24. Discussion 1324-5.

Fox P, Ingham R, George MS, Mayberg H, Ingham J, Roby J, Martin C, Jerabek P. Imaging human intra-cerebral connectivity by PET during TMS. Neuroreport. 1997;8:2787-91.

Grover FW. Inductance calculations. New York: Van Norstrand Company inc.; 1946.

Hannula H, Ylioja S, Pertovaara A, Korvenoja A, Ruohonen J, Ilmoniemi RJ, Carlson S. Somatotopic blocking of sensation with navigated transcranial magnetic stimulation of theprimary somatosensory cortex. Hum Brain Mapp. 2005;26:100-9.

Ilmoniemi RJ, Grandori F. Device for applying a programmable excitation electric field to a target.European Patent Application 94203134.5; EP0709115 A1; 1996.

Ilmoniemi RJ, Virtanen J, Ruohonen J, Karhu J, Aronen HJ, Katila T. Neuronal responses to magnetic stimulation reveal cortical reactivity and connectivity. Neuroreport. 1997;8:3537-40.

Ilmoniemi RJ, Kicic D. Methodology for combined TMS and EEG. Brain Topogr. 2010;22:233-48.

Ilmoniemi RJ, Ruohonen J, Virtanen J. Relationships between magnetic stimulation and MEG/ EEG. In: Nilsson J, Panizza M, Grandori F, editors. Advances in occupational medicine and rehabilitation, vol. 2, no. 2. Pavia: Fondazione Salvatore Maugeri Edizioni; 1996. p. 65-72.

Kallioniemi E, Könönen M, Julkunen P. Repeatability of functional anisotropy in navigated transcra- nial magnetic stimulation—coil-orientation versus response. Neuroreport. 2015;26(9):515-21.

Karhu J, Hannula H, Laine J, Ruohonen J. Navigated transcranial magnetic stimulation: principles and protocol for mapping the motor cortex. In: Rotenberg A, Horvath JC, Pascual-Leone A, editors. Transcranial magnetic stimulation, neuromethods, vol. 89. New York: Springer; 2014. p. 337-59.

Koponen LM, Nieminen JO, Ilmoniemi RJ. Minimum-energy coils for transcranial magnetic stimulation: application to focal stimulation. Brain Stimul. 2015;8:124-34.

Krieg SM, Shiban E, Buchmann N, Gempt J, Foerschler A, Meyer B, Ringel F. Utility of presurgical navigated transcranial magnetic brain stimulation for the resection of tumors in eloquentmotor areas. J Neurosurg. 2012;116:994-1001.

Krieg SM, Shiban E, Buchmann N, Meyer B, Ringel F. Presurgical navigated transcranial magnetic brain stimulation for recurrent gliomas in motor eloquent areas. Clin Neurophysiol. 2013;124:522-7.

Krings T, Chiappa KH, Foltys H, Reinges MHT, Cosgrove GR, Thron A. Introducing navigated transcranial magnetic stimulation as a refined brain mapping methodology. Neurosurg Rev. 2001;24:171-9.

Lefaucheur JP, André-Obadia N, Antal A, Ayache SS, Baeken C, Benninger DH, Cantello RM, Cincotta M, de Carvalho M, De Ridder D, Devanne H, Di Lazzaro V, Filipovic SR, Hummel FC, Jääskeläinen SK, Kimiskidis VK, Koch G, Langguth B, Nyffeler T, Oliviero A, Padberg F, Poulet E, Rossi S, Rossini PM, Rothwell JC, Schönfeldt-Lecuona C, Siebner HR, Slotema CW, Stagg CJ, Valls-Sole J, Ziemann U, Paulus W, Garcia-Larrea L. Evidence-based guidelines on the therapeutic use of repetitive transcranial magnetic stimulation (rTMS). Clin Neurophysiol. 2014;125:2150-206.

Massimini M, Ferrarelli F, Huber R, Esser SK, Singh H, Tononi G. Breakdown of cortical effective connectivity during sleep. Science. 2005;309:2228-32.

Näsi T, Mäki H, Kotilahti K, Nissilä I, Haapalahti P, Ilmoniemi RJ. Magnetic-stimulation-related physiological artifacts in hemodynamic near-infrared spectroscopy signals. PLoS One. 2011;6(8):e24002.

Nummenmaa A, Stenroos M, Ilmoniemi RJ, Okada YC, Hämäläinen MS, Raij T. Comparison of spherical and realistically shaped boundary element head models for transcranial magnetic stimulation navigation. Clin Neurophysiol. 2013;124:1995-2007.

Opitz A, Windhoff M, Heidemann RM, Turner R, Thielscher A. How the brain tissue shapes the electric field induced by transcranial magnetic stimulation. Neuroimage. 2011;58:849-59.

Picht T. Current and potential utility of transcranial magnetic stimulation in the diagnostics before brain tumor surgery. CNS Oncol. 2014;3:299-310.

Picht T, Mularski S, Kuehn B, Vajkoczy P, Kombos T, Suess O. Navigated transcranial magnetic stimulation for preoperative functional diagnostics in brain tumor surgery. Neurosurgery. 2009;65:ons93-9.

Picht T, Schmidt S, Brandt S, Frey D, Hannula H, Neuvonen T, Karhu J, Vajkoczy P, Suess O. Preoperative functional mapping for rolandic brain tumor surgery: Comparison of navigated transcranial magnetic stimulation to direct cortical stimulation. Neurosurgery. 2011;69(3):581-8. Discussion 588.

Picht T, Krieg SM, Sollmann N, Rösler J, Niraula B, Neuvonen T, Savolainen P, Lioumis P, Mäkelä JP, Deletis V, Meyer B, Vajkoczy P, Ringel F. A comparison of language mapping by preopera- tive navigated transcranial magnetic stimulation and direct cortical stimulation during awake surgery. Neurosurgery. 2013;72:808-19.

Rothwell JC, Hallett M, Berardelli A, Eisen A, Rossini P, Paulus W. Magnetic stimulation: motor evoked potentials. Electroencephalogr Clin Neurophysiol Suppl. 1999;52:97-103.

Ruohonen J, Ilmoniemi RJ. Basic physics and design of TMS devices and coils. In: Hallett M, Chokroverty S, editors. Magnetic stimulation in clinical neurophysiology. Philadelphia: Butterworth; 2005. p. 17-30.

Ruohonen J, Karhu J. Navigated transcranial magnetic stimulation. Neurophysiol Clin. 2010;40:7-17.

Säisänen L, Pirinen E, Teitti S, Könönen M, Julkunen P, Määttä S, Karhu J. Factors influencing cortical silent period: optimized stimulus location, intensity and muscle contraction. J Neurosci Methods. 2008;169:231-8.

Schmidt S, Cichy RM, Kraft A, Brocke J, Irlbacher K, Brandt SA. An initial transient-state and reliable measures of corticospinal excitability in TMS studies. Clin Neurophysiol. 2009;120:987-93.

Schmidt S, Bathe-Peters R, Fleischmann R, Rönnefarth M, Scholz M, Brandt SA. Nonphysiological factors in navigated TMS studies; Confounding covariates and valid intracortical estimates. Hum Brain Mapp. 2015;36:40-9.

Sollmann N, Goblirsch-Kolb MF, Ille S, Butenschoen VM, Boeckh-Behrens T, Meyer B, Ringel F, Krieg SM. Comparison between electric-field-navigated and line-navigated TMS for cortical motor mapping in patients with brain tumors. Acta Neurochir. 2016;158:2277-89.

Takahashi S, Vajkoczy P, Picht T. Navigated transcranial magnetic stimulation for mapping the motor cortex in patients with rolandic brain tumors. Neurosurg Focus. 2013;34(4):E3.

Tarapore PE, Tate MC, Findlay AM, Honma SM, Mizuiri D, Berger MS, Nagarajan SS. Preoperative multimodal motor mapping: a comparison of magnetoencephalography imag- ing, navigated transcranial magnetic stimulation, and direct cortical stimulation. J Neurosurg. 2012;117:354-62.

nTMS workshop group. Protocol hand-out, 8th international nTMS symposium. Berlin; 2016. Ueno S, Tashiro T, Harada K. Localized stimulation of neural tissues in the brain by means of a paired configuration of time-varying magnetic fields. J Appl Phys. 1988; 64: 5862-4.

nTMS，MEG 和功能性磁共振： 三种功能影像技术的比较 $\quad$ **2**

Phiroz E. Tarapore, Srikantan S. Nagarajan

2.1 简介

　　神经影像学是神经学、神经肿瘤学和神经外科领域现代实践的基石。诸如 CT 和 MRI 之类的技术已经彻底改变了临床医生诊断、治疗和随访 CNS 肿瘤患者的过程。在过去的 20 年里，我们已经看到了超越简单解剖学和结构描述的其他技术，提供了对 CNS 结构本身功能的独特见解。这些功能性神经成像技术使临床医生不仅可以在解剖学背景中而且在患者整体神经功能背景下对肿瘤病变进行表征，从而减少与治疗相关的后遗症发病率。如果病变需要手术治疗，术中成像技术可以提高神经外科医生在不影响神经功能的情况下实现最大化 EOR 的能力。最后，长期连续的功能成像在确定已识别的肿瘤病变与其周围结构之间功能关系的演变方面起着不可或缺的作用。简而言之，CNS 肿瘤相关的后遗症发病率和死亡率的显著改善在很大程度上归因于神经影像学技术的进步。

　　本章简要总结了临床常用的功能成像技术。对于这些成像技术，关于它们基础物理学的详细讨论不在本章的论述范围之内；但是，本文将提供有助于理解该技术的临床应用的详细信息。将介绍 nTMS、MEG 和 fMRI 技术以及他们的优缺点。最后，将讨论在临床实践中如何从中选择。

2.2 功能成像技术

　　功能成像技术正在越来越多地被用于表征颅内病变，特别是在术前评估脑肿瘤患者的运动中枢情况。它在监控运动中枢内或附近皮质的病变中最为有用，如运动或视觉皮质，因为通过发现病灶周围脑实质的功能，就可以优化手术入路，例如制定深部病变的安全手术路径。它还允许临床医生以特定和准确的术语来讨论与病变相关并发症的发病率，从而使患者更清楚地了解各种治疗措施的后果（例如，临床随访观察与次全切除及全部切除）。因此，功能成像技术在预测识别颅内病变相关临床后遗症中很有价值。

2.3 功能性磁共振成像

2.3.1 一般原则

功能性磁共振成像（fMRI）技术使用 MRI 来测量血氧浓度依赖性（BOLD）信号的变化，这反映了功能活跃的大脑区域中氧合血红蛋白和脱氧血红蛋白的变化比率。因为功能活跃的大脑比静息大脑具有更高的能量需求，所以处于活跃状态下的脑区内代谢活动增加。这种代谢需求增加导致氧消耗更大，从而改变组织内氧合血红蛋白与脱氧血红蛋白的比例。

自 1991 年问世以来，由于多种原因，fMRI 已成为临床和研究界检测功能性脑损伤的主要方式。它安全且没有电离辐射，对于受试者来说是完全无痛的。它可以进行全脑覆盖，包括检查深部脑结构的活动。重要的是，用于 fMRI 数据分析的付费和开源软件众多，使许多研究人员能够轻松地学习这项技术。最后，以标准格式采集 MRI 数据，可以将 fMRI 数据集与图像存档和通信系统（PACS）在现有工作站以及术中无框架立体定向导航系统进行无缝对接。

2.3.2 临床应用

在临床环境下，特别是在脑肿瘤患者中，fMRI 已被用于识别感觉运动皮质（图2-1）。目前，使用 fMRI 描绘与特定语言任务相关的脑区（即单词重复，单词阅读和对象命名）正处于试验阶段。同样，fMRI 的语言功能的半球倾向性是一项重要的研究课题，并且能够获得与 Wada 测试同等的敏感性和特异性，但尚未达到足以成为语言半球倾向敏感性或特异性测试的金标准。

2.3.3 限制

fMRI 受限于 BOLD 信号只是间接反映神经活动的这一事实。实际上，BOLD信号的量化过程在于三个"替代"过程：用氧合血红蛋白 / 脱氧血红蛋白比率来"替

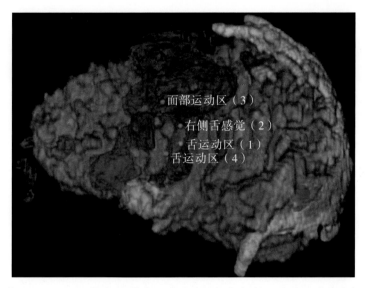

图 2-1 fMRI 与 DES。fMRI 技术绘制的运动区（粉红色）和运动前区（紫色）。术中 DES 定位的结果（橙色点）覆盖在 3D 头部重建上。由 fMRI 定义的运动区域（粉红色）比 DES 定位的脑区范围大；fMRI 缺乏特异性，这使得其作为运动中枢而言不是最理想的选择

代"表示氧气需求，以此"替代"表示了代谢活动，从而"替代"表示神经元活动，这是一个间接的反映。此外，由于它受氧消耗速率和血流机制的限制，因此 fMRI 缺乏对于认知过程中动态和振荡时空模式所需时间的分辨率。此外，fMRI 在用于定位神经外科患者运动中枢皮质的时候，特别是在血管改变的区域，它可能无法准确反映真正的神经元的活动过程。事实上，对应于神经元反应确切的 BOLD 信号频段仍在争论中。最后，在语音和语言研究的背景下，由于 fMRI 测量时 MR 梯度线圈扫描的声音巨大，因此扫描本身就涉及听觉反应，以至于必须从信号中解卷积以便检查其他与刺激相关的因素。因此，为了在神经生理学相关时间尺度上非侵入性地对大脑活动进行成像，并且更直接地对神经生理过程进行观察，需要具有高时间和空间分辨率的成像技术。

2.4 脑磁图

2.4.1 一般原则

脑磁图（MEG）可以测量由神经活动产生的头外部的微小磁场变化。因为它直接测量这些磁场的变化，与 fMRI 相比，MEG 提供了出色的时间分辨率（<1ms）。此外，磁场不受生物组织的阻碍，因此 MEG 能记录并展现不正常的神经活动特征。

MEG 探测到的生物磁场非常小，在几十到几百毫微特斯拉（fT）范围内，比地球磁场小 7 个数量级。因此在其正常的数据收集过程中，需要磁屏蔽室和高灵敏度探测器，称为超导量子干扰设备（SQUID）。皮质锥体细胞的解剖学排列使得MEG 可以非侵入性地检测它们的活动。通常这些细胞的顶端树突彼此平行排列并且垂直于皮质表面，并且它们的电磁场总和达到足以在头皮处检测到的量级。树突电流同步波动导致电偶极子和磁偶极子产生这些电磁场。来自大脑的这些树突电流通常使用称为通量变换器或磁力计的检测线圈来检测，这些线圈被定位在头皮附近并连接到 SQUID。SQUID 充当磁场–电压转换器，它们的典型非线性反应通过磁通锁定环电子电路线性化。SQUID 具有约 10fT 每赫兹平方根的灵敏度，足以检测大脑的磁场。

现代 MEG 系统通常对覆盖整个头部的许多差分传感器进行同步记录，SQUID的总数从 100~300 不等。典型的 MEG 系统具有间隔 2.2~3.6cm 的传感器。虽然最大采样率约为 12kHz，但大多数 MEG 数据通常记录在 1kHz 左右，因此可以保持极佳的时间分辨率，用于测量毫秒级皮质神经元活动的动态变化。

然而，MEG 扫描仪昂贵且相对稀少，因此 MEG 普及程度低于 MRI 技术。MEG 研究对于感觉、运动和语言区域（图 2-2）的定位非常有用。它们还用于定位癫痫发作灶，这通常有助于治疗致痫性肿瘤，例如少突胶质细胞瘤。最后，最近描述的基于 MEG 的语言半球倾向性算法能成功地识别了语言优势半球，其精确性接近于当前金标准 Wada 测试。

MEG 信号必须通过复杂的算法来重建，从传感器检测的数据来量化潜在的大脑活动。MEG 数据重建大脑活动通常包含两个主要组成部分：前向模型和反向模型。这些算法的细节很复杂，超出了本章探讨的范围。根据源重建的类型、信号数据的质量、机器本身特性以及 MEG 空间分辨率都是可以变化的。 根据经验，对于典型的数据集，较新的成波方法可以在 5mm 距离上重建数十到数百个源（假设具有时频分离和可检测性。该估计可以被认为是 MEG 的近似空间分辨率，务必明白在特定条件下，空间分辨率甚至可能更大。

2.4.2　临床应用

MEG 是一种对脑肿瘤手术术前功能定位的有效工具。这种方式已经被用在定位中央沟感觉运动皮质、初级听觉皮质和视皮质。

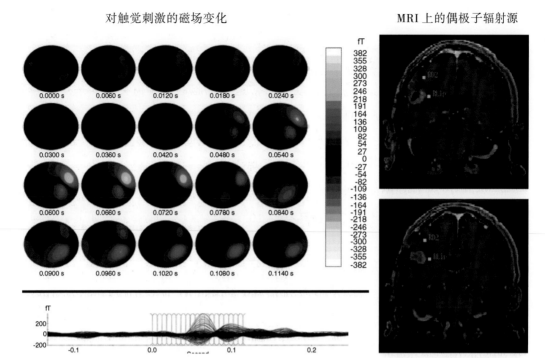

图 2-2 躯体感觉刺激的 MEG 记录。对右唇（RLip）和右食指（RD2）体感刺激的 MEG 数据。对每个部位进行多次刺激试验，并记录皮质磁场。对这些刺激结果取平均值，使用最小二乘拟合法为每个位点重建单个偶极子。在左边以 0.006s 的间隔描绘结果，偶极子表示为红橙色（负 fT）至蓝白色（正 fT）。在右侧，然后将得到的偶极子显示在配准之后的 T1 加权钆冠状 MR 上。在图的底部是所有备试磁场时间序列的叠加

初级运动皮质和感觉皮质分别位于中央沟的前后壁。识别初级感觉皮质的手部区域和嘴部区域已经被用于术前功能定位及评估，并与颅内 DES 结果相吻合。

通过对与运动相对应的 MEG 信号进行时间锁定，并且与从传感器数据平均生成的相应诱发场的单个等效电流偶极子（ECD）拟合，可以记录运动诱发场。Schiffbauer 等人将无痛的触觉刺激作用于脑肿瘤患者的唇缘、手和脚并进行术中定位，将结果与 MEG 比较，发现两者有定量相关关系。与之类似，在 MEG 拟合偶极子与 fMRI 的比较研究中也发现了定量相关关系。在对 15 例患者感觉运动皮质的定位研究中，皮质脑电图（ECoG）证实了偶极子拟合诱发磁场刺激正中神经的结果是优于 fMRI 的。在嘴部的运动皮质定位实验后，对其感觉皮质的定位中，DES 定位点通常在 MEG 定位点的前部和侧面。

使用空间滤波 MEG 有希望成为一种对患者运动皮质术前定位的可靠方法。当受试者进行自主食指运动时，使用空间滤波波束形成器可以产生运动前区和运动区皮质活动在时空上的高分辨率图像（图 2-3）。β 波段事件相关去同步源的断层分

布峰值可靠地定位了 66 例患者的手部运动的控制脑区，这已经由 DES 确认。

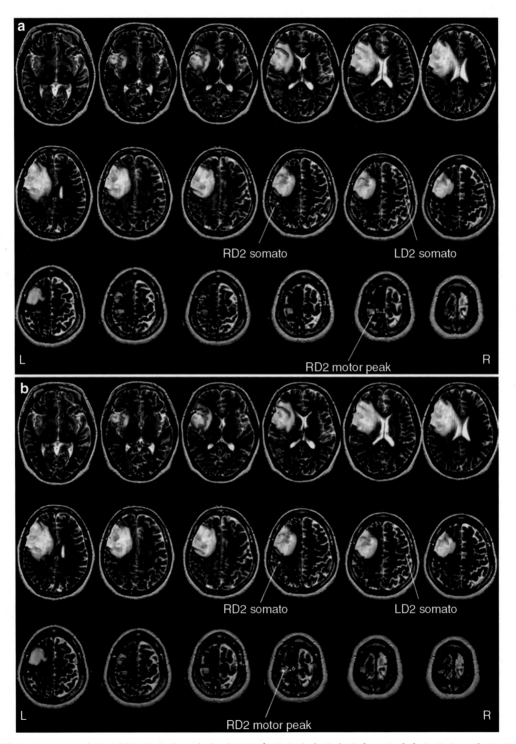

图 2-3 MEG 对运动刺激的记录。（a）对于具有额叶肿瘤的受试者，右手食指屈曲之前 β 频段去同步的定位。显示了手运动皮质相对于手躯体感觉皮质的单偶极定位位置。（b）在同一受试者中由于左手食指屈曲引起的 β 带去同步的局部化，显示右半球内对侧手运动皮质激活区

语言皮质的位置（即 Broca 区和 Wernicke 区）也具有临床价值，因为大的颅内占位可以扭曲解剖结构，再加之患者之间的个体解剖差异。最近，Hirata 等人使用合成孔径磁力测定法（SAM，一种对 MEG 偶极子方法的改进方法）前瞻性地确定语言优势半球，检测的结果与 Wada 测试以及术中皮质刺激结果高度一致。通过扩展这种方法，MEG，SAM 已被用于准确地动态表征语言优势半球。

MEG 还被用于量化肿瘤周围区域的功能连接，这种技术可能对术后并发症风险有提示作用。功能连接基本上决定了局部脑区和远隔脑区之间复杂的功能交互。与健康对照组相比，所有脑肿瘤患者均有弥漫全脑的 α 相干性降低，高频段带的长距离功能连接减少，在较低频段上局部连接增加。有两个随访研究表明，通过量化肿瘤周围区域的功能连接强度，这些连接图谱有助于预测术中阳性刺激区域。此外，这些连接图谱表明，与肿瘤周围连接性较低的患者相比，具有较高的肿瘤周围连接性的患者出现后遗症的概率更高。

2.4.3 限制

MEG 除了不常见外，还受到其对特定定向场源相对偏好的限制：它主要感知大脑中靠近表面的切向电流。此外，从复杂信号处理算法的技术知识和原始计算能力的角度来看，MEG 对数据后处理的要求是很现实的问题。MEG 数据量很大，处理它们需要大量资源，通常需要多个服务器。由于其高灵敏度，MEG 也可能受到磁噪声的阻碍：偶然一些情况下，一些牙科填充物会导致无法扫描。随着数据采集和信号处理算法的改进，MEG 将为临床应用提供越来越有价值的功能成像数据。

2.5 导航 TMS

2.5.1 一般原则

nTMS 技术的细节请参见第 1 章。为了服务于本章的概述性质，每种模式下面的段落提供了关于 nTMS 的技术背景的简短总结。

nTMS 技术在人脑皮质的功能定位中表现出了巨大的潜力。基于法拉第的电磁感应原理，TMS 在头皮上施加高强度磁场的短暂脉冲，该脉冲穿过颅骨并在下方脑区诱发电流。如果应用这些适当剂量的电流脉冲就足以使一群神经元去极化，从而诱导动作电位。单个 TMS 脉冲刺激抵达皮质表面时，将短暂地刺激神经元。这些脉冲的重复释放，即所谓的 rTMS，可以对皮质兴奋性具有抑制或兴奋作用，这取决于 rTMS 的频率。因此，通过改变刺激方案，TMS 可以在皮质中引起暂时的激发或抑制效应。该技术已经使用了数十年，尽管其最近才开始在神经外科患者中应用，目前它显示了极好的安全性（参见第 4 章）。

此外，nTMS 的发展迅速，已成为非侵入性定位最前沿的技术（图 2-4）。nTMS 系统与非导航 TMS 系统的区别是实时呈现磁脉冲的精确位置和强度。通过将无框立体定向导航系统（例如在神经外科和其他过程中常用的那些系统）与 nTMS 系统集成，可以使用基准标记或解剖标记点将大脑 MRI 图像或 CT 图像与患者大脑解剖结构进行配准。这一进步使研究人员能够在图像导航引导下，以前所未有的精度进行 TMS 脉冲刺激。此外，在一些 nTMS 系统中，动态球形模型考虑了预设刺激参数以及受试者的头皮 / 颅骨厚度，根据动态球形模型实时计算每个 TMS 脉冲的强度和方向。结果，当刺激线圈定位在受试者的头皮上时，研究者可以在操作界面上根据目标皮质区域、偶极子的强度和方向以及由磁脉冲产生的神经元激活情况实现可视化操作。

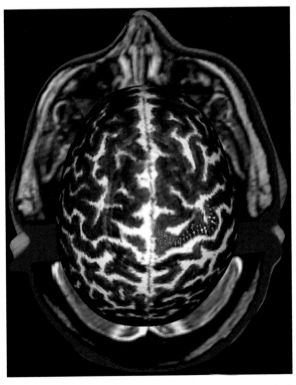

图 2-4　nTMS 运动定位图谱。用 nTMS 生成的中央前回运动图谱。多色的标记（火柴状）表示在定位过程中 APB 中 MEP 的幅度 [白色，MEP ≥ 1mV 峰 - 峰值幅度；红色、橙色、黄色，MEP=50-500μV；灰色，MEP ≤ 50μV（无响应）]

2.5.2　临床应用

本书将详细讨论 nTMS 的临床应用，故本章不再详述。简而言之，nTMS 通常可以用于 Rolandic 周围肿瘤的治疗过程，其中锥体束因手术切除肿瘤而易受损伤的风险最高，并且 nTMS 已显示与术中 DES 密切相关。此外，nTMS 越来越多地在围手术期用于功能脑区及其周围区域肿瘤患者的术前语言功能定位。

使用 nTMS 生成的功能定位图不仅可用于明确局部脑区的功能。他们还可以对周围相关皮质的损伤情况进行评估，并可用于手术风险分级。临床研究越来越多地证明了将 nTMS 应用到脑肿瘤治疗中的价值，在功能保存和实现 EOR 方面都会有很好的改善。

2.5.3　限制

虽然 nTMS 定位是一种很有前景的新模式，但需要提及其中的一些限制因素。第一个是导航本身的精度。大多数现代 nTMS 系统的配准误差估计为 2~3mm； 由于导航系统不依赖外部框架，实际误差可能偏高。因此，必须注意确保术前定位点与手术中解剖定位标记点对齐：例如，脑回、脑沟和脑血管可用于帮助确定术前和术中发现之间的配准。

如上所述，用于脑运动功能区定位的单脉冲 nTMS 已被证明是高度精确的。这种方式的局限性与术中皮质刺激的局限性相似，即皮质和皮质下病变可能干扰皮质脊髓束（CST）使 MEP 难以或无法获得。在大多数此类病例中，患者也会表现出肌肉无力的迹象。事实上，这种限制是如果难以或无法获得术前 nTMS 对功能区的定位，术中 DES 也可能会遇到同样的问题。此外，如果需要对下部的运动皮质进行功能定位，患者可能会抱怨颞肌收缩产生的不适感。 一般来说，由于 nTMS 的操作方案不同于 rTMS，其导致的不适感会小很多。

nrTMS 对语言功能定位的内在限制是对下游（也可能是上游）神经元的激发。神经生理学和神经影像学研究表明，给定脑区的 rTMS 通过跨突触扩散诱导激活神经通路，其激活路径遵循既有的神经通路。因此，刺激所诱发的行为效应可能并不是在 TMS 目标区域诱发的，而是远处与之有功能联系的脑区表现的结果。在许多nrTMS 验证研究中看到的"过度激活"可能原因就在于此。然而，应该指出的是，迄今为止的两个研究表明了 nrTMS 语言功能定位与 DES 语言功能脑区定位的结果一致。此外，它似乎也与先前非导航 rTMS 定位的语言功能热点存在一定相关性。

磁场本身的扩散分布也是对运动和语言定位的限制。现代大多数系统中使用的

8字形线圈产生锥形磁场。 因此，该区域在皮质表面上大致呈圆形，直径约为2cm（中心有最大强度，边缘强度急剧下降），并朝其顶点逐渐变细，其距离线圈表面大约为4.5cm。因此，磁脉冲可能会干扰皮质下的白质纤维，而其上的皮质被不恰当地识别为运动功能或语言控制脑区。

此外，神经元的方向、体积、轴突和树突以及电位阈值都会影响磁脉冲诱发的动作电位。因此，nTMS阳性定位点不是"点"，这是用词不当；更确切地说，它们是一小片区域，要意识到功能定位点与周围邻近功能区域可能是相关联的。

最后，应该系统和彻底地检查nrTMS基本参数的设置，特别是在进行语言定位的时候。小范围调整脉冲频率或数量可能会改善结果。同理，脉冲序列开始时间可能也很重要。在一个已发表的文章中显示，脉冲序列应当是在对象命名任务呈现之前启动，主要是因为这同时也是用于DES的方案。然而，在刺激同时或之后启动脉冲序列有可能可以提高nrTMS定位的特异性。在未来的nrTMS方案的研究中，还应继续探索语言刺激任务和参数的变化。

2.6 比较功能影像技术的异同

fMRI、MEG和nTMS各具有特色，在临床上，需要在正确的时候选择使用。同样，这些都有自身限制，临床医生在预约检查和解释检查结果时必须牢记。

2.6.1 时间因素

到目前为止，fMRI技术是这三种功能成像模式中使用最广泛的技术。对于许多临床医生来说，"功能成像"与fMRI是同义词。它在全球范围内使用，很大程度上是因为它很容易获得，任何一个拥有现代的MRI扫描仪的人都可以进行fMRI研究。具有讽刺意味的是，fMRI常被用于术前脑功能定位，恰好这是fMRI不太适合的用途之一。 BOLD信号是神经元活动的间接反映，因此，fMRI的时间分辨率较差。虽然，如果是为了对初级运动皮质的简单定位，这种限制可能不是特别重要，但是在语言皮质定位的准确性显得尤为重要，因为其中涉及多个皮质区域以及这些区域之间的相互作用。另一方面，MEG特别适用于探索与语言功能相关的皮质区域。由于其时间分辨率较高，它可以识别各种皮质位点之间的时间及空间关系。

2.6.2　空间因素

fMRI 的一个优点是其对神经元来源位置或方向没有限制。fMRI 技术可以探索深部脑区，例如基底神经节中，并且它也可以探索皮质表面。另一方面，由于 MEG 固有的低信噪比，MEG 在对深部脑区进行研究时存在困难。类似地，fMRI 对神经元的取向没有特定偏好，而 MEG 偏向于获取径向信号来源而不是切线方向。同样重要的是，fMRI 仅检测功能性大脑皮质情况。fMRI 不能检测到白质纤维的变化。与 MEG 类似，nTMS 在识别相对浅表功能位点方面最为有效。nTMS 线圈的磁脉冲是锥形的，对于大多数标准的机器而言，能够抵达 2~3cm 的深度。超过该深度时，nTMS 线圈产生的磁场通常太弱而不能在目标神经元中产生感应电流。

2.6.3　血管和电磁伪影

fMRI 数据可能会受异常 / 不对称血管的影响。在神经外科患者中，通常会遇到异常的血管，尤其是在恶性脑部病变中。因此，对于那些需要准确功能定位的患者，fMRI 可能会被人工制品干扰。这种伪影会显著降低 fMRI 结果的可靠性，甚至导致结果无用。MEG 和 nTMS 都不会被这些血管伪影影响。

另一方面，MEG 对电磁伪影特别敏感。牙科填充物、头部 / 颈部植入物、心脏起搏器、深部脑刺激器和动脉瘤夹都可以产生相当大的电磁干扰。应该注意的是，这些装置中的一些还能干扰患者的 MRI 扫描；然而，与 MRI 相比，如果植入的装置与 MEG 不兼容，对患者不至于造成危险。

与 fMRI 和 MEG 相比，nTMS 在很大程度上不会被伪影干扰。因为它对大脑进行直接刺激，所以它不会受到血管异常或植入装置的影响。然而，应该注意的是，动脉瘤夹和深部脑刺激器的某些植入装置通常是 TMS 的禁忌证。

2.6.4　副作用

fMRI 和 MEG 都有类似的副作用，因为它们完全是非侵入性的，不涉及任何患者侵入性操作。这两种措施都不会对患者产生任何额外的不适感。部分患者在 fMRI 中会诱发幽闭恐惧症，在一小部分的 MEG 测中试也会诱发，但这些通常可以通过小剂量抗焦虑药物来改善。如果正在执行运动和 / 或语言定位，则特别需要患者互动。

尽管 nTMS 在技术上是非侵入性的，但它确实需要患者在研究过程中直接接触，并且患者能体验到整个刺激的感觉。根据刺激的强度、频率和位置，体验可以从无感到痛苦。特别值得一提的是，在颞肌上的高频率和强度的 nrTMS 可以产生显著的不适感。

由于使用集成 EMG 的 nTMS 系统定位运动脑区，因此本方法不需要患者直接参与。它可以在睡眠或麻醉的患者中进行，也可以在伴有认知状态下降的颅内病变的患者中进行（见第 15 章）。在儿童中也很有用（见第 12 章）。使用 nrTMS 进行语言定位时候，类似于 MEG 和 fMRI，需要以图片命名或其他语言任务的形式与患者互动。

2.6.5　准确性

在量化 fMRI、MEG 和 nTMS 的准确性时，必须首先确定判断这些技术的黄金标准。在神经外科，该标准应当是 DES，此为手术期间将带电电极直接放置于皮质表面上进行功能检查的方法。在没有 DES 图谱的其他患者中，这些技术只能相互判断，其相对准确性判断比较主观。

一些论文比较了 fMRI、MEG 和 nTMS 与 DES 的准确性。但据我们所知，没有论文同时将所有三种方式与 DES 进行比较。一方面，基于运动功能的术前 fMRI 定位已经针对 DES 进行了广泛的验证，具有很高的一致性。另一方面，在语言定位中，fMRI 与基于 DES 的皮质语言定位的相关性较差，但它与语言优势侧评估的 Wada 检验证明具有良好的相关性。

与 fMRI 相似，基于 MEG 的运动和感觉功能图谱显示与术中 DES 数据相当好的一致性。平均而言，基于 MEG 和基于 DES 的运动部位之间的误差距离约为 8mm，这完全在大多数 MEG 传感器阵列配准和空间分辨率的误差范围内。MEG 也与基于 DES 的皮质语言定位相关性很差，它与语言优势侧评估的 Wada 检验证明也具有良好的相关性。

在这三种功能技术中，基于 nTMS 的运动定位与术中 DES 运动定位具有最高的一致率，误差距离为 3~6mm。不仅非常可靠，而且基于 nTMS 的运动定位的灵敏度和特异性接近 100%。因此，如果某个脑内区域在 nTMS 上显示为阳性，则在 DES 上为阳性；如果在 nTMS 上为阴性，则在 DES 上为阴性。当进行小骨窗的开颅手术时，nTMS 具有明显的临床价值，因为它可以使外科医生保持对术中阴性定位区域的信心，并且不需要去暴露 DES 潜在阳性部位。在将基于 nrTMS 的语言定位与 DES 的语言定位进行比较时，结果不太一致。术前基于 nrTMS 的定位图谱具有高灵敏度（即很少的假阴性部位），但仅具有一般的特异性（许多假阳性部位），因此对绘制语言阴性脑区很可靠，它表明了对基于 nrTMS 的语言定位方案继续细化的需求。

2.7　结论

　　功能性神经影像学是 CNS 肿瘤诊断和治疗中不可或缺的组成部分。除了标准的解剖技术，现代功能成像技术还可以深入了解肿瘤周围脑区的功能状态。这些技术使临床医生可以预测治疗效果和相关神经系统后遗症，以及对特定病变的观察，并优化治疗策略以使神经并发症发病率最小化。在比较 fMRI、MEG 和 nTMS 技术时，应谨慎选择研究方法，因为每项技术都有自己独特的优缺点。清楚了解这些技术固有的局限性对于准确解释结果至关重要。单独或组合应用的这些检测技术将有助于改善脑肿瘤患者的临床预后。

原文参考

Abou-Khalil B. An update on determination of language dominance in screening for epilepsy surgery: the Wada test and newer noninvasive alternatives. [Review]. Epilepsia. 2007;48(3):442- 55. doi:10.1111/j.1528-1167.2007.01012.x.

Bartolomei F, Bosma I, Klein M, Baayen JC, Reijneveld JC, Postma TJ, et al. Disturbed functional connectivity in brain tumour patients: evaluation by graph analysis of synchronization matri- ces. Clin Neurophysiol. 2006;117(9):2039-49. doi:10.1016/j.clinph.2006.05.018. S1388-2457(06)00224-0 [pii]

Bestmann S. The physiological basis of transcranial magnetic stimulation. [Research Support, Non-U.S. Gov't Review]. Trends Cogn Sci. 2008;12(3):81-3. doi:10.1016/j.tics.2007.12.002.

Binder JR, Swanson SJ, Hammeke TA, Morris GL, Mueller WM, Fischer M, et al. Determination of language dominance using functional MRI: a comparison with the Wada test. [Comparative Study Research Support, Non-U.S. Gov't]. Neurology. 1996;46(4):978-84.

Cheyne D, Bakhtazad L, Gaetz W. Spatiotemporal mapping of cortical activity accompanying voluntary movements using an event-related beamforming approach. Hum Brain Mapp. 2006;27(3):213-29. doi:10.1002/hbm.20178.

Deblaere K, Boon PA, Vandemaele P, Tieleman A, Vonck K, Vingerhoets G, et al. MRI language dominance assessment in epilepsy patients at 1.0 T: region of interest analysis and comparison with intracarotid amytal testing. Neuroradiology. 2004;46(6):413-20. doi:10.1007/ s00234-004-1196-0.

DeYoe EA, Raut RV. Visual mapping using blood oxygen level dependent functional magnetic resonance imaging. Neuroimaging Clin N Am. 2014;24(4):573-84. doi:10.1016/j. nic.2014.08.001.

Edwards E, Nagarajan SS, Dalal SS, Canolty RT, Kirsch HE, Barbaro NM, et al. Spatiotemporal imaging of cortical activation during verb generation and picture naming. Neuroimage. 2010;50(1):291-301. doi:10.1016/ j.neuroimage.2009.12.035. S1053-8119(09)01324-X [pii]

Epstein CM, Lah JJ, Meador K, Weissman JD, Gaitan LE, Dihenia B. Optimum stimulus param- eters for lateralized suppression of speech with magnetic brain stimulation. Neurology. 1996;47(6):1590-3.

Epstein CM, Meador KJ, Loring DW, Wright RJ, Weissman JD, Sheppard S, et al. Localization and characterization of speech arrest during transcranial magnetic stimulation. Clin Neurophysiol. 1999;110(6):1073-9.

Epstein CM, Woodard JL, Stringer AY, Bakay RA, Henry TR, Pennell PB, et al. Repetitive tran- scranial magnetic stimulation does not replicate the Wada test. Neurology. 2000;55(7):1025-7.

Findlay AM, Ambrose JB, Cahn-Weiner DA, Houde JF, Honma S, Hinkley LB, et al. Dynamics of hemispheric dominance for language assessed by magnetoencephalographic imaging. Ann Neurol. 2012;71(5):668-86. doi:10.1002/ana.23530.

Gaetz W, Cheyne D, Rutka JT, Drake J, Benifla M, Strantzas S, et al. Presurgical localization of primary motor cortex in pediatric patients with brain lesions by the use of spatially filtered magnetoencephalography.

Neurosurgery. 2009;64(3 Suppl):177-85. doi:10.1227/01. NEU.0000316433.10913.32. 00006123-200903001-00022 [pii], discussion 186

Gallen CC, Schwartz BJ, Bucholz RD, Malik G, Barkley GL, Smith J, et al. Presurgical localiza- tion of functional cortex using magnetic source imaging. J Neurosurg. 1995;82(6):988-94. doi:10.3171/jns.1995.82.6.0988.

Giussani C, Roux FE, Ojemann J, Sganzerla EP, Pirillo D, Papagno C. Is preoperative functional magnetic resonance imaging reliable for language areas mapping in brain tumor surgery? Review of language functional magnetic resonance imaging and direct cortical stimulation cor- relation studies. Neurosurgery. 2010;66(1):113-20. doi:10.1227/01.NEU.0000360392.15450. C9.

Gupta SS. fMRI for mapping language networks in neurosurgical cases. Indian J Radiol Imaging. 2014;24(1):37-43. doi:10.4103/0971-3026.130690.

Hamalainen MS. Basic principles of magnetoencephalography. Acta Radiol Suppl. 1991;377:58-62.

Hauck T, Tanigawa N, Probst M, Wohlschlaeger A, Ille S, Sollmann N, et al. Stimulation frequency determines the distribution of language positive cortical regions during navigated transcranial magnetic brain stimulation. BMC Neurosci. 2015;16:5. doi:10.1186/s12868-015-0143-9.

Hirata M, Goto T, Barnes G, Umekawa Y, Yanagisawa T, Kato A, et al. Language dominance and mapping based on neuromagnetic oscillatory changes: comparison with invasive procedures. J Neurosurg. 2010;112(3):528-38. doi:10.3171/2009.7.JNS09239.

Hirsch J, Ruge MI, Kim KH, Correa DD, Victor JD, Relkin NR, et al. An integrated functional magnetic resonance imaging procedure for preoperative mapping of cortical areas associated with tactile, motor, language, and visual functions. Neurosurgery. 2000;47(3):711-21. discus- sion 721-2

Ishibashi H, Morioka T, Nishio S, Shigeto H, Yamamoto T, Fukui M. Magnetoencephalographic investigation of somatosensory homunculus in patients with peri-Rolandic tumors. Neurol Res. 2001;23(1):29-38.

Jack CR Jr, Thompson RM, Butts RK, Sharbrough FW, Kelly PJ, Hanson DP, et al. Sensory motor cortex: correlation of presurgical mapping with functional MR imaging and invasive cortical mapping. Radiology. 1994;190(1):85-92. doi:10.1148/radiology.190.1.8259434.

Jennum P, Friberg L, Fuglsang-Frederiksen A, Dam M. Speech localization using repetitive tran- scranial magnetic stimulation. Neurology. 1994;44(2):269-73.

Julkunen P, Saisanen L, Danner N, Niskanen E, Hukkanen T, Mervaala E, et al. Comparison of navigated and non-navigated transcranial magnetic stimulation for motor cortex mapping, motor threshold and motor evoked potentials. Neuroimage. 2009;44(3):790-5. doi:10.1016/j. neuroimage.2008.09.040. S1053-8119(08)01065-3 [pii]

Kamada K, Takeuchi F, Kuriki S, Oshiro O, Houkin K, Abe H. Functional neurosurgical simula- tion with brain surface magnetic resonance images and magnetoencephalography. Neurosurgery. 1993;33(2):269-72. discussion 272-3

Kapsalakis IZ, Kapsalaki EZ, Gotsis ED, Verganelakis D, Toulas P, Hadjigeorgiou G, et al. Preoperative evaluation with FMRI of patients with intracranial gliomas. Radiol Res Pract. 2012;2012:727810. doi:10.1155/2012/727810.

Kirsch HE, Zhu Z, Honma S, Findlay A, Berger MS, Nagarajan SS. Predicting the location of mouth motor cortex in patients with brain tumors by using somatosensory evoked field mea- surements. J Neurosurg. 2007;107(3):481-7. doi:10.3171/JNS-07/09/0481.

Kobayashi M, Pascual-Leone A. Transcranial magnetic stimulation in neurology. [Research Support, Non-U.S. Gov't Research Support, U.S. Gov't, P.H.S. Review]. Lancet Neurol. 2003;2(3):145-56.

Kober H, Nimsky C, Moller M, Hastreiter P, Fahlbusch R, Ganslandt O. Correlation of sensorimo- tor activation with functional magnetic resonance imaging and magnetoencephalography in presurgical functional imaging: a spatial analysis. Neuroimage. 2001;14(5):1214-28. doi:10.1006/nimg.2001.0909. S1053-8119(01)90909-7 [pii]

Korvenoja A, Kirveskari E, Aronen HJ, Avikainen S, Brander A, Huttunen J, et al. Sensorimotor cortex localization: comparison of magnetoencephalography, functional MR imaging, and intraoperative cortical mapping. Radiology. 2006;241(1):213-22. doi:10.1148/ radiol.2411050796. 2411050796 [pii]

Krieg SM, Shiban E, Buchmann N, Gempt J, Foerschler A, Meyer B, et al. Utility of presurgical navigated transcranial magnetic brain stimulation for the resection of tumors in eloquent motor areas. J Neurosurg. 2012;116(5):994-1001. doi:10.3171/2011.12.JNS111524.

Krieg SM, Schaffner M, Shiban E, Droese D, Obermuller T, Gempt J, et al. Reliability of intraop- erative neurophysiological monitoring using motor evoked potentials during resection of metastases in motor-eloquent brain regions. J Neurosurg. 2013; doi:10.3171/2013.2. JNS121752.

Krieg SM, Sabih J, Bulubasova L, Obermueller T, Negwer C, Janssen I, et al. Preoperative motor mapping by navigated transcranial magnetic brain stimulation improves outcome for motor eloquent lesions. Neuro Oncol. 2014a;16(9):1274-82. doi:10.1093/neuonc/nou007.

Krieg SM, Tarapore PE, Picht T, Tanigawa N, Houde J, Sollmann N, et al. Optimal timing of pulse onset for language mapping with navigated repetitive transcranial magnetic stimulation. Neuroimage. 2014b;100:219-36. doi:10.1016/j.neuroimage.2014.06.016.

Krings T, Chiappa KH, Foltys H, Reinges MH, Cosgrove GR, Thron A. Introducing navigated transcranial magnetic stimulation as a refined brain mapping methodology. [Research Support, Non-U.S. Gov't Review]. Neurosurg Rev. 2001a;24(4):171-9.

Krings T, Foltys H, Reinges MH, Kemeny S, Rohde V, Spetzger U, et al. Navigated transcranial magnetic stimulation for presurgical planning—correlation with functional MRI. [Case Reports]. Minim Invasive Neurosurg. 2001b;44(4):234-9. doi:10.1055/s-2001-19935.

Lefaucheur JP, Picht T. The value of preoperative functional cortical mapping using navigated TMS. Neurophysiol Clin. 2016;46(2):125-33. doi:10.1016/j.neucli.2016.05.001.

Lehericy S, Duffau H, Cornu P, Capelle L, Pidoux B, Carpentier A, et al. Correspondence between functional magnetic resonance imaging somatotopy and individual brain anatomy of the central region: comparison with intraoperative stimulation in patients with brain tumors. J Neurosurg. 2000;92(4):589-98. doi:10.3171/jns.2000.92.4.0589.

Logothetis N, Merkle H, Augath M, Trinath T, Ugurbil K. Ultra high-resolution fMRI in monkeys with implanted RF coils. Neuron. 2002;35(2):227-42.

Lutkenhoner B, Krumbholz K, Lammertmann C, Seither-Preisler A, Steinstrater O, Patterson RD. Localization of primary auditory cortex in humans by magnetoencephalography. Neuroimage. 2003;18(1):58-66. doi:S105381190291325X [pii]

Makela JP, Kirveskari E, Seppa M, Hamalainen M, Forss N, Avikainen S, et al. Three-dimensional integration of brain anatomy and function to facilitate intraoperative navigation around the sensorimotor strip. Hum Brain Mapp. 2001;12(3):180-92. doi:10.1002/1097- 0193(200103)12:3<180::AID-HBM1014>3.0.CO;2-N. [pii]

Martino J, Honma SM, Findlay AM, Guggisberg AG, Owen JP, Kirsch HE, et al. Resting func- tional connectivity in patients with brain tumors in eloquent areas. Ann Neurol. 2011;69(3):521- 32. doi:10.1002/ana.22167.

Michelucci R, Valzania F, Passarelli D, Santangelo M, Rizzi R, Buzzi AM, et al. Rapid-rate tran- scranial magnetic stimulation and hemispheric language dominance: usefulness and safety in epilepsy. [Research Support, Non-U. S. Gov't]. Neurology. 1994;44(9):1697-700.

Mills KR, Murray NM, Hess CW. Magnetic and electrical transcranial brain stimulation: physio- logical mechanisms and clinical applications. Neurosurgery. 1987;20(1):164-8.

Nagarajan S, Kirsch H, Lin P, Findlay A, Honma S, Berger MS. Preoperative localization of hand motor cortex by adaptive spatial filtering of magnetoencephalography data. [Research Support, N.I.H., Extramural Research Support, Non-U.S. Gov't Validation Studies]. J Neurosurg. 2008;109(2):228-37. doi:10.3171/JNS/2008/109/8/0228.

Niessing J, Ebisch B, Schmidt KE, Niessing M, Singer W, Galuske RA. Hemodynamic signals correlate tightly with synchronized gamma oscillations. Science. 2005;309(5736):948-51. doi:10.1126/science.1110948.

Okada Y, Lauritzen M, Nicholson C. MEG source models and physiology. Phys Med Biol. 1987;32(1):43-51.

Okada Y, Lahteenmaki A, Xu C. Comparison of MEG and EEG on the basis of somatic evoked responses elicited by stimulation of the snout in the juvenile swine. Clin Neurophysiol. 1999;110(2):214-29.

Ossenblok P, Leijten FS, de Munck JC, Huiskamp GJ, Barkhof F, Boon P. Magnetic source imag- ing contributes to the presurgical identification of sensorimotor cortex in patients with frontal lobe epilepsy. Clin Neurophysiol. 2003;114(2):221-32. doi:S1388245702003693 [pii]

Pascual-Leone A, Gates JR, Dhuna A. Induction of speech arrest and counting errors with rapid- rate transcranial magnetic stimulation. Neurology. 1991;41(5):697-702.

Pashut T, Wolfus S, Friedman A, Lavidor M, Bar-Gad I, Yeshurun Y, et al. Mechanisms of mag- netic stimulation of central nervous system neurons. [Research Support, Non-U.S. Gov't]. PLoS Comput Biol. 2011;7(3):e1002022. doi:10.1371/journal.pcbi.1002022.

Paus T, Jech R, Thompson CJ, Comeau R, Peters T, Evans AC. Transcranial magnetic stimulation during positron emission tomography: a new method for studying connectivity of the human cerebral cortex. [Research Support, Non-U.S. Gov't]. J Neurosci. 1997;17(9):3178-84.

Picht T. Current and potential utility of transcranial magnetic stimulation in the diagnostics before brain tumor surgery. CNS Oncol. 2014;3(4):299-310. doi:10.2217/cns.14.25.

Picht T, Mularski S, Kuehn B, Vajkoczy P, Kombos T, Suess O. Navigated transcranial magnetic stimulation for preoperative functional diagnostics in brain tumor surgery. Neurosurgery. 2009;65(6 Suppl):93-8.

Picht T, Schmidt S, Brandt S, Frey D, Hannula H, Neuvonen T, et al. Preoperative functional map- ping for rolandic brain tumor surgery: comparison of navigated transcranial magnetic stimula- tion to direct cortical stimulation. [Comparative Study]. Neurosurgery. 2011;69(3):581-588.; discussion 588. doi:10.1227/ NEU.0b013e3182181b89.

Picht T, Strack V, Schulz J, Zdunczyk A, Frey D, Schmidt S, et al. Assessing the functional status of the motor system in brain tumor patients using transcranial magnetic stimulation. Acta Neurochir. 2012;154(11):2075-81. doi:10.1007/s00701-012-1494-y.

Picht T, Krieg SM, Sollmann N, Rosler J, Niraula B, Neuvonen T, et al. A comparison of language mapping by preoperative navigated transcranial magnetic stimulation and direct cortical stimu- lation during awake surgery. Neurosurgery. 2013; doi:10.1227/NEU.0b013e3182889e01.

Picht T, Frey D, Thieme S, Kliesch S, Vajkoczy P. Presurgical navigated TMS motor cortex map- ping improves outcome in glioblastoma surgery: a controlled observational study. J Neurooncol. 2016;126(3):535-43. doi:10.1007/s11060-015-1993-9.

Plomp G, Leeuwen C, Ioannides AA. Functional specialization and dynamic resource allocation in visual cortex. Hum Brain Mapp. 2010;31(1):1-13. doi:10.1002/hbm.20840.

Rezai AR, Hund M, Kronberg E, Zonenshayn M, Cappell J, Ribary U, et al. The interactive use of magnetoencephalography in stereotactic image-guided neurosurgery. Neurosurgery. 1996;39(1):92-102.

Rowley HA, Roberts TP. Functional localization by magnetoencephalography. Neuroimaging Clin N Am. 1995;5(4):695-710.

Sanai N, Mirzadeh Z, Berger MS. Functional outcome after language mapping for glioma resec- tion. N Engl J Med. 2008;358(1):18-27. doi:10.1056/NEJMoa067819.

Sarvas J. Basic mathematical and electromagnetic concepts of the biomagnetic inverse problem. [Research Support, Non-U.S. Gov't]. Phys Med Biol. 1987;32(1):11-22.

Schiffbauer H, Berger MS, Ferrari P, Freudenstein D, Rowley HA, Roberts TP. Preoperative mag- netic source imaging for brain tumor surgery: a quantitative comparison with intraoperative sensory and motor mapping. Neurosurg Focus. 2003;15(1):E7. doi:150107 [pii]

Sollmann N, Ille S, Negwer C, Boeckh-Behrens T, Ringel F, Meyer B, et al. Cortical time course of object naming investigated by repetitive navigated transcranial magnetic stimulation. Brain Imaging Behav. 2016; doi:10.1007/ s11682-016-9574-x.

Taniguchi M, Kato A, Ninomiya H, Hirata M, Cheyne D, Robinson SE, et al. Cerebral motor con- trol in patients with gliomas around the central sulcus studied with spatially filtered magneto- encephalography. J Neurol Neurosurg Psychiatry. 2004;75(3):466-71.

Tarapore PE, Martino J, Guggisberg AG, Owen J, Honma SM, Findlay A, et al. Magnetoencephalographic imaging of resting-state functional connectivity predicts postsurgi- cal neurological outcome in brain gliomas. Neurosurgery. 2012a;71(5):1012-22. doi:10.1227/ NEU.0b013e31826d2b78.

Tarapore PE, Tate MC, Findlay AM, Honma SM, Mizuiri D, Berger MS, et al. Preoperative multi- modal motor mapping: a comparison of magnetoencephalography imaging, navigated transcra- nial magnetic stimulation, and direct cortical stimulation. J Neurosurg. 2012b; doi:10.3171/20 12.5.JNS112124.

Tarapore PE, Findlay AM, Honma S, Mizuiri D, Houde JF, Berger MS, et al. Language mapping with navigated repetitive TMS: proof of technique and validation. Neuroimage. 2013a;82:260-72.

Tarapore PE, Findlay AM, Honma SM, Mizuiri D, Houde JF, Berger MS, et al. Language mapping with navigated repetitive TMS: proof of technique and validation. Neuroimage. 2013b; doi:10.1016/j.neuroimage.2013.05.018. S1053-8119(13)00512-0 [pii]

Tarapore PE, Picht T, Bulubas L, Shin Y, Kulchytska N, Meyer B, et al. Safety and tolerability of navigated TMS for preoperative mapping in neurosurgical patients. Clin Neurophysiol. 2016a;127(3):1895-900. doi:10.1016/ j.clinph.2015.11.042.

Tarapore PE, Picht T, Bulubas L, Shin Y, Kulchytska N, Meyer B, et al. Safety and tolerability of navigated TMS in healthy volunteers. Clin Neurophysiol. 2016b;127(3):1916-8. doi:10.1016/j. clinph.2015.11.043.

Tarkiainen A, Liljestrom M, Seppa M, Salmelin R. The 3D topography of MEG source localization accuracy: effects of conductor model and noise. [Comparative Study Research Support, Non-- U.S. Gov't]. Clin Neurophysiol. 2003;114(10):1977-92.

Tomczak RJ, Wunderlich AP, Wang Y, Braun V, Antoniadis G, Gorich J, et al. fMRI for preopera- tive neurosurgical mapping of motor cortex and language in a clinical setting. J Comput Assist Tomogr. 2000;24(6):927-34.

Valero-Cabre A, Pascual-Leone A. Impact of TMS on the primary motor cortex and associated spinal systems.

[Clinical Trial Research Support, Non-U.S. Gov't Research Support, U.S. Gov't, P.H.S.]. IEEE Eng Med Biol Mag. 2005;24(1):29-35.

Vrba J, Robinson SE. Signal processing in magnetoencephalography. Methods. 2001;25(2):249- 71. doi:10.1006/meth.2001.1238. S1046-2023(01)91238-1 [pii]

Vrba J, Robinson SE. SQUID sensor array configurations for magnetoencephalography applica- tions. Supercond Sci Technol. 2002;15(9):51-89.

Wagner T, Valero-Cabre A, Pascual-Leone A. Noninvasive human brain stimulation. [Research Support, N.I.H., Extramural Research Support, Non-U.S. Gov't]. Annu Rev Biomed Eng. 2007; 9:527-65. doi:10.1146/annurev.bioeng.9.061206.133100.

Wassermann EM, Blaxton TA, Hoffman EA, Berry CD, Oletsky H, Pascual-Leone A, et al. Repetitive transcranial magnetic stimulation of the dominant hemisphere can disrupt visual naming in temporal lobe epilepsy patients. Neuropsychologia. 1999;37(5):537-44. doi:S002839329800102X [pii]

3 临床实践中功能数据的整合

Nico Sollmann, Sandro M. Krieg, Bernhard Meyer

3.1 简介

nTMS 在全世界神经外科中的使用迅速增加。除了 nTMS 可以对皮质内定位结果的可视化之外，nTMS 功能数据可以与部门工作流程中其他数据的合理集成，从而可以轻松访问和有效利用数据，这些对于这种新技术的接受及使用都至关重要。因此，当将新的 nTMS 应用到神经外科时，需要考虑以下几个因素。

- 集成到现有的数据管理中，例如医院信息系统（HIS）、PACS 和神经导航设备（BrainlabiPlanNet®，MedtronicStealthStation® 等）
- 整合到癌症中心和神经血管中心的临床工作流程中
- 教育员工了解 nTMS 的潜力和局限性
- 为自己、员工和部门提供足够的时间来学习如何有效使用 nTMS

以下章节介绍了我们部门在此前的 7 年时间里在临床上使用 nTMS 的结果和经验。在此期间，我们将 nTMS 数据逐步整合到我们医院的基础设备和临床工作流程中（图 3-1）。如上所述，nTMS 数据的易获得性是赢得神经外科医生认可的关键步骤。

3.2 与现有数据管理架构的集成

3.2.1 医院信息系统

通过定制软件可以轻松地将 nTMS 数据集成到 HIS 中，该软件可以由 HIS 的制造商单独编程（在我们的医院使用的是 SAP SE，Walldorf，德国；图 3-2）。此掩码应包括以下特征。

- 相关患者详细信息
- 失语分级

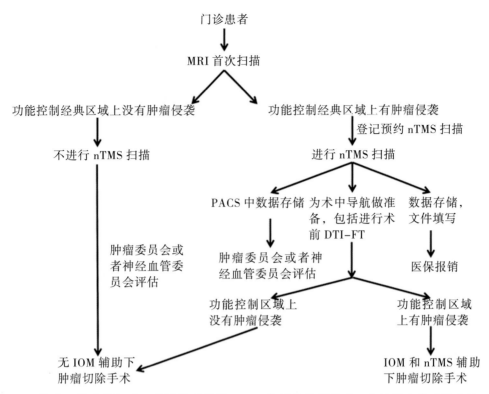

图 3-1 临床工作流程概述。该图显示了将 nTMS 数据集成到临床工作流程中的不同方面，首先是在门诊中发现有使用指征的颅内病变患者。nTMS 定位需求主要是根据影像学检查中的肿瘤位置做出判断

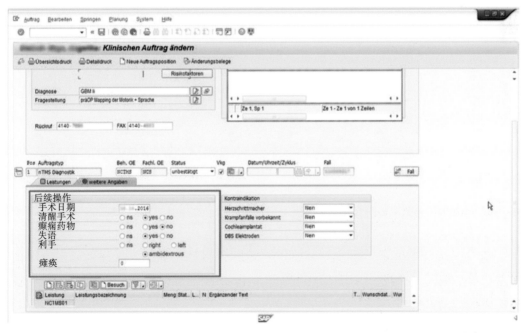

图 3-2 nTMS 定位的登记。通过在 HIS 中使用定制软件掩码，制作 nTMS 定位安排表。该软件掩码应包括完整的操作前准备和所需的所有相关详细信息。红色框包含一些相关细节

- 患者入院时的运动功能状态

- 目前使用的药物

- 疑似 / 确诊颅内肿瘤

- 肿瘤位置

- nTMS 的禁忌证（如有心脏起搏器、人工耳蜗、深层脑刺激电极）

- 所需成像数据的可用性

- 对 nTMS 计划的其他特殊考虑

应在新的 MRI 扫描之后立刻预约 nTMS 定位，以便可以使用最新的成像数据。此外，nTMS 定位的预约系统可以整合到 HIS 内的患者临床治疗时间表中（图 3-3），这可以提高治疗安排的透明度并避免重复检查或遗漏。

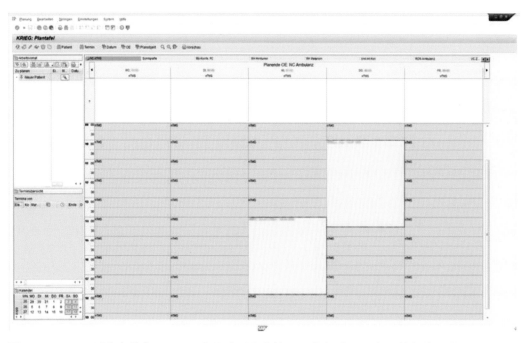

图 3-3　nTMS 预约安排表。nTMS 定位的预约安排可以整合到 HIS 内，制定单独的 nTMS 预约安排表，以便于管理

然后，HIS 软件掩码可用于构建 nTMS 定位标准化文档以及基于 nTMS 的纤维束成像（图 3-4），包括以下信息。

- 刺激细节

- rMT

- 与病变相关的运动阳性刺激点的位置

- 浸润皮质和皮质下结构

● 病变到功能相关脑区的距离

在语言定位检查中，也需要记录关于 nrTMS 阳性位点或相关皮质下语言纤维束与病变之间距离的信息。此外，可以在系统中添加错误率（ERs）一项，这可以提供在定位期间引发的命名错误的数量，除以总刺激数量可评估由于刺激引起的命名错误的概率。如果两侧半球都要进行定位时，可以计算每个半球的 ER，从而通过将左侧 ER 除以右侧 ER 来计算半球优势比（HDR）。HDR 可用于评估半球语言优势：HDR> 1 为左侧优势，而 HDR <1 表示右侧优势（见第 10 章）。

nTMS 定位结果和基于 nTMS 的 DTI 神经纤维追踪成像文件可以保存在患者的医院电子档案中，因此可以在患者随访检查时能方便查看（图 3-4）。此外，可以打印关于 nTMS 定位报告以方便保存。

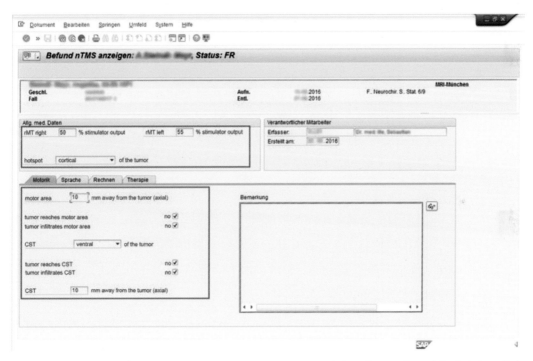

图 3-4　文档保存。在 nTMS 定位之后，应通过定制的软件掩码在 HIS 内记录相关参数。最终报告应关注肿瘤与解剖学结构之间的关系，包括基于 nTMS 的纤维束追踪成像。同样，红色框中包含这些细节

3.2.2　图像存档和通信系统

应将定位数据传输到 PACS 上以便长期存储。通过 PACS 可以轻松访问 nTMS 数据，并允许直接比较后续定位的结果。就大多数 nTMS 系统而言，数据通常可以

通过医学成像处理中的标准文件格式输出，这是医学数字成像和通信（DICOM）格式。存储在 PACS 中时，应使用包含在原始 MRI 图像上的 nTMS 定位点的结果来呈现与解剖结构之间的关系（图 3-5）。

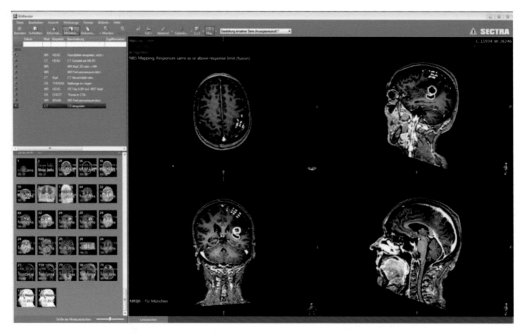

图 3-5　PACS 数据存储。结合了 nTMS 定位点的原始 MRI 图像可以存储在 PACS 中并通过 PACS 查看（这里是 IDS7，Sectra AB，林雪平，瑞典）。白色的点为运动阳性的 nTMS 定位点

通过兼容的 DICOM 格式，nTMS 数据可以上传到每个医院的 PACS。可以经由放射科或者 PACS 集成软件（如 GEMED，乌尔姆，德国）上传。在大多数情况下，必须通过 HIS 生成临床检查预约单，HIS 授权后才能上传到 PACS，并形成新数据集与 HIS 内的指定病例之间的链接。

作为第三种选择，可以实现 nTMS 设备和 PACS 之间的直接连接。在这种情况下，应当制作一个用户交互界面，使用户能修改 nTMS 数据并以 DICOM 格式上传到 PACS。正确上传数据集后，可以使用医院的标准 PACS 浏览软件来访问数据（如 IDS7，Sectra AB，林雪平，瑞典）（图 3-5）。

3.2.3　神经导航系统

为了在术中使用和进行术前规划，nTMS 数据可以上传到神经外科导航工作站（BrainlabiPlanNet®，MedtronicStealthStation® 等）（图 3-6）。包含原始 MRI 序列数据集与相应患者的神经成像序列多模态融合影像。在这种情况下，融合不仅

限于包含定位刺激位点的 MRI 序列，也需包括解剖图像、弥散加权和功能 MRI 序列甚至 CT 或正电子发射断层扫描（PET）序列（图 3-7），不同组合取决于所使用的不同检查和手术团队的需求。在上传所有相关的成像数据和 nTMS 定位点之后，融合数据集必须基于共同的坐标系来实现配准，其中 nTMS 定位需要精确地执行此过程。以保证 nTMS 定位点位于图像的真实刺激点。

大多数神经外科导航系统允许自动和手动融合。在没有重新定位患者的情况下，在同一次扫描期间获取的所有图像，它们的自动融合可以获得最佳配准。但是，在自动融合不能产生足够精度的情况下，可能需要手动融合。通常，融合应该针对单个数据集逐步执行，以便在此期间检查发现任何不正确的配准。此外，所有必需的数据集应融合到一个 MRI 序列（最好是 T1 增强像），这是执行多个序列图像融合的基础。

对于所有融合数据集，应目测评估融合的最终准确度。在此质量检查期间，应特别注意易于识别的解剖标记点，特别是 nTMS 解剖标记点（鼻根，两个耳旋的中心）的对齐。至少应仔细检查 nTMS 数据集和成像序列之间界标的空间重叠程度以及皮质表面上 nTMS 定位点位置是否偏移。必须认识到，正确的融合是可靠地使用神经导航数据的先决条件。然后，需要通过自动分割将 nTMS 定位点转化为大的标记，这样可以使得手术团队根据需要对 nTMS 数据进行可视化。

除了将 nTMS 激活点整合到神经神经外科导航系统中与影像学检查图像融合之外，大多数系统还可以进行拓展，包括纤维束追踪成像。迄今为止，这些系统通常通过确定性算法进行弥散张量成像（DTI），也可通过其他追踪方法与更先进的成像方法相结合，从而显著提高纤维束成像的质量和可靠性。然而，在大多数神经外科导航系统中，除了弥散张量成像纤维追踪（DTI FT）之外，也可通过其他纤维追踪方法进行，但是可控性差或过于复杂的方法将会严重延长图像采集和纤维束成像时间，这会降低它们的临床可用性。

在累及运动系统的脑损伤患者中，来自 nTMS 运动功能脑区的定位数据可通过 DTI FT 来探索定位 CST（见第 6 章）。此外，对于在语言功能相关脑区中患有脑部病变的患者，nrTMS 语言定位可用于皮质下语言纤维束的 DTI FT（见第 9 章）。基于 nTMS 定位点的 CST 或基于 nrTMS 语言定位点的相关纤维束的 DTI FT 中，nTMS 定位点全部或部分被归类为一个特定事件［如在运动测绘期间，运动响应高于某个阈值以及诱发某一类别的语言命名错误的刺激点通常被定义为感兴趣区域（ROI）］。然后使用这些基于 nTMS 的 ROI 进行纤维束追踪以重建皮质下白质纤维束（图 3.6~ 图 3.8）。第 6 章和第 9 章中提供了基于 nTMS 的运动和语言定位点 DTI FT 的详细说明。

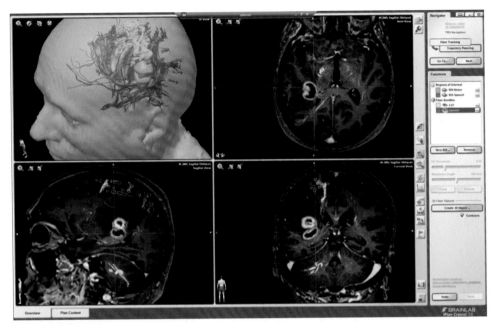

图 3-6　神经导航系统内的手术规划。包含 nTMS 定位点的数据集可以应用于神经外科导航系统，用于制定手术计划方案，进行术中引导以及进行基于 nTMS 定位点的纤维束追踪成像（此处为 BrainlabiPlanNet®）。运动功能的 nTMS 阳性定位点以绿色显示，并基于这些定位点的 CST 以黄色显示。此外，语言阳性的 nrTMS 定位点和语言相关的纤维束以粉红色显示。纤维束成像结果在 MRI 中进行可视化可以方便与 nTMS 结合分析。肿瘤以橙色显示

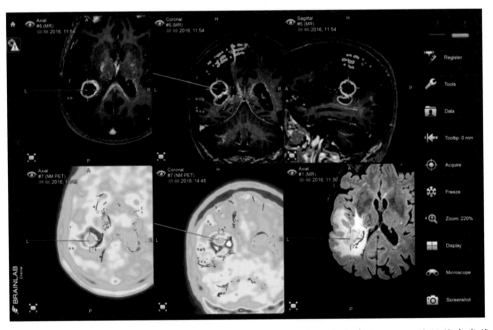

图 3-7　术中使用神经外科导航系统。在使用包含 nTMS 定位点和基于 nTMS 的纤维束成像的数据集之后，可以将更多的 MRI 或 PET 序列添加到图像堆栈（此处为 Brainlab Curve）。运动功能的阳性 nTMS 定位点以绿色显示，CST 以黄色显示。语言功能的阳性 nrTMS 定位点和语言相关的纤维束以粉红色显示

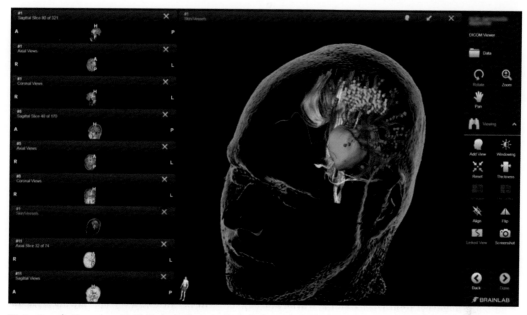

图 3-8 基于 nTMS 的纤维束成像可以用于患者门诊咨询（此处为 BrainlabBUZZ® 和 Brainlab Elements）。在门诊患者咨询期间，可以显示 nTMS 定位和基于 nTMS 功能定位点的纤维束成像结果。运动阳性 nTMS 定位点以绿色显示，语言阳性 nTMS 定位点为粉红色。由基于 nTMS 的 CST 纤维束成像以黄色显示，与语言相关的纤维束以粉红色显示。肿瘤区域以橙色显示

对于在神经外科导航系统中使用 nTMS 数据，我们建议对每种类型数据的标准颜色进行定义，以增强对数据的理解，便于一目了然（图 3.6~ 图 3.8）。例如，在我们部门，使用以下颜色编码。

- 绿色：nTMS 运动功能定位相关区域（见第 5 章）
- 黄色：符合基于 nTMS 定位点的 DTI FT 的 CST 神经纤维束（见第 6 章）
- 粉红色：nrTMS 语言区域（母语）和相应的语言 DTI FT 的神经纤维束（见第 8 章和第 9 章）
- 紫色：nrTMS 语言区域（第一外语）和相应的语言路径 DTI FT 的神经纤维束
- 红色：nrTMS 语言区域（第二外语）和相应的语言 DTI FT 的神经纤维束
- 蓝色：参与算术处理的 nrTMS 区域和相应 DTI FT 的神经纤维束
- 橙色：要切除的病变区域

除了在术中使用外，也可以将功能数据整合到神经外科导航系统中用于制定详细的手术计划以及门诊患者的咨询（如通过 BrainlabBUZZ® 和 Medtronic StealthViz® 等；图 3-8）。详细的功能相关解剖结构的可视化有助于患者了解手术问题以及与病变区域手术治疗的相关风险。

3.3 工作流程

3.3.1 nTMS 定位的指征

nTMS 定位的主要指征主要基于 MRI 上肿瘤的解剖位置。在跨学科讨论肿瘤或神经血管病的病例之前，进行 nTMS 定位有利于全面呈现疾病的影响（图 3-1）。在这种情况下，应针对可能位于运动控制脑区内的病变进行 nTMS 定位（解剖学上发现患者存在可疑的运动皮质内肿瘤侵袭或压迫和 / 或肿瘤与 CST 相毗邻）。与之类似，当语言相关的脑区受影响时（解剖学图像上发现肿瘤疑似侵袭语言相关皮质或压缩和 / 或肿瘤与皮质下语言白质神经纤维束相毗邻），应该进行 nrTMS 语言定位。然而，由于功能网络的广泛性、皮质和皮质下功能结构的位置和功能的个体差异以及由于功能区域可塑性而造成相关的移位。在大多数情况下，对于可能受疾病影响的功能相关结构的 nTMS 定位是合理的。此外，即使是出现短暂的功能障碍（例如失语症或瘫痪）也可能是对肿瘤侵袭功能皮质或相关纤维束的提示，解剖学上的考虑并不一定表明这就是该患者功能控制脑区的真实位置，我们同时还要考虑到个体差异的存在。

3.3.2 成像和 nTMS 定位的注册

在做出 nTMS 定位的检查决定之后，应当遵循标准化的工作流程，与患者先进行沟通，通过 HIS 系统预约导航 MRI 检查序列（图 3-1 和图 3-2）。足够的 MRI 序列是 nTMS 精准定位的先决条件，MRI 采集和定位预约之间时间间隔不宜过久，以保证定位的准确性。建议使用增强 MRI 序列扫描（厚度为 1 mm）。出于要进行纤维束成像的原因，可以添加 DTI 序列（如 15 或 32 个方向）。（译者注：在实际操作中，译者更倾向于使用 32 个方向的 DTI 数据。）

在 HIS 中可以看到 nTMS 的预约安排表，这便于 nTMS 操作者的管理。安排好的预约应添加到患者电子文件夹和 nTMS 日历中（图 3-3）。应由患者的主管医生进行预约，并由 nTMS 技术人员实施和进一步记录相关参数。

3.3.3 数据准备和导出

在定位后对所获得的数据进行分析（见第 5 章和第 8 章），nTMS 系统通常可以 DICOM 格式输出含刺激位点的图像文件。在分析期间，研究者根据自身需求确定将哪些刺激点从 nTMS 软件导出。对于运动和语言定位，通常仅考虑运动阳性或语言阳性刺激定位点。然而，大多数 nTMS 系统还允许同时导出其他所需的位点。

导出所选定位点的子集，可以产生两种类型的 DICOM 图像集合：①包含着定位点的 MRI 序列图像数据，以及②包含定位点的数据和关键解剖定位标记点（鼻翼，两个耳螺旋根部）的图像数据。刺激点的空间坐标与原始 MRI 序列的空间坐标相同，这使得在神经外科导航系统中能够在后续处理时候实现不同图像的高精度多模态融合。可以通过便携式设备（如 U 盘、外接硬盘驱动器）、内联网或 nTMS 系统与 PACS 系统的接入从而实现定位图像数据在不同设备之间传输。

3.3.4　PACS 中的数据存储

对于长期存储数据，最好能将来自 nTMS 的定位图像传输到 PACS 系统上（图 3-5）。存储后，在医院 PACS 系统下的每台计算机上都可以调用这些图像数据，这就能够在肿瘤或神经血管疾病诊疗委员会讨论（类似国内的多学科会诊）的时候，通过多模态影像融合显示 nTMS 功能定位以及与手术决策相关的其他图像和临床数据。

3.3.5　兼容神经外科导航系统

为了将 nTMS 数据用于制定术前计划或者与其他图像实现多模态融合分析，可以将含有定位点的 DICOM 图像复制到神经外科导航工作站或其他分析软件，例如 iPlanNet®（Brainlab，慕尼黑，德国）。患者的导航序列包括基于 nTMS 的 DTI FT，可在手术期间用于手术室图像系统，也可用于门诊患者咨询时进行检查结果的呈现（如通过 BrainlabBUZZ® 和 MedtronicStealthViz® 等；图 3-8）。

3.3.6　文书

包括基于 nTMS 的纤维束成像结果需要以如上所述的结构化方式对每位患者进行记录（图 3-4）。与定位预约注册一样，这可以通过 HIS 进行管理。

3.3.7　病例

之前，一位 84 岁女性患者因为短暂性失语来我院就诊。没有检查显示在神经心理学或其本身存在运动缺陷。CT 显示左侧颞叶皮质下有占位性病变。

在转诊到我们神经外科后，患者接受了 PET-MRI，包括 3D 梯度回波序列（包括增强显像）和DTI。MRI证实在左侧颞顶交界处有皮质下病变（最大直径为3.0cm），不规则环性增强，高度怀疑是高级别胶质瘤。由于肿瘤位于功能控制脑区，通过HIS预约nTMS运动功能脑区定位。

根据标准化刺激方案，手术前3天在门诊进行运动和语言定位。使用100%rMT和5Hz/5脉冲进行语言定位以及对象命名任务。检测双侧半球以分析语言及运动功能定位的DICOM数据。将生成的数据集（包含运动或语言阳性的nTMS定位点）从nTMS系统传输到外部工作站，该工作站连接到神经外科导航系统、HIS和PACS。为了存储，通过PACS相关软件（GEMED，乌尔姆，德国）将包含了阳性定位点的原始MRI图像数据发送并集成到PACS中（图3-5）。此外，这些阳性定位点数据被整合到用于手术计划的神经外科导航系统和基于nTMS的DTI FT中（iPlanNet®，Brainlab AG，慕尼黑，德国）。MRI和PET-MRI序列融合nTMS阳性定位点，在图像融合以及定位点ROI生成后，就可以进行基于nTMS的DTI FT，对运动和语言纤维束分别进行分析（图3-6和图3-7），我们通常将CST纤维束追踪参数设置为最小纤维长度为100 mm，各向异性分数为0.2（图3-6和图3-7）。在皮质下语言相关通路的纤维束成像中，参数设置为100 mm和0.1（图3-6和图3-7）。保存所得的神经导航数据可用于术前计划肿瘤切除范围等。最终定位报告由我们nTMS小组的医生在HIS的模板中生成并保存在患者的电子病历夹中。

3.4 前景和局限性

在大多数神经外科，目前由医生与医疗技术人员合作进行nTMS定位。重要的是，工作人员应在nTMS应用程序激活之前先进行全面培训，以确保准确和标准化的定位，从而生成有利于患者手术预后的数据。

虽然使用可靠的nTMS定位数据可以显著缩短术中DES定位的时间，但它并不意味着nTMS可以取代DES或IOM。相比之下，nTMS是每个IOM计划中极其有效的辅助手段，这样能更好在术中针对性地选择区域进行DES或IOM，而不是仅仅凭借医生的知识和经验。在定位语言脑区的时候，IOM与nTMS相结合可以更好地确定如何治疗和随后的治疗规划，从而可以更快地手术并保护功能脑区。

此外，我们必须了解nTMS主要用于定位靠近表面的皮质区域。这意味着我们无法定位颞叶内侧部和额叶基底回，所以我们无法定位大型蛛网膜囊肿或者脑膜瘤所覆盖的大脑区域。这一点尤为重要，尽管此时的刺激不会向我们显示任何的运动反应或语言障碍，但我们不能完全排除这些区域内损伤对功能脑区的影响。nTMS 系统能够计算每个刺激深度的电场强度，以避免这些遗漏功能定位的潜在危险。

3.5 学习曲线

总体而言，nTMS 定位只能由经过全面培训的技术人员来操作以实现精确的操作和全面化的检测。然而，学习曲线显示适应的过程还是很快的，在 12 例患者定位操作之后，操作准备和分析所需的时间减少了 78.8%，运动定位时间减少了 59.6%。因此，在制造商进行初步培训后定期使用 nTMS，可以更快的速度进行定位，同时提高精度。定位速度和准确性对临床常规中接受 nTMS 并成功实施至关重要。

尽管如此，不仅是学习者需要经历适应的过程。在向医院放射科引入 nTMS 所需的 MRI 新协议时（包括正确的导航和 DTI 序列）也要相当精细，根据医院信息技术部门或 PACS 的条件建立标准化的数据传输。如果面临数据访问限制，则可能需要手动数据传输。

此外，神经外科医生还必须习惯新数据的运用，并且必须学习如何使用它。不仅需要了解现在能够应用功能解剖学数据进行手术规划，而且还需要相信通过神经外科导航系统提供的 nTMS 数据足够准确，以便可以显著缩短手术 DES 的定位时间。此外，如果通过 DES 电极条带进行监测，则不再需要进行相位反转，因为 nTMS 运动定位结果能直接引导医生了解运动皮质。

3.6 结论

将 nTMS 顺利整合到临床常规中，这可以促进神经外科中心 nTMS 的临床应用和有效性。这种集成可以通过使用大多数标准设备和标准软件来实现。nTMS 需要操作人员的学习以及依赖相关的基础设施。然而，仍需了解并处理其中可能产生的各种问题。

原文参考

Bidgood WD Jr, Horii SC. Introduction to the ACR-NEMA DICOM standard. Radiographics. 1992;12(2):345-55. doi:10.1148/radiographics.12.2.1561424.

Bidgood WD Jr, Horii SC, Prior FW, Van Syckle DE. Understanding and using DICOM, the data interchange standard for biomedical imaging. [Research Support, Non-U.S. Gov't Research Support, U.S. Gov't, P.H.S. Review]. J Am Med Inform Assoc. 1997;4(3):199-212.

Bucci M, Mandelli ML, Berman JI, Amirbekian B, Nguyen C, Berger MS, et al. Quantifying diffusion MRI tractography of the corticospinal tract in brain tumors with deterministic and probabilistic methods. Neuroimage Clin. 2013;3:361-8. doi:10.1016/j.nicl.2013.08.008.

Caverzasi E, Hervey-Jumper SL, Jordan KM, Lobach IV, Li J, Panara V, et al. Identifying preop- erative language tracts and predicting postoperative functional recovery using HARDI q-ball fiber tractography in patients with gliomas. J Neurosurg. 2016;125(1):33-45. doi:10.3171/20 15.6.JNS142203.

Conti A, Raffa G, Granata F, Rizzo V, Germano A, Tomasello F. Navigated transcranial mag- netic stimulation for "somatotopic" tractography of the corticospinal tract. [Research Support, Non-U.S. Gov't]. Neurosurgery. 2014;10(Suppl 4):542-554.; discussion 554. doi:10.1227/ NEU.0000000000000502.

Forster MT, Hoecker AC, Kang JS, Quick J, Seifert V, Hattingen E, et al. Does navigated transcra- nial stimulation increase the accuracy of tractography? A prospective clinical trial based on intraoperative motor evoked potential monitoring during deep brain stimulation. [Clinical Trial Research Support, Non-U.S. Gov't]. Neurosurgery. 2015;76(6):766-775.; discussion 775-6. doi:10.1227/NEU.0000000000000715.

Frey D, Strack V, Wiener E, Jussen D, Vajkoczy P, Picht T. A new approach for corticospinal tract reconstruction based on navigated transcranial stimulation and standardized fractional anisot- ropy values. Neuroimage. 2012;62(3):1600-9. doi:10.1016/j.neuroimage.2012.05.059.

Frey D, Schilt S, Strack V, Zdunczyk A, Rosler J, Niraula B, et al. Navigated transcranial magnetic stimulation improves the treatment outcome in patients with brain tumors in motor eloquent locations. Neuro Oncol. 2014;16(10):1365-72. doi:10.1093/neuonc/nou110.

Ille S, Kulchytska N, Sollmann N, Wittig R, Beurskens E, Butenschoen VM, et al. Hemispheric language dominance measured by repetitive navigated transcranial magnetic stimulation and postoperative course of language function in brain tumor patients. Neuropsychologia. 2016;91:50-60. doi:10.1016/j.neuropsychologia.2016.07.025.

Krieg SM, Buchmann NH, Gempt J, Shiban E, Meyer B, Ringel F. Diffusion tensor imaging fiber tracking using navigated brain stimulation—a feasibility study. [Clinical Trial Comparative Study Research Support, Non-U.S. Gov't]. Acta Neurochir (Wien). 2012;154(3):555-63. doi:10.1007/s00701-011-1255-3.

Krieg SM, Sollmann N, Hauck T, Ille S, Foerschler A, Meyer B, et al. Functional language shift to the right hemisphere in patients with language-eloquent brain tumors. [Research Support, Non-U.S. Gov't]. PLoS One. 2013;8(9):e75403. doi:10.1371/journal.pone.0075403.

Krieg SM, Sabih J, Bulubasova L, Obermueller T, Negwer C, Janssen I, et al. Preoperative motor mapping by navigated transcranial magnetic brain stimulation improves outcome for motor eloquent lesions. [Research Support, Non-U.S. Gov't]. Neuro Oncol. 2014a;16(9):1274-82. doi:10.1093/neuonc/nou007.

Krieg SM, Sollmann N, Hauck T, Ille S, Meyer B, Ringel F. Repeated mapping of cortical language sites by preoperative navigated transcranial magnetic stimulation compared to repeated intraoperative DCS mapping in awake craniotomy. BMC Neurosci. 2014b;15:20. doi:10.1186/1471-2202-15-20.

Krieg SM, Sollmann N, Obermueller T, Sabih J, Bulubas L, Negwer C, et al. Changing the clinical course of glioma patients by preoperative motor mapping with navigated transcranial mag- netic brain stimulation. [Research Support, Non-U.S. Gov't]. BMC Cancer. 2015;15:231. doi:10.1186/s12885-015-1258-1.

Kuhnt D, Bauer MH, Egger J, Richter M, Kapur T, Sommer J, et al. Fiber tractography based on diffusion tensor imaging compared with high-angular-resolution diffusion imaging with compressed sensing: initial experience. [Case Reports Comparative Study Research Support, Non-U.S. Gov't]. Neurosurgery. 2013;72(Suppl 1):165-75. doi:10.1227/ NEU.0b013e318270d9fb.

Lefaucheur JP, Picht T. The value of preoperative functional cortical mapping using navigated TMS. Neurophysiol Clin. 2016;46(2):125-33. doi:10.1016/j.neucli.2016.05.001.

Makela T, Vitikainen AM, Laakso A, Makela JP. Integrating nTMS data into a radiology picture archiving system. J

Digit Imaging. 2015;28(4):428-32. doi:10.1007/s10278-015-9768-6.

Negwer C, Ille S, Hauck T, Sollmann N, Maurer S, Kirschke JS, et al. Visualization of subcortical language pathways by diffusion tensor imaging fiber tracking based on rTMS language map- ping. Brain Imaging Behav. 2016a; doi:10.1007/s11682-016-9563-0.

Negwer C, Sollmann N, Ille S, Hauck T, Maurer S, Kirschke JS, et al. Language pathway tracking: comparing nTMS-based DTI fiber tracking with a cubic ROIs-based protocol. J Neurosurg. 2016b:1-9. doi:10.3171/2016.2.JNS152382.

Ottenhausen M, Krieg SM, Meyer B, Ringel F. Functional preoperative and intraoperative map- ping and monitoring: increasing safety and efficacy in glioma surgery. Neurosurg Focus. 2015;38(1):E3. doi:10.3171/2014.10. FOCUS14611.

Picht T. Current and potential utility of transcranial magnetic stimulation in the diagnostics before brain tumor surgery. [Review]. CNS Oncol. 2014;3(4):299-310. doi:10.2217/cns.14.25.

Picht T, Krieg SM, Sollmann N, Rosler J, Niraula B, Neuvonen T, et al. A comparison of language mapping by preoperative navigated transcranial magnetic stimulation and direct cortical stimu- lation during awake surgery. [Clinical Trial Research Support, Non-U.S. Gov't]. Neurosurgery. 2013;72(5):808-19. doi:10.1227/ NEU.0b013e3182889e01.

Picht T, Frey D, Thieme S, Kliesch S, Vajkoczy P. Presurgical navigated TMS motor cortex map- ping improves outcome in glioblastoma surgery: a controlled observational study. J Neurooncol. 2016;126(3):535-43. doi:10.1007/s11060-015-1993-9.

Rosler J, Niraula B, Strack V, Zdunczyk A, Schilt S, Savolainen P, et al. Language mapping in healthy volunteers and brain tumor patients with a novel navigated TMS system: evidence of tumor-induced plasticity. [Evaluation Studies Research Support, Non-U.S. Gov't]. Clin Neurophysiol. 2014;125(3):526-36. doi:10.1016/ j.clinph.2013.08.015.

Sollmann N, Ille S, Hauck T, Maurer S, Negwer C, Zimmer C, et al. The impact of preoperative lan- guage mapping by repetitive navigated transcranial magnetic stimulation on the clinical course of brain tumor patients. BMC Cancer. 2015;15(1):261. doi:10.1186/s12885-015-1299-5.

Sollmann N, Goblirsch-Kolb MF, Ille S, Butenschoen VM, Boeckh-Behrens T, Meyer B, et al. Comparison between electric-field-navigated and line-navigated TMS for cortical motor mapping in patients with brain tumors. Acta Neurochir (Wien). 2016a; doi:10.1007/ s00701-016-2970-6.

Sollmann N, Ille S, Tussis L, Maurer S, Hauck T, Negwer C, et al. Correlating subcortical interhemi- spheric connectivity and cortical hemispheric dominance in brain tumor patients: a repetitive navigated transcranial magnetic stimulation study. Clin Neurol Neurosurg. 2016b;141:56-64. doi:10.1016/j.clineuro.2015.12.010.

Sollmann N, Kubitscheck A, Maurer S, Ille S, Hauck T, Kirschke JS, et al. Preoperative lan- guage mapping by repetitive navigated transcranial magnetic stimulation and diffusion ten- sor imaging fiber tracking and their comparison to intraoperative stimulation. Neuroradiology. 2016c;58(8):807-18. doi:10.1007/s00234-016-1685-y.

Sollmann N, Negwer C, Ille S, Maurer S, Hauck T, Kirschke JS, et al. Feasibility of nTMS-based DTI fiber tracking of language pathways in neurosurgical patients using a fractional anisotropy threshold. J Neurosci Methods. 2016d;267:45-54. doi:10.1016/j.jneumeth.2016.04.002.

Weiss C, Tursunova I, Neuschmelting V, Lockau H, Nettekoven C, Oros-Peusquens AM, et al. Improved nTMS- and DTI-derived CST tractography through anatomical ROI seeding on anterior pontine level compared to internal capsule. [Research Support, Non-U.S. Gov't]. Neuroimage Clin. 2015;7:424-37. doi:10.1016/j.nicl.2015.01.006.

4 nTMS 使用的安全考虑

Riccardo Di Iorio，Paolo Maria Rossini

4.1 简介

自 Barker 等人于 1985 年把 TMS 引入生物研究以来，TMS 在研究各种神经和精神疾病的认知、脑－行为关系和病理生理学方面的应用快速增长。新线圈的开发、新刺激方案（如模式化的 rTMS）、神经导航的引入以及 TMS 与 EEG、PET 和 fMRI 的实时融合使得临床研究和实践更加准确，更具洞察力，更具临床应用价值。这些发展也使得人们可以更加直观地探索大脑非运动控制区域，也能进一步测试 TMS 的治疗效果。事实上，在过去 10 年中，大量临床研究和试验证明了在临床治疗上 TMS 的潜在效果。从最近的指南和文献中，我们都能发现 TMS 的身影，例如在基础理论、生理学、方法学和治疗应用等方面。

最近这些年，TMS 使用数量增长之快令人印象深刻，科学界和医学界已经认识到需要评估 TMS 和 rTMS 临床科研和应用的安全性。1996 年 6 月在美国国立卫生研究院召开的会议达成共识，确定了第一个安全预防和实施建议，并在临床神经生理学会中进行总结，随后被国际临床神经生理学联合会（IFCN）采用。Green 等人在 1997 年第一个逐项列出关于在 rTMS 测试初始阶段应用时可能对健康和疾病的影响以及相关的伦理，随后发表的几篇文章也提及在这些方面的考量。第一个安全指南出版约 10 年后，一大批全球专家，包括神经病学家、神经生理学家、精神病学家、实验心理学家、认知神经科学家、物理学家、工程师、TMS 设备制造商代表以及来自世界各地医药卫生监管机构代表于 2008 年 3 月在锡耶纳召开会议，目的是代表 IFCN 修订自 1996 年至会议日期以来文献中有关 TMS 安全性的所有文件。大多数治疗项目已达成共识，包括安全性、伦理问题以及在研究和临床应用 TMS 的建议，这些信息已在 2009 年的临床神经生理学杂志（*Clinical Neurophysiology*，即 IFCN 的官方期刊）中进行了相关总结和论述。

在 2009 年更新的指南中回顾并评估了传统的和新制定的 TMS 方案的风险和安

全问题，同时涵盖了刺激参数的限制范围和其他重要建议——预防措施、个体监测、rTMS 团队专业知识水平和道德问题等。该文中公布的所有安全指南到目前仍然有效，尚未出现新问题，表明 2009 年更新的安全指南基本上成功地防止了该设备出现重大的不良事件。因此，本章将简要概述在临床诊断中使用 TMS 时必须考虑的安全问题，并将突出阐述从 2009—2016 年提出的新的考虑。

4.2 禁忌证和注意事项

TMS 安全研究小组在 2009 年的报告中提供了详细的指导方针，涵盖应用于健康个体或患者的单脉冲和重复 TMS 的安全性问题。在评估了 2009 年指南发布之前进行的大量 TMS 研究时，作者指出了几个已经达成共识并被广泛接受的问题，并在下面进行简要概述。

TMS / rTMS 的绝对禁忌证目前主要是与植入式放电线圈设备（人工耳蜗、内部脉冲发生器、脑脊液分流器或药物泵）紧密接触后存在可能引起故障的风险。某些情况下可能会增加（或难以确定）严重的不良事件发生的风险，如癫痫，这些风险同时与以下情况有关。

1. 刺激方案：应用任何"新颖方案"（即未使用 HF / LF rTMS 的经典方法，8字形线圈和双相脉冲波形）或者使用传统 HF rTMS 方案时应用超过 2009 年制定的安全限值的刺激参数（强度、频率、持续时间；详见本章相应部分）。

2. 疾病或患者的特殊个体情况：癫痫病史（过去未经正规或者足疗程治疗的患者）或曾接受过治疗的患者；脑血管、创伤、肿瘤、传染性或代谢性病变，即使没有癫痫发作史，也没有使用抗惊厥药物；使用可能会降低癫痫发作阈值的药物；没有服用抗癫痫药物；睡眠剥夺和酗酒。

增加（或不确定）其他不良事件风险的其他因素中，可能与某些特定情况有关，包括植入脑电极（皮质电极或深部脑电极）和妊娠。单脉冲或成对脉冲 TMS 或传统 LF 或 HF rTMS 方案在试用非前述情况下均被视为"无风险"（2009 年刺激参数安全范围内）。

总之，除植入装置外，其他情况仅需考虑相对禁忌证；并且，在开始任何 TMS 研究之前都应仔细考虑相关风险和收益。出于这个原因，在进行 TMS 检查之前应该使用一个简短的安全检查表来筛查患者，包括癫痫发作或晕厥史，与癫痫发作风险增加有关的脑疾病或药物，存在植入式医学设备病史以及怀孕与否。为此，在此完整转载 Rossi 等人 2011 年发表的 TMS 检查前筛查患者问卷的更新版本，因为它在临床和研究实践中具有巨大的实用性。

TMS 检查筛查的 13 项问卷：

1. 你有癫痫吗？或者曾经有过痉挛或癫痫发作的情况吗？

2. 你曾经昏厥或晕厥吗？如果是，请说明是在什么情况下发生的。

3. 你曾经有过被诊断为脑震荡的头部创伤吗？或者曾经失去过意识？

4. 你有听力问题或耳鸣吗？

5. 你有人工耳蜗吗？

6. 你怀孕了吗？或者你现在有可能怀孕但是自己不确定？

7. 你的大脑、头骨或身体其他部位是否有金属（如碎片、碎块、血管夹、弹簧圈等）？如果是，请明确金属类型。

8. 你有植入过神经刺激器吗？例如，深部脑刺激（DBS）、硬膜外 / 硬膜下或者迷走神经刺激器（VNS）等。

9. 你有心脏起搏器或心内导线吗？

10. 你有内置的药物输液设备吗？

11. 你在服用什么药物吗？如果有，请列出。

12. 你过去曾经接受过 TMS 吗？如果是的话，曾经是因为什么问题，或者存在什么问题？

13. 你过去曾接受过 MRI 检查吗？如果是的话，曾经是因为什么问题，或者存在什么问题？

4.3　TMS 剂量

1998 年，Wassermann 首次确定了 rTMS 疗程中四个关键参数的安全范围，即强度、频率、持续时间和治疗间隔。在确定不同频率和强度下单疗程 rTMS 安全操作的最大持续时间时（表 4-1），尽管这些指南基于正常受试者样本并且仅考虑常规 rTMS，但是在正常受试者和神经或精神疾病患者中，在随后几年中这些参数范围都很好地预防了癫痫发作、刺激范围扩散或肌电图后放电效应。2008 年，安全共识小组重新评估了这些安全限值，将科学研究 / 临床应用的安全强度范围确定在 100% ~220% 至 90% ~130% rMT 之间，使用 8 字形线圈（表 4-2）：对于超过此限制的研究（即从 rMT 的 140% ~220%），之前的指南仍然有效。

表 4-1 不同频率和强度下 rTMS 疗程的安全持续时间

频率 (Hz)	强度（% MEP 阈值）												
	100	110	120	130	140	150	160	170	180	190	200	210	220
1	>1800	>1800	360	>50	>50	>50	>50	27	11	11	8	7	6
5	>10	>10	>10	>10	7.6	5.2	3.6	2.6	2.4	1.6	1.4	1.6	1.2
10	>5	>5	4.2	2.9	1.3	0.8	0.9	0.8	0.5	0.6	0.4	0.3	0.3
20	2.05	1.6	1.0	0.55	0.35	0.25	0.25	0.15	0.2	0.25	0.2	0.1	0.1
25	1.28	0.84	0.4	0.24	0.2	0.24	0.2	0.12	0.08	0.12	0.12	0.08	0.08

以 ">" 开头的数字是测试的最长持续时间。在刺激频率和强度的这些组合中，没有发现单个 rTMS 治疗中发现刺激后放电效应或扩散

Wassermann 1998 发表的这张表显示了不同频率和强度的单次 rTMS 对应的最大安全持续时间（对应于 1998 年 Wassermann 文章中的表 3）

表 4-2 2008 年安全共识小组的建议的安全限值

频率（Hz）	强度（% MT）				
	90%	100%	110%	120%	130%
1	>1800[a]	>1800	>1800	>360	>50
5	>10	>10	>10	>10	>10
10	>5	>5	>5	4.2	2.9
20	2.05	2.05	1.6	1.0	0.55
25	1.28	1.28	0.84	0.4	0.24

单次 rTMS 最大安全持续时间（以秒表示）。安全性被定义为没有癫痫发作、刺激扩散或 EMG 的后放电效应。前面带有 ">" 的数字是测试的最长持续时间。该表基于目前已达成的共识。2008 年，安全共识小组将安全强度范围限制为 8 字形线圈下的 90%~130% rMT。如表 4-1 所示，该表根据文献综述和专家共识，提供了不同频率和强度 rTMS 单疗程下的最大安全持续时间（对应于 Rossi 等人 2009 年文章中的表 4）

a：在日本，多达 5000 个脉冲下并没有出现安全问题

　　这里应该注意的是，上述建议的安全参数均来自应用于运动皮质上的 rTMS：在个体化刺激强度的设置上，几乎所有已发表的研究都参考了 rMT 经典定义，即在完全放松的肌肉中有 50% 的概率引起至少 50μV EMG 反应所需的最小刺激强度。尽管运动和非运动脑区之间兴奋性的确切关系仍有待确定，但目前在运动皮质外脑区的刺激依然按照此方案设置。安全地将 rTMS 应用于运动控制脑区外的皮质区域中，开始时应该进行临床观察，当电刺激时，在运动皮质中诱导放电后效应的阈值比在其他皮质区域中要低。然而，目前仍然缺乏运动皮质外 rTMS 应用的安全量表，

这需要进一步研究。光幻视阈值（PT），即在对侧视半区诱发光感所需的最小强度，可能更适用于在视觉控制区进行靶向刺激时来决定个体化刺激强度；然而，在一半受试者中通常很难获得 PT，并且目前 rMT 和 PT 之间的确切关系（以及其他非运动区域 TMS 的激活阈值）是未知的。

在过去的 10 年中，rTMS 在治疗几种神经和精神疾病方面快速和大规模发展引发了在安全性问题上新的考虑。事实上，在各种临床设置下 rTMS 的重复应用需要引入其他的剂量参数来确定 rTMS 刺激的累积情况，即每次操作的总脉冲数、每日治疗次数、每周的治疗天数和每个急性病程周数以及操作的维持频率。此外，一些研究探索了不同刺激方案 [HF rTMS，LF rTMS，θ burst 刺激（TBS），成对联合刺激（PAS）] 的（依次进行或同时进行）组合。这些变量以及技术方面的进步（新的线圈和磁场几何图形、神经导航与脑电图的整合与神经成像）应该在未来安全评估中进行充分考虑。

4.4　不良事件

4.4.1　癫痫

癫痫发作是与 TMS 相关的最严重不良事件。在近 30 年的 TMS 实验和数十万名受试者中，仅报告了少数 TMS 诱发的癫痫发作，并且绝大多数癫痫发作是在 rTMS 重复刺激期间诱发的。单脉冲 TMS 诱发癫痫发作的风险非常低，据估计，在单脉冲 TMS 研究中 TMS 相关癫痫发生率低于 5%，并且这些发生癫痫的病例本身是有致癫痫的脑损伤或服用了癫痫诱发药物。

当脉冲以相对较高的频率和较短的刺激序列间隔来进行周期刺激时，重复 TMS 有可能会诱发癫痫发作。理论上讲，诱发性癫痫可能发生在刺激的两个不同时期：① rTMS 治疗期间或之后，或② 由于皮质兴奋性调节而产生延迟效应期间（即点燃效应），但迄今为止没有证据表明后一种情况曾发生过。

截至 2008 年底，共发现 16 例癫痫发作。在 1998 年安全指南公布和推荐的刺激参数（强度、频率和单疗程持续时间）之前报告了其中 7 例。其他 9 例发生在之后的几年，并在 2009 年的安全指南中予以提及。自 1998 年指南发表以来，TMS 诱导的发作出现过 4 次（单次脉冲后 2 次，rTMS 后 2 次）可能是在"安全"刺激参数下诱发的：这 4 次癫痫发作中有 3 次发生在服用可诱发癫痫药物的患者中，这 4 个病例中的 1 个受试者存在结构性脑疾病；此外，4 个病例中的 2 个可能代表非易感事件（假性癫痫或惊厥性晕厥）。2009 年安全指南中报告的其他 4 例意外癫痫发生在没有使用 1998 年安全指南参数的研究中：这 4 例癫痫发作中有 3 例发生在服用抗癫痫药物或睡眠剥夺的患者中，这 4 个病例中有 1 个可能为非癫痫事件。Obermann 和 Pascual-Leone 描述了 TBS 诱发的唯一一例癫痫发作：1 名 33 岁的健康男性没有癫痫相关的危险因素（关于 TBS 的安全性考虑，请看相关章节）。自公布 2009 年安全指南以来，截至目前仅报告了少数与 TMS 相关癫痫发作的案例：1 例因明显违反 2009 年安全指南而发生；3 例患者在服药期间发生严重抑郁症，其中 2 例使用的是 H 型线圈进行深部脑 TMS 方案；另 1 例是在间变性少突细胞瘤患者术前 nTMS 时诱发局灶性癫痫；最后，另外 2 个病例中，1 例患者的 TMS 相关癫痫发作不是来自刺激的皮质部位，另 1 例是慢性卒中患者在 LF rTMS 后癫痫的延迟发作。

考虑到自 1998 年以来参与 TMS 研究的大量受试者和患者以及少量癫痫发作（如上所述），可以说（单脉冲、重复或标准模式下）TMS 诱发癫痫发作的风险肯定是很低的。然而，应该强调的是，对于所有那些虽然是基于 TMS 刺激方案，但在安全问题上尚未得到充分测试的研究中（如 TBS），例如使用接近已公布的安全限度的刺激参数组合、测试使用新设备（如 H 型线圈）的实验以及存在增加神经或精神疾病风险的所有临床和科研应用，我们强烈建议进行神经生理学监测。这应该根据 Rossi 等人提供的技术指标来完成（测量激发扩散到邻近皮质区域或脑电图后放电效应的可能表现）。

4.4.2 晕厥

低血压晕厥（神经心源性）是精神焦虑和心理生理不适的常见反应，这可能比 TMS 检查或治疗期间的癫痫发作更为常见，也包括在 TBS 以及其他非侵入性或微创医疗期间。尽管没有系统研究和探讨解决在 TMS 期间的晕厥现象，但在许多实验室中，晕厥仍然是常见的不良反应。

区分晕厥和癫痫发作的主要特征是在几秒（而不是几分钟）内恢复意识。之前会有抱怨"我需要躺下"或"我需要空气"，视线范围变窄和变黑，感觉发热，心动过缓和摸不到外周脉搏。胃肠不适、出汗、脸色苍白、恶心和眩晕也是常见的症状。局灶性癫痫也会伴有胃肠道症状，但与 TMS 相关的癫痫发生率尚不清楚。

在出现明显症状的时候，晕厥和癫痫发作之间的鉴别诊断可能存在困难。前者可能也会出现典型的癫痫发作症状：强直收缩、抽搐、异常发声、口面和肢体不自主运动、头部或眼部短暂的转动、大小便失禁、幻觉和跌倒等。尽管经常没有咬舌和尿失禁，但这些症状很难与癫痫区分开。迷走神经性晕厥中常见眼上斜，但局灶性癫痫发作罕见，除非进展为全身痉挛。重要的是，要记住在 TMS 期间发生晕厥的患者过去经常会有类似情况。

当怀疑癫痫发作和晕厥时候，所需要采用的初步治疗措施是相同的。应立即终止 TMS，帮助控制受试者体位，同时应评估呼吸道和循环情况。除非发生强直－阵挛性癫痫，否则应将受试者转向一侧以帮助维持气道通畅并避免误吸。在抽搐停止时立刻将患者转向一侧直到意识恢复。癫痫停止后，如果正常意识恢复延迟并超过 30s 的话，则需要对其进行进一步医学评估。

4.4.3　轻微不良反应

轻微不良反应包括头痛（28%～40%）、短暂的急性听力下降（9%）以及疼痛（39%～40%）。特别是在大多数受试者在熟悉 TMS 的诊疗程序后，他们不会有不适感。有些人可能会惊讶地看着自己的手抽动，有些人可能会感觉到刺激性线圈下局部的轻度不适，或在中线上施予高强度 TMS 激活下肢皮质脊髓神经元时舌头有轻微的感觉异常。在进行 TMS 期间，患者和检查者都应该始终佩戴耳塞以防止瞬时听阈变化，这种变化多在 rTMS 期间发生，但在理论上使用单脉冲时也可能发生。

4.5　方法和技术进步中的安全问题

4.5.1　模式化的重复性 TMS

自经颅刺激引入神经领域以来，TBS 的使用在过去几年逐渐增长，因为后效应与常规 rTMS 相似，但使用短时间内高频率 TBS 刺激（间隔为 200ms）即可以诱发。出于这个原因，TBS 高频刺激在理论上比 rTMS 诱发癫痫发作的风险高。在 2008年共识会议召开时，由于缺乏应用 TBS 最大持续时间或强度的文献以及专家建议等，因此无法制定相关安全指南。那时，只有一项研究专门针对 24 名健康受试者的 TBS 安全性进行了研究。在这些受试者左背外侧和内侧前额叶皮质上进行刺激，没有发现严重的副作用（除了在 3 个受试者中出现类脂质过敏的反应）。2011年，Obermann 等人（对 2004 年 5 月至 2009 年 12 月发表的 67 项应用了 TBS 研究进行了荟萃分析，计算了 1040 名受试者／患者（健康受试者和多种神经精神疾病的患者）

的不良事件的风险。TBS 诱发的不良事件大多数是轻微的，发生在 5% 的受试者中，居首的是头痛和颈部疼痛。轻度不良事件的风险估计为 1.1%，而癫痫发作的风险为 0.02%；在连续 TBS 期间，一名健康对照受试者仅有一次癫痫发作记录。因此，这项系统评价的结果显示，在严重程度和发病率方面，TBS 期间报告的最常见不良事件与常规 rTMS 所导致的不良反应之间具有可比性。最近，其他研究评估了 TBS 在儿童、重度抑郁症患者以及精神分裂症患者中的安全性和耐受性。基于这些数据，TBS 似乎是一种安全有效的技术。但必须强调的是，即使是在正常受试者中，仍需要在安全性方面评估以下几个方面的内容，包括总脉冲数、重复 TBS 疗程时间间隔、刺激强度以及这些因素之间如何进行安全组合。

4.5.2　rTMS 和经颅电刺激的组合

在最近的研究中，TMS 已与其他形式的经颅刺激结合使用，因为它们都传输经头皮表面的弱电流，以此来研究在 rTMS 前使用 TES[经颅皮质直接刺激（tDCS）和经颅交流电刺激（tACS）] 的潜在 "启动" 效应对皮质兴奋性的影响。从理论上讲，TES 和 TMS 之间的相互作用可能会提高大脑兴奋性改变的风险，从而使受试者有发生癫痫或其他副作用的风险。TES 与 rTMS 联合的研究报告在联合干预期间和之后并没有不良事件发生；同样地，其他小样本的 tDCS 和 rTMS 临床研究中也仅是报告了头皮疼痛的不良事件。总之，目前没有证据表明 TES 和 rTMS 的组合是不安全的。

4.6　TMS 的安全性应用于特定患者人群

4.6.1　植入脑电极患者的 TMS

许多研究将 TMS 应用在植入过中枢和外周神经系统刺激 / 记录电极的患者中，主要采用单脉冲或成对脉冲 TMS，并且在少数情况下使用 rTMS。从第一项研究开始，目前的 TMS 研究中，患者的植入设备有 3 种电极：① DBS 电极，②硬膜外电极（植入大脑皮质或脊髓），或③外周或颅神经刺激电极（如 VNS）。其中，一些研究是在电极植入后的几天内进行，电极线还没有被连接到皮下刺激发生器，而在其他一些研究是在植入式刺激器已连接的患者中进行的。

这其中存在潜在的安全风险，rTMS 在有 DBS 植入的患者中应用可能会在头皮的皮下导线中引起显著高电压，这可能导致用于 DBS 的电极接触器中产生意外电流。这种情况下，内部脉冲发生器可能被"打开"或"关闭"。如果导线在电极植入点附近绕了几个环的话可能会加剧这种情况。Deng 和 Peterchev 在体外各种工作模式下测量 DBS 电极的内部脉冲发生器在 TMS 引起的电压和电流。他们的研究表明，在所有模式下，TMS 对 DBS 内部脉冲发生器导线中诱发高达 100 V 的电压以及高达 83 mA 的电流。这些电流比正常 DBS 脉冲高一个数量级，并可能导致组织损伤。当内部脉冲发生器关闭时，仅在 TMS 感应电压超过 5 V 时产生电极电流。

总之，体外和体内的研究表明，当 TMS 线圈不靠近内部脉冲发生器时，TMS 可以安全地应用于有中枢神经系统和外周神经系统刺激器植入的患者。然而，现在尚缺乏关于 TMS 线圈和植入刺激器之间的安全距离以及线圈形状、线圈角度等之间影响及关系的研究。因此，在植入刺激物的患者中进行 TMS 时候，必须要有科学或医学原因证明此项检查是必须的，遵循预先规定的实验方案和设置，并且经机构审查委员会或伦理委员会批准。

对于植入 VNS、心脏起搏器或脊髓刺激器的个体，目前认为 TMS 是安全的，前提是 TMS 线圈不会作用在位于颈部或胸部的部件附近。对此应进行更多的安全性研究以评估 TMS 在植入式刺激系统中所诱发的电压和电流的大小。最后，由于 TMS 脉冲和植入物之间可能存在多种不安全的相互作用，因此不应在人工耳蜗植入患者中进行 TMS。

4.6.2　导航 TMS 用于神经外科患者的术前功能定位

nTMS 是一种新颖的非侵入性检查手段，用于在功能脑区及其周围脑区内病变患者的术前运动和语言定位。正如多项研究所证明的那样，nTMS 与术中 DES 的相关性很好，并且其在准确性方面优于 fMRI 和 MEG，这项技术正成为神经外科患者术前标准工作流程的一部分。此外，越来越多的证据表明，术前 nTMS 检查可改善患者预后：经历过术前 nTMS 定位的患者与没有使用此项技术的患者相比，前者可以获得更好的 EOR，长期脑神经功能受损发生较少。鉴于 nTMS 和 nrTMS 的应用越来越多，评估此技术在神经外科患者中的安全性及耐受性显得非常重要。

2009 年发布的 TMS 应用最新共识指南涵盖了临床和科研中大多数 TMS 安全性方面的问题，但值得注意的是，在共识发布的时候尚未有在脑损伤患者中使用 nTMS 的研究数据。nTMS 技术最近才在这些患者中得到广泛应用，他们中的很多都接受了 nTMS / nrTMS 的功能定位检查，应该更详细地描述和报道该检查可能存在有风险和耐受性。鉴于神经外科患者通常存在有神经系统并发症（包括癫痫发作）的风险，因此必须在仔细了解患者存在风险的情况之后再决定是否使用神经刺激技术。

最近 Tarapore 等人进行了大型多中心队列研究，探讨在神经外科患者中应用 nTMS 的安全性和耐受性问题。在 733 名患者中进行了单脉冲和重复 nTMS 功能定位操作。在该队列中，57% 的患者的肿瘤位于左侧半球，50% 患有额叶肿瘤，50% 患者存在继发于脑疾病的癫痫。所有与手术相关的副作用和疼痛程度都被记录在案。在对三个机构和两个国家前瞻性收集的数据汇总后进行分析，作者证实了术前使用 nTMS / nrTMS 运动和语言定位的风险极小，在数百个颅内病变患者中记录到的不良事件中，没有发现癫痫发作。这些发现特别值得注意，因为它们完全来自神经外科的患者，与健康人群相比，他们本身具有更高的癫痫发作风险。尽管这些患者中有一半有癫痫发作病史，但单脉冲或重复 TMS 疗程中均未见患者有癫痫发作。

从上述结果可以看出，使用 nTMS / nrTMS 的术前运动和语言定位在神经外科患者中是安全的，即使在癫痫控制不佳的患者中也是如此。虽然有必要进一步研究，但仍然要认识到对这些患者进行神经功能定位是有益的，因为 nTMS 术前功能定位图可以为他们的手术提供精确的指导。

4.6.3 癫痫患者的 TMS

大约 1/3 的癫痫患者为药物难治性癫痫，rTMS 是抑制癫痫发作的新兴治疗方法。开放性研究和病例报告显示，rTMS 应用后癫痫发作频率和 / 或癫痫放电均减少。在 2 项使用 LF 的 rTMS 的随机对照临床试验（假刺激对照）中发现难治性癫痫患者的癫痫发作次数显著减少，而在另一项多中心对照研究（安慰剂治疗对照组）中则没有发现类似的现象。然而应该注意到，此类试验需要精心设计 rTMS 研究的参数以及严格的纳入标准，以提高数据的一致性，从而确定治疗效果的可重复性。

考虑到 rTMS 具有诱发癫痫以及其他较轻微不良事件的风险，因此应长期评估其在癫痫患者群体中应用的安全性。如前所述，已经有研究观察到 TMS 诱导癫痫患者和健康志愿者的癫痫发作。另一方面，在一项旨在研究抑制性 LF rTMS 降低癫痫发作频率可能性的研究中，在 152 例癫痫患者中每周使用 ≤ 1Hz 的 rTMS，没有诱发 TMS 相关癫痫。Bae 等回顾了 rTMS 应用于癫痫患者的安全性和耐受性的研究，其中包括了 1990—2007 年发表的 30 项研究，报道了在 280 例受试者中的癫痫发作个体风险为 1.4%（95% CI 为 0.04~2.82），癫痫患者的这种低风险也可能是由于预先使用了抗癫痫药物，这可能对 TMS 起到了保护作用。

最近，Pereira 等人根据现有数据更新了系统评价，进一步评估了 rTMS 诱发癫痫的风险以及耐受性。他们搜索了从 1990 年 1 月至 2015 年 8 月发表的 rTMS 应用于癫痫患者的文献（没有时间或语言限制）。在 2007 年的安全性审查之后，共发表了 46 篇研究文献，其中 16 篇是新发表的研究成果；作者发现受试者的癫痫发作个体风险为 2.9%（95% CI 为 1.3~4.5），分析发现 410 名受试者中只有 12 名受试者报告了癫痫发作。根据患者癫痫发作的临床特征，只有 1 例是非典型的癫痫发作。非典型癫痫发作是在 HF rTMS 以刺激器最大输出刺激来定位发现语言中止相关脑区的时候，诱发了癫痫。尽管与先前的安全性系统评价相比，他们估计每个受试者的个体癫痫发作风险较大，但两种风险都在相应的 CI 范围内。此外，非典型癫痫发作的病例与之前的文献中报告的相同。因此，癫痫患者因接受 rTMS 而诱发癫痫的风险很小，在其他疾病和健康受试者中与其他不良事件的风险没有显著差异。应用于癫痫患者和无癫痫病史个体的 rTMS 安全性特征之间的相似性可以进一步支持将 rTMS 作为抑制癫痫发作的新疗法。虽然上述结果表明癫痫患者 rTMS 的风险低，是安全的设备，但在这种情况下，对于有额外风险的患者，严格监测仍然显得至关重要。在 1998 年和 2009 年时就建议要重视使用 EEG 监测以及手/前臂/手臂肌肉 EMG 监测；与此同时，在 TMS 检查时进行视频记录（如果有的话）也相当必要，以便能够详细分析 rTMS 的内在特征。

4.7 道德和监管问题

在 2009 年安全指南中详细地描述了基本的道德和法律要求，以及其他监管和实践问题（应该在哪里进行 TMS、谁可以操作 TMS、神经生理监测和管理紧急情况等），并提出了相关建议。

一些新兴的伦理方面问题是指应用 TMS 诱导大脑活动异常强化的可能性，即所谓的神经增强。后者可以定义为除了自然训练之外的大脑核心信息处理系统的增强，包括感知、注意力、概念化、记忆、推理和运动表现的机制。药理学意义上的神经增强在科学界得到了公认：健康受试者中使用药物或装置来提高认知能力，例如警觉性、注意力、记忆力或情绪，同时提出可以使用 TMS 以及其他形式的非侵入性脑刺激（任何 TES 方法）来进行神经增强。神经增强作用的内在机制包括以下几点。

1.平衡效应：平衡效应基于同源区域内不同半球之间的对抗。当使用脑刺激抑制特定皮质区域的活动时，半球间的平衡效应可用于解释同侧运动功能、同侧视觉空间注意力或侧向语言记忆和语言能力上看似矛盾的增强效果。

2.夹带理论：夹带理论是基于脑网络中的振荡活动与特定功能相关并且与之存在因果关系。根据这个模型，模拟刺激大脑振荡活动可以通过夹带大脑的自然状态产生影响。（译者注：英文 entrainment 意思是指生物体与外部节律的同步，例如人类音乐和踢踏舞之类的舞蹈。）

3.随机共振：随机共振的概念是指在系统中添加亚阈值噪声可以用于增强对信号的探测。

4.净零和框架：净零和框架基于封闭系统中能量守恒的物理原理。这个模型应用于大脑时表明一种情况，即神经"收益"必须与神经"损失"相匹配。因此，如果刺激能够诱导"易化"，那么在脑内其他地方就会产生一种不利的相反效应。

已有研究证实单脉冲和重复 TMS 在给定的大脑区域的刺激后可以提高认知功能：

1.背外侧前额叶皮质（DLPFC）：注意力、冒险 / 冲动以及计划和欺骗能力

2.下部额叶皮质（IFC）：注意力和欺骗能力

3.后顶叶皮质（PPC）：注意力

4.初级运动皮质（M1）：运动控制

5.颞顶交界处（TPJ）：工作记忆

这种"大脑兴奋剂"引发了许多道德和社会问题，其应在应在未来的研究和安全考量中加以解决。

有鉴于此，在 TMS 应用方面获得官方认可的批文十分必要。在过去 10 年中，出于此方面的考虑，一些 TMS 协议和设备在部分国家被正式批准用于特定检查 / 治疗用途。美国在 2008 年首次认可批准 TMS 的应用，FDA 批准了一种用于严重抑郁症的设备来针对未能在药物治疗中获益的患者。在接下来的几年中，加拿大、以色列和巴西也颁布了类似的批文。同样在美国，关于术前运动定位，FDA 批准了另一种用于此用途的设备。获得科学协会的官方认可是其中重要的一步，但这要基于在科学证据研究发现其具有令人满意的功效。这一步是强制性的，目的在于规范全球 TMS 的临床检查 / 治疗用途。

原文参考

Agosta S, Galante E, Ferraro F, Pascual-Leone A, Oster J, Battelli L. Report of a delayed seizure after low frequency repetitive Transcranial Magnetic Stimulation in a chronic stroke patient. Clin Neurophysiol. 2016;127(2):1736-7.

Anderson B, Mishory A, Nahas Z, Borckardt J, Yamanaka K, Rastogi K, et al. Tolerability and safety of high daily doses of repetitive transcranial magnetic stimulation in healthy young men. J ECT. 2006; 22(1): 49-53.

Bae EH, Schrader LM, Machii K, Alonso-Alonso M, Riviello JJ, Pascual-Leone A, et al. Safety and tolerability of repetitive transcranial magnetic stimulation in patients with epilepsy: a review of the literature. Epilepsy Behav. 2007;10(4):521-8.

Bakker N, Shahab S, Giacobbe P, Blumberger DM, Daskalakis ZJ, Kennedy SH, Downar J. rTMS of the dorsomedial prefrontal cortex for major depression: safety, tolerability, effectiveness, and outcome predictors for 10 Hz versus intermittent theta-burst stimulation. Brain Stimul. 2015;8(2):208-15.

Bernabeu M, Orient F, Tormos JM, Pascual-Leone A. Seizure induced by fast repetitive transcra- nial magnetic stimulation. Clin Neurophysiol. 2004;115:1714-5.

Boes AD, Stern AP, Bernstein M, Hooker JE, Connor A, Press DZ, Pascual-Leone A. H-coil repet- itive transcranial magnetic stimulation induced seizure in an adult with major depression: a case report. Brain Stimul. 2016;9(4):632-3.

Brasil-Neto JP, De Araújo DP, Teixeira WA, Araújo VP, Boechat-Barros R. Experimental therapy of epilepsy with transcranial magnetic stimulation: lack of additional benefit with prolonged treatment. Arq Neuropsiquiatr. 2004;62(1):21-5.

Cantello R, Rossi S, Varrasi C, Ulivelli M, Civardi C, Bartalini S, et al. Slow repetitive TMS for drug-resistant epilepsy: clinical and EEG findings of a placebo-controlled trial. Epilepsia. 2007; 48(2): 366-74.

Caplan L. Epileptic seizures. In: Lüders H, Noachtar S, editors. Epileptic seizures: pathophysiol- ogy and clinical semiology. New York: Churchill Livingstone; 2000. p. 757. (Chapter 75). Chiramberro M, Lindberg N, Isometsä E, Kähkönen S, Appelberg B. Repetitive transcranial magnetic stimulation induced seizures in an adolescent patient with major depression: a case report. Brain Stimul. 2013; 6(5): 830-1.

Conca A, Konig P, Hausmann A. Transcranial magnetic stimulation induces 'pseudoabsence seizure. Acta Psychiat Scand. 2000;101:246-8.

Cullen KR, Jasberg S, Nelson B, Klimes-Dougan B, Lim KO, Croarkin PE. Seizure induced by deep transcranial magnetic stimulation in an adolescent with depression. J Child Adolesc Psychopharmacol. 2016;26(7):637-41.

Daniele O, Brighina F, Piazza A, Giglia G, Scalia S, Fierro B. Low-frequency transcranial magnetic stimulation in patients with cortical dysplasia. J Neurol. 2003;250(6):761-2.

Deng ZD, Peterchev AV. Transcranial magnetic stimulation coil with electronically switchable active and sham modes. Conf Proc IEEE Eng Med Biol Soc. 2011;2011:1993-6.

Edwardson M, Fetz EE, Avery DH. Seizure produced by 20 Hz transcranial magnetic stimulation during isometric muscle contraction in a healthy subject. Clin Neurophysiol. 2011;122(11):2326-7.

Epstein CM. Seizure or convulsive syncope during 1-Hz rTMS? Clin Neurophysiol. 2006;117:2566-8.

Figiel GS, Epstein C, McDonald WM, Amazon-Leece J, Figiel L, Saldivia A, et al. The use of rapid- rate transcranial magnetic stimulation (rTMS) in refractory depressed patients. J Neuropsychiatry Clin Neurosci. 1998;10:20-5.

Fregni F, Thome-Souza S, Bermpohl F, Marcolin MA, Herzog A, Pascual-Leone A, et al. Antiepileptic effects of repetitive transcranial magnetic stimulation in patients with cortical malformations: an EEG and clinical study. Stereotact Funct Neurosurg. 2005;83(2-3):57-62.

Fregni F, Otachi PTM, DoValle A, Boggio PS, Thut G, Rigonatti SP, et al. A randomized clinical trial of repetitive transcranial magnetic stimulation in patients with refractory epilepsy. Ann Neurol. 2006;60(4):447-55.

Frey D, Schilt S, Strack V, Zdunczyk A, Rosler J, Niraula B, et al. Navigated transcranial magnetic stimulation improves the treatment outcome in patients with brain tumors in motor eloquent locations. Neuro Oncol. 2014;16:1365-72.

Green RM, Pascual-Leone A, Wassermann EM. Ethical guidelines for rTMS research. IRB. 1997;2:1-7.

Groiss SJ, Trenado C, Sabel M, Schnitzler A, Wojtecki L. Focal seizure induced by preoperative navigated transcranial magnetic stimulation in a patient with anaplastic oligoastrocytoma. Brain Stimul. 2017;10(2):331-2.

Groppa S, Oliviero A, Eisen A, Quartarone A, Cohen LG, Mall V, et al. A practical guide to diag- nostic transcranial magnetic stimulation: report of an IFCN committee. Clin Neurophysiol. 2012; 123:858-82.

Grossheinrich N, Rau A, Pogarell O, Hennig-Fast K, Reinl M, Karch S, et al. Theta burst stimula- tion of the prefrontal cortex: safety and impact on cognition, mood, and resting electroencepha- logram. Biol Psychiatry. 2009;65:778-84.

Hallett M, Wassermann EM, Pascual-Leone A, Valls-Solé J, Deuschl G, Eisen A. Recommendations for the practice of clinical neurophysiology: guidelines of the International Federation of Clinical Neurophysiology. Electroencephalogr Clin Neurophysiol Suppl. 1999;52:105-13.

Haupts MR, Daum S, Ahle G, Holinka B, Gehlen W. Transcranial magnetic stimulation as a provo- cation for epileptic seizures in multiple sclerosis. Mult Scler. 2004;10:475-6.

Hong YH, Wu SW, Pedapati EV, Horn PS, Huddleston DA, Laue CS, Gilbert DL. Safety and toler- ability of theta burst stimulation vs. single and paired pulse transcranial magnetic stimulation: a comparative study of 165 pediatric subjects. Front Hum Neurosci. 2015;9:29.

Huang YZ, Edwards MJ, Rounis E, Bhatia KP, Rothwell JC. Theta burst stimulation of the human motor cortex. Neuron. 2005;45:201-6.

Illes J, Gallo M, Kirschen MP. An ethics perspective on transcranial magnetic stimulation (TMS) and human neuromodulation. Behav Neurol. 2006;7:149-57.

Joo EY, Han SJ, Chung SH, Cho JW, Seo DW, Hong SB. Antiepileptic effects of low-frequency repetitive transcranial magnetic stimulation by different stimulation durations and locations. Clin Neurophysiol. 2007;118(3):702-8.

Karabanov AN, Ziemann U, Hamada M, George MS, Quartarone A, Classen J, et al. Consensus paper: probing homeostatic plasticity of human cortex with non-invasive transcranial brain stimulation. Brain Stimul. 2015;8:993-1006.

Kofler M, Leis AA, Sherwood AM, Delapasse JS, Halter JA. Safety of transcranial magnetic stim- ulation in patients with abdominally implanted electronic devices. Lancet. 1991;338:1275-6.

Krieg SM, Shiban E, Buchmann N, Gempt J, Foerschler A, Meyer B, et al. Utility of presurgical navigated transcranial magnetic brain stimulation for the resection of tumors in eloquent motor areas. J Neurosurg. 2012;116:994-1001.

Krieg SM, Sabih J, Bulubasova L, Obermueller T, Negwer C, Janssen I, et al. Preoperative motor mapping by navigated transcranial magnetic brain stimulation improves outcome for motor eloquent lesions. Neuro Oncol. 2014;16:1274-82.

Krieg SM, Sollmann N, Obermueller T, Sabih J, Bulubas L, Negwer C, et al. Changing the clinical course of glioma patients by preoperative motor mapping with navigated transcranial magnetic brain stimulation. BMC Cancer. 2015;15:231.

Krings T, Foltys H, Reinges MH, Kemeny S, Rohde V, Spetzger U, et al. Navigated transcranial magnetic stimulation for presurgical planning—correlation with functional MRI. Minim Invasive Neurosurg. 2001;44:234-9.

Krishnan C, Santos L, Peterson MD, Ehinger M. Safety of noninvasive brain stimulation in chil- dren and adolescents. Brain Stimul. 2015;8(1):76-87.

Kumar N, Padma Srivastava MV, Verma R, Sharma H, Modak T. Can low-frequency repetitive transcranial magnetic stimulation precipitate a late-onset seizure in a stroke patient? Clin Neurophysiol. 2016;127(2):1734-6.

Lefaucheur JP, André-Obadia N, Antal A, Ayache SS, Baeken C, Benninger DH, et al. Evidence- based guidelines on the therapeutic use of repetitive transcranial magnetic stimulation (rTMS). Clin Neurophysiol. 2014;125:2150-206.

Lin JT, Ziegler DK, Lai CW, Bayer W. Convulsive syncope in blood donors. Ann Neurol. 1982;11:525-8.

Loo C, Sachdev P, Elsayed H, McDarmont B, Mitchell P, Wilkinson M, et al. Effects of a 2- to 4-week course of repetitive transcranial magnetic stimulation (rTMS) on neuropsychologic functioning, electroencephalogram, and auditory threshold in depressed patients. Biol Psychiatry. 2001;49:615-23.

Loo CK, McFarquhar TF, Mitchell PB. A review of the safety of repetitive transcranial magnetic stimulation as a clinical treatment for depression. Int J Neuropsychopharmacol. 2008;11:131-47.

Loo C, Martin D, Pigot M, Arul-Anandam P, Mitchell P, Sachdev P. Transcranial direct current stimulation priming of therapeutic repetitive transcranial magnetic stimulation: a pilot study. JECT. 2009;25:256-60.

Machii K, Cohen D, Ramos-Estebanez C, Pascual-Leone A. Safety of rTMS to non-motor cortical areas in healthy participants and patients. Clin Neurophysiol. 2006;117:455-71.

Marg E, Rudiak D. Phosphenes induced by magnetic stimulation over the occipital brain: descrip- tion and probable site of stimulation. Optom Vis Sci. 1994;71:301-11.

Mashour GA, Walker EE, Martuza RL. Psychosurgery: past, present, and future. Brain Res Brain Res Rev. 2005;48:409-19.

Menkes DL, Gruenthal M. Slow-frequency repetitive transcranial magnetic stimulation in a patient with focal cortical dysplasia. Epilepsia. 2000;41(2):240-2.

Misawa S, Kuwabara S, Shibuya K, Mamada K, Hattori T. Low-frequency transcranial magnetic stimulation for epilepsia partialis continua due to cortical dysplasia. J Neurol Sci. 2005; 234(12):37-9.

Muller-Dahlhaus F, Ziemann U. Metaplasticity in human cortex. Neuroscientist. 2015;21:185-202.

Nitsche MA. Co-incidence or causality? Seizures after slow rTMS in stroke patients. Clin Neurophysiol. 2016;127(2):1020-1.

Nowak DA, Hoffmann U, Connemann BJ, Schonfeldt-Lecuona C. Epileptic seizure following 1 Hz repetitive transcranial magnetic stimulation. Clin Neurophysiol. 2006;117:1631-3.

Oberman L, Edwards D, Eldaief M, Pascual-Leone A. Safety of theta burst transcranial magnetic stimulation: a systematic review of the literature. J Clin Neurophysiol. 2011;28(1):67-74. Obermann LM, Pascual-Leone A. Report of seizure induced by continuous theta burst stimulation. Brain Stimul. 2009;2(4):246-7.

Pascual-Leone A, Gates JR, Dhuna A. Induction of speech arrest and counting errors with rapid-rate transcranial magnetic stimulation. Neurology. 1991;41:697-702.

Penfield W, Jasper H. Epilepsy and the functional anatomy of the human brain. Boston, MA: Little, Brown; 1954.

Pereira LS, Müller VT, da Mota Gomes M, Rotenberg A, Fregni F. Safety of repetitive transcranial magnetic stimulation in patients with epilepsy: a systematic review. Epilepsy Behav. 2016;57(Pt A):167-76.

Picht T, Mularski S, Kuehn B, Vajkoczy P, Kombos T, Suess O. Navigated transcranial magnetic stimulation for preoperative functional diagnostics in brain tumor surgery. Neurosurgery. 2009;65:93-8.

Prikryl R, Kucerova H. Occurrence of epileptic paroxysm during repetitive transcranial magnetic stimulation treatment. J Psychopharmacol. 2005;19:313.

Rosa MA, Odebrecht M, Rigonatti SP, Marcolin MA. Transcranial magnetic stimulation: review of accidental seizures. Rev Bras Psiquiatr. 2004;26:131-4.

Rossi S, Hallett M, Rossini PM, Pascual-Leone A. Safety of TMS consensus group. Safety, ethical considerations, and application guidelines for the use of transcranial magnetic stimulation in clinical practice and research. Clin Neurophysiol. 2009;120:2008-39.

Rossi S, Hallett M, Rossini PM, Pascual-Leone A. Screening questionnaire before TMS: An update. Clin Neurophysiol. 2011;122(8):1686.

Rossini PM, Barker AT, Berardelli A, Caramia MD, Caruso G, Cracco RQ, et al. Non-invasive electrical and magnetic stimulation of the brain, spinal cord and roots: basic principles and procedures for routine clinical application. Report of an IFCN committee. Electroencephalogr Clin Neurophysiol. 1994;91:79-92.

Rossini PM, Burke D, Chen R, Cohen LG, Daskalakis Z, Di Iorio R, et al. Non-invasive electrical and magnetic stimulation of the brain, spinal cord, roots and peripheral nerves: Basic principles and procedures for routine clinical and research application. An updated report from an I.F.C.N. Committee. Clin Neurophysiol. 2015;126(6):1071-107.

Santiago-Rodríguez E, Cárdenas-Morales L, Harmony T, Fernández-Bouzas A, Porras-Kattz E, Hernández A. Repetitive transcranial magnetic stimulation decreases the number of seizures in patients with focal neocortical epilepsy. Seizure. 2008;17(8):677-83.

Schrader LM, Stern JM, Fields TA, Nuwer MR, Wilson CL. A lack of effect from transcranial magnetic stimulation (TMS) on the vagus nerve stimulator (VNS). Clin Neurophysiol. 2005;116:2501-4.

Sollmann N, Ille S, Hauck T, Maurer S, Negwer C, Zimmer C, et al. The impact of preoperative language mapping by repetitive navigated transcranial magnetic stimulation on the clinical course of brain tumor patients. BMC Cancer. 2015;15:261.

Steven MS, Pascual-Leone A. Transcranial magnetic stimulation and the human brain: an ethical evaluation. In: Illes J, editor. 21st century neuroethics: defining the issues in research, practice and policy. Oxford, UK: Oxford University Press; 2006. p. 201-11.

Tarapore PE, Tate MC, Findlay AM, Honma SM, Mizuiri D, Berger MS, et al. Preoperative multi- modal motor mapping: a comparison of magnetoencephalography imaging, navigated transcra- nial magnetic stimulation, and direct cortical stimulation. J Neurosurg. 2012;117:354-62.

Tarapore PE, Picht T, Bulubas L, Shin Y, Kulchytska N, Meyer B, et al. Safety and tolerability of navigated TMS for preoperative mapping in neurosurgical patients. Clin Neurophysiol. 2016;127(3):1895-900.

Tergau F, Neumann D, Rosenow F, Nitsche MA, Paulus W, Steinhoff B. Can epilepsies be improved by repetitive transcranial magnetic stimulation? Interim analysis of a controlled study. Suppl Clin Neurophysiol.

2003;56:400-5.

Tharayil BS, Gangadhar BN, Thirthalli J, Anand L. Seizure with single-pulse transcranial mag- netic stimulation in a 35-year-old otherwise-healthy patient with bipolar disorder. J ECT. 2005;21:188-9.

Theodore WH. Transcranial magnetic stimulation in epilepsy. Epilepsy Curr. 2003;3(6):191-7.

Tikka SK, Nizamie SH, Venkatesh Babu GM, Aggarwal N, Das AK, Goyal N. Safety and efficacy of adjunctive theta burst repetitive transcranial magnetic stimulation to right inferior parietal lobule in schizophrenia patients with first-rank symptoms: a pilot, exploratory study. J ECT. 2017;33(1):43-51.

Vernet M, Walker L, Yoo WK, Pascual-Leone A, Chang BS. EEG onset of a seizure during TMS from a focus independent of the stimulation site. Clin Neurophysiol. 2012;123(10):2106-8.

Wassermann EM. Risk and safety of repetitive transcranial magnetic stimulation: report and sug- gested guidelines from the International Workshop on the Safety of Repetitive Transcranial Magnetic Stimulation, June 5-7, 1996. Electroencephalogr Clin Neurophysiol. 1998;108:1-16.

Wolpe PR. Treatment, enhancement, and the ethics of neurotherapeutics. Brain Cogn. 2002;50:387-95.

第二篇　nTMS 运动定位

5

nTMS 运动定位：基本原则和临床应用

Dhiego Bastos，Sujit S. Prabhu

5.1　功能定位的基本原理

　　胶质瘤是脑肿瘤中的一类，目前尚无特效治疗方法。手术切除仍然是胶质瘤治疗的基石，虽然仅手术切除不足以阻止肿瘤进展，但是对于低级别胶质瘤（LGG）和高级别胶质瘤（HGG），最大限度地提高 EOR 的重要性已得到越来越多的重视。然而，术后保留神经功能同样重要，因为它会影响患者的生存质量。现在，神经外科医生可以借助许多手段来帮助最大限度地提高 EOR。当我们只增加一步操作，如 CST 术前 DTI 或术中 DES 功能定位，可以在最大限度保留神经功能的同时，将肿瘤完全切除率提高 30%~40%。像 nTMS 这样的术前定位工具还可以帮助识别功能脑区和皮质下神经通路，并更好地帮助外科医生做好术前准备，以及更好地帮助患者理解治疗中的相关风险，从而在实现最大、最安全的肿瘤切除的同时，能更好地取得患者和家属的理解与支持，减少不必要的因为术前评估不足或者患者及家属理解不清所带来的医患纠纷。

　　在运动功能脑区内或附近的肿瘤，特别是中央前回，让医生和患者在 EOR 和保留运动功能之间不断挣扎。众所周知，GTR 可改善胶质瘤患者的总生存期和无进展生存期。出于这个原因，尽管诊断成像技术的进步使得肿瘤边缘能够被更清楚地识别，但是仅仅通过解剖影像来准确定位运动功能区域并不总是可靠的。总之，关于皮质和皮质下风险区域的解剖学和功能信息对于在肿瘤手术期间避免局部神经损伤至关重要。术中 DES 仍然是运动脑区定位的黄金标准；然而，非侵入性的术前定位方法正变得越来越准确和有用，特别是在术前制定手术计划时。这些信息不仅可用于规划 EOR，还可用于规划伤害最小的手术路径，从而有效降低在功能脑区中操作的风险。

5.2 神经外科手术中的 nTMS 运动定位

5.2.1 一般考虑因素

美国 FDA 批准了图像引导的 nTMS 作为运动皮质术前功能定位的检测装置。与其他术前定位技术（如 fMRI 和 MEG）相比，它能够识别任务执行当中被激活的皮质区域，nTMS 使外科医生能够定位有特定功能的功能控制脑区（见第 2 章）。近年来，nTMS 在术前功能定位领域占据了更为突出的地位，作为一种非侵入性方法，通过经颅探测和刺激皮质来模仿 DES。因此，使用该技术能很好地测量定位 CST。通过预定的标记点与患者 MRI 配准后，通过实时导航将颅外磁场施加到皮质上特定区域来诱导产生皮质电流（见第 1 章），这就可以在刺激区域下方直接激活皮质，从而产生相应的运动反应或 MEP。

除了与 DES 相似的准确性外，术前使用 nTMS 还可以改善患者的预后，使得 GTR 增加 16%~17%，LGG 患者无进展生存期延长 22.4 个月，而对照组为 15.4 个月。最后，此技术成本低和相对易用，越来越多地被用在术前计划中。

5.2.2 方法和执行

第 1 章概述了 nTMS 完整的运动功能控制脑区的定位方案。在 nTMS 期间，需要记录的参数包括剥离深度（从头皮表面向下的剥离深度表示磁场的皮质穿透深度）、潜伏期和 rMT 幅度。剥离深度根据具体情况设定，以便最好地揭示皮质解剖位置及其与肿瘤的关系。表面电极附着在受试者的四肢肌肉上。目前推荐以下肌肉用于设置记录 EMG，用户可以根据肿瘤的解剖位置进行自定义。

上肢：

- 拇短展肌（APB）
- 第 1 背侧骨间肌（FDI）
- 小指展肌（ADM）
- 桡侧腕屈肌（FCR）
- 桡侧腕伸肌（ECR）
- 肱二头肌（BIC）

下肢：

- 胫前肌（TA）

- 足底趾屈肌
- 外展蹞肌
- 股内侧肌
- 蹞长伸肌

脸部：

- 口轮匝肌（OrO）
- 颏肌（MEN）
- 舌下纵肌

当对术中 DES 数据以及 nTMS 运动定位结果进行研究时，在 nTMS 和 DES 中使用相同肌肉的 EMG 结果至关重要。

使用 nTMS 进行运动脑区定位中，最重要的是必须充分考虑数据的一致性。选用合适的技术和对热点的仔细分析将确保可靠的结果。然而，在刺激后出现多种反应的患者中，尚没有对个体的腿部与足部的反应进行仔细区分。

5.2.3　分析

nTMS 技术的皮质定位是经患者头皮刺激多个可能对应于相关皮质运动区域的定位点并同时记录每个刺激点的 MEP。刺激强度通常保持在 rMT 之上，以限制神经元激活范围并获得最大的功能解剖学准确性（见第 1 章）。为了便于解释，通常用对应 MEP 幅度值的颜色来实现每个刺激点运动响应的可视化。每个 MEP 的延迟时间也需要记录并在分析过程中加以考虑。得到的 nTMS 定位通常显示在 MRI 上，用相对应的颜色来标记所有刺激点。

5.2.4　验证

将 nTMS 定位功能区域与术中 DES 定位结果进行比较表明：nTMS 在定位初级运动皮质上具有良好的准确性，据报道它们之间的误差在 2~6mm。

在手术前用无创的 nTMS 对患者运动皮质代表区进行定位，与手术期间通过侵入性的皮质 DES 获得的位置进行比较。Picht 等人的研究使用 nTMS 和 DES 两种方法进行定位并分别记录目标肌肉运动产生最大 MEP 的皮质位置（"热点"）。值得注意的是，nTMS 中获得的热点并没有告知手术医生，以保证获得临床中单独 DES 操作的实际定位情况。手术医生和手术计划小组只被告知肿瘤周围存在运动功能区的大概位置，他们也没有参与 nTMS 定位。在 DES 定位之后，获得的热点坐标被导入 nTMS 坐标系统并显示在 nTMS 3D 导航视图中，用以检测 DES 和 nTMS 热点的位置是否吻合。所有患者的 nTMS 和 DES 热点位置均在相同脑回。对于 APB（*n*=15），nTMS 和 DES 热点之间的平均值 ± 标准差（SEM）距离为 7.8 ± 1.2mm，对于 TA（*n*=8），这个距离为 7.1 ± 0.9mm。在时间压力和临床需求以及常规手术室条件下来进行 DES 功能定位时，只能进行有限的 DES 刺激。在这种情况下，nTMS 和 DES 热点之间的距离显著增加（对于 APB，*r*=-0.86）。在排除少于 15 个 DES APB 响应位点的病例后，APB 热点之间的平均 ± 标准差距离仅为 4.7 ± 1.1mm（*n*=8）。

之后，在 Forster 等人对肿瘤患者的研究中，将 nTMS 和 fMRI 与术中 DES 进行了比较。该团队通过比较 DES 坐标和 nTMS 坐标之间的距离以及每个肌肉的 fMRI 激活区的中心坐标来确定平均 nTMS-to-DES 和 fMRI-to-DES 的距离。他们报告 nTMS-to-DES（10.5 ± 5.7mm）的距离显著小于 fMRI-to-DES（15.0 ± 7.6mm；*P*<0.05）的距离（平均值 ± 标准差；SD）。他们的结论指出，当与术中 DES 进行相关分析时，nTMS "比 fMRI 更精确"，而 nTMS "通常通过直接皮质刺激来获得定位信息"。

Krieg 等人通过使用重新校准的图像数据和 Brainlab iPlan Net Cranial 3.0.1 测量轴向层面上正负刺激点之间的边界来比较 nTMS 和 DES。他们报告了 nTMS 与 DES 边界之间的平均距离（平均值 ± 标准差）为 4.4 ± 3.4 mm（范围为 1.9~9.2mm）。此外，他们还研究了 fMRI 的 BOLD 数据和 nTMS 数据在评估初级运动皮质边界上的差异。对于上肢，nTMS 和 fMRI（范围为 5.3~39.7mm）定位之间的距离为 9.8 ± 8.5mm，下肢为 14.7 ± 12.4mm（范围为 8.4~33.5mm），他们认为 nTMS 与术中 DES 一致性良好，而 nTMS 和 fMRI 有着显著不同。

最后，Takahashi 等人回顾了 6 篇关于初级运动感觉区肿瘤患者的 nTMS 与 DES 一致性的文章。他们报道了这两种方法之间的平均误差为 6.18mm，该值很好的对应于所用刺激系统精度的误差（见第 1 章）。

图 5-1 是肿瘤周围的功能解剖学。nTMS 数据（红色）用于显示与运动皮质相邻的转移性黑素瘤（橙色）中的皮质脊髓束（黄色）。这明显改善了对肿瘤周围功能解剖结构的识别程度，也有助于患者了解手术目的和相关风险。

5.3　临床应用

通过肉眼观察这些图，也可以很容易地确定非功能的皮质区域（即可切除的）

和运动功能（即不可切除）的皮质区域。这些功能数据与 MRI 结构图像合并可以传输到手术室的神经导航系统，以指导手术和 DES（见第 3 章）。

nTMS 定位的热点也可用 ROI 来生成术前 DTI 纤维定位（图 5-1）（见第 6 章）。在术中，这些 DTI 纤维束也可用于术中定向导航和皮质下结构定位，这个技术被越来越多地用于运动脑区的识别。此类皮质下结构的定位方式已经得到了广泛的研究。

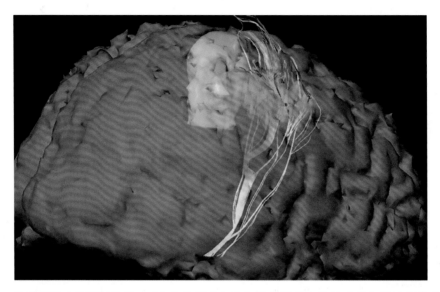

图 5-1　肿瘤周围功能解剖位置。nTMS 数据（红色）用于显示与运动皮质相邻的黑素瘤脑转移（橙色）中的皮质脊髓束（黄色）。这明显提高了肿瘤周围功能解剖位置的识别度，也有助于患者了解手术目的和潜在风险

由于 nTMS 具有良好的患者依从性，特别是在进行运动脑区定位时，在纵向研究中已被用于评估初级运动感觉区域附近肿瘤影响下的皮质可塑性。一项此类研究中，Conway 等人描述了设计数学模型评估在 HGG 和 LGG 患者皮质可塑性变化中的应用。

nTMS 运动脑区定位中出现不适感觉的风险对患者来说是最小的，因为刺激是从头顶上施加的磁场中获得的，不直接刺激任何肌肉。

术前 nTMS 提供的解剖和功能信息与术中 DES 所得到的结果有很好的一致性，两种技术获得的运动脑区热点位置之间的差异小于 15mm，在几项相关的研究中变化范围在 4~8mm。此外，与广泛用于识别运动皮质的 fMRI 相比，nTMS 具有更好的空间和时间分辨率，并能实时提供检测的结果，无需借助复杂的后处理分析（见第 2 章）。nTMS 提供了刺激的定位点和观察到的刺激后反应（如 MEP）之间更清楚的因果关系，然而 fMRI 依赖于神经血管耦合，而这取决于局部肿瘤环境，包括

血流、水肿和占位效应。fMRI 需要受试者的积极配合和参与，因为它基于患者对相关功能任务的执行；但是 nTMS 更多地是被动接受的模式，并且在临床实践中有更少的限制，经济上也更加实惠，这在儿童检查中更为显著。Tarapore 研究发现 nTMS、MEG 和 DES 提供的运动定位信息之间也表现出良好的一致性。使用 MEG 的限制还包括其成本和数据处理所需的时间。

最近的研究还展示了使用 nTMS 定位可以改善邻近运动皮质肿瘤手术的临床预后。这些研究报告了在 25%~70% 的病例中因为使用了 nTMS 而对初始手术策略进行了修改，与没有使用 nTMS 术前定位的病例相比，前者获得比对照组更多的 EOR，肿瘤切除的更快、更彻底且长期预后更好。

由于解剖学原因，术中对下肢运动进定位行具有挑战性，因为足/腿运动区沿大脑纵裂靠近上矢状窦，使其难以通过术中 DES 确认。此外，足/腿运动运动区和辅助运动区域（SMA）之间没有显著界限，这使得在常规 MRI 上难以确定者两个区域的范围。因此，术前定位对于手术计划的制定非常重要。在我们最近一个收录了 21 名患者的研究中，对于靠近下肢运动区的肿瘤切除手术，nTMS 在判定术前功能变化中具有良好的敏感性（未发表的数据；图 5-2）。

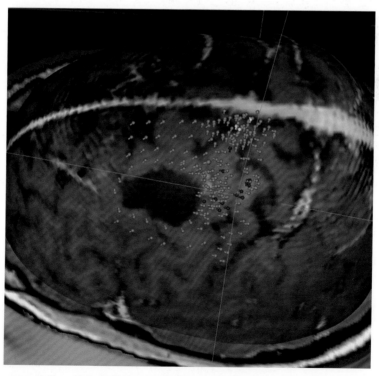

图 5-2 术中 DES 引导。该患者接受了右侧运动皮质（PMC）前区域的 LGG 切除术。nTMS 数据显示腿部功能代表区的阳性定位点（黄色的火柴头）和手部功能代表区的阳性定位点（红色火柴头）。这两个区域都在术中皮质 DES 定位中得到了一致的结果

5.4　结论

　　总之，nTMS 在运动皮质定位识别和在术中保护运动功能上，是一个非常强大的工具。获得的信息可以应用于术前计划和术中定向导航，以最小化神经损伤和最大化手术安全度，从而最大程度地切除位于脑内运动脑区内或附近的肿瘤。

原文参考

Coburger J, Merkel A, Scherer M, et al. Low-grade glioma surgery in intraoperative magnetic reso-nance imaging: results of a multicenter retrospective assessment of the German Study Group for intraoperative magnetic resonance imaging. Neurosurgery. 2016;78:775-86.

Conway N, Wildschuetz N, Moser T, Bulubas L, Sollmann N, Tanigawa N, Meyer B, Krieg SM. Cortical plasticity of motor-eloquent areas measured by navigated transcranial magnetic stimulation in patients with glioma. J Neurosurg. 2017;20:1-11.

De Witt Hamer PC, Robles SG, Zwinderman AH, Duffau H, Berger MS. Impact of intraoperative stimulation brain mapping on glioma surgery outcome: a meta-analysis. J Clin Oncol. 2012;30:2559-65.

Fisicaro RA, Jiao RX, Stathopoulos C, Petrovich Brennan NM, Peck KK, Holodny AI. Challenges in identifying the foot motor region in patients with brain tumor on routine MRI: advantages of fMRI. AJNR. 2015;36(8):1488-93.

Forster MT, Hattingen E, Senft C, Gasser T, Seifert V, Szelenyi A. Navigated transcranial magnetic stimulation and functional magnetic resonance imaging: advanced adjuncts in preoperative planning for central region tumors. Neurosurgery. 2011;68:1317-24. [discussion 1324-5]

Frey D, Schilt S, Strack V, Zdunczyk A, Rösler J, Niraula B, Vajkoczy P, Picht T. Navigated tran- scranial magnetic stimulation improves the treatment outcome in patients with brain tumors in motor eloquent locations. Neuro Oncol. 2014;16:1365-72.

Jakola AS, Myrmel KS, Kloster R, Torp SH, Lindal S, Unsgård G, Solheim O. Comparison of a strategy favoring early surgical resection vs a strategy favoring watchful waiting in low grade gliomas. JAMA. 2012;308:1881-8.

Krieg SM, Shiban E, Buchmann N, Gempt J, Foerschler A, Meyer B, Ringel F. Utility of presurgi- cal navigated transcranial magnetic brain stimulation for the resection of tumors in eloquent motor areas. J Neurosurg. 2012;116:994-1001.

Krieg SM, Sabih J, Bulubasova L, Obermueller T, Negwer C, Janssen I, Shiban E, Meyer B, Ringel F. Preoperative motor mapping by navigated transcranial magnetic brain stimulation improves outcome for motor eloquent lesions. Neuro Oncol. 2014;16:1274-82.

Lacroix M, Abi-Said D, Fourney DR, et al. A multivariate analysis of 416 patients with glioblas- toma multiforme: prognosis, extent of resection, and survival. J Neurosurg. 2001;95:190-8.

Li YM, Suki D, Hess K, Sawaya R. The influence of maximum safe resection of glioblastoma on survival in 1229 patients: can we do better than gross-total resection? J Neurosurg.2016;124:977-88.

McGirt MJ, Mukherjee D, Chaichana KL, Than KD, Weingart JD, Quinones-Hinojosa A. Association of surgically acquired motor and language deficits on overall survival after resection of glioblastoma multiforme. Neurosurgery. 2009;65:463-9.

Paiva WS, Fonoff ET, Marcolin MA, Cabrera HN, Teixeira MJ. Cortical mapping with navigated transcranial magnetic stimulation in low-grade glioma surgery. Neuropsychiatr Dis Treat. 2012;8:197-201.

Picht T, Mularski S, Kuehn B, Vajkoczy P, Kombos T, Suess O. Navigated transcranial magnetic stimulation for preoperative functional diagnostics in brain tumor surgery. Neurosurgery. 2009;65(6 Suppl):93-8. [discussion 98-9]

Picht P, Schmidt S, Brandt S, Frey D, Hannula H, Neuvonen T, et al. Preoperative functional map-ping for rolandic brain tumor surgery: comparison of navigated transcranial magnetic stimula-tion to direct cortical stimulation.

Neurosurgery. 2011;69:581-8. discussion 588]

Picht T, Schulz J, Hanna M, Schmidt S, Suess O, Vajkoczy P. Assessment of the influence of navi- gated transcranial magnetic stimulation on surgical planning for tumors in or near the motor cortex. Neurosurgery. 2012;70:1248-56. [discussion 1256-7]

Picht T, Schulz J, Vajkoczy P. The preoperative use of navigated transcranial magnetic stimulation facilitates early resection of suspected low-grade gliomas in the motor cortex. Acta Neurochir. 2013;155:1813-21.

Picht T, Frey D, Thieme S, Kliesch S, Vajkoczy P. Presurgical navigated TMS motor cortex map- ping improves outcome in glioblastoma surgery: a controlled observational study. J Neurooncol. 2016;126:535-43.

Prabhu SS, Gasco J, Tummala S, Weinberg JS, Rao G. Intraoperative magnetic resonance imaging- guided tractography with integrated monopolar subcortical functional mapping for resection of brain tumors. Clinical article. J Neurosurg. 2011;114(3):719-26.

Rizzo V, Terranova C, Conti A, Germanò A, Alafaci C, Raffa G, et al. Preoperative functional mapping for rolandic brain tumor surgery. Neurosci Lett. 2014;583:136-41.

Sanai N, Polley M-Y, McDermott MW, Parsa AT, Berger MS. An extent of resection threshold for newly diagnosed glioblastomas. J Neurosurg. 2011;115:3-8.

Takahashi S, Vajkoczy P, Picht T. Navigated transcranial magnetic stimulation for mapping the motor cortex in patients with rolandic brain tumors. Neurosurg Focus. 2013;34(4):E3.

Tarapore PE, Tate MC, Findlay AM, Honma SM, Mizuiri D, Berger MS, Nagarajan SS. Preoperative multimodal motor mapping: a comparison of magnetoencephalography imaging, navigated transcranial magnetic stimulation, and direct cortical stimulation. J Neurosurg. 2012;117:354-62.

Tarapore PE, Picht T, Bulubas L, Shin Y, Kulchytska N, Meyer B, Berger MS, Nagarajan SS, Krieg SM. Safety and tolerability of navigated TMS for preoperative mapping in neurosurgical patients. Clin Neurophysiol. 2016;127:1895-900.

Wu J-S, Zhou L-F, Tang W-J, Mao Y, Hu J, Song Y-Y, Hong X-N, Du G-H. Clinical evaluation and follow-up outcome of diffusion tensor imaging-based functional neuronavigation: a prospec- tive, controlled study in patients with gliomas involving pyramidal tracts. Neurosurgery. 2007;61:935-48.

6

基于 nTMS 的运动区 DTI
神经纤维追踪

Giovanni Raffa, Antonino Scibilia, Antonino Germanò，Alfredo Conti

6.1 简介

　　nTMS 技术能够提供初级运动皮质功能区域的可靠定位，帮助神经外科医生规划最佳的手术策略，以期在手术期间尽可能保存初级运动皮质。实际上，术后运动功能缺陷通常是手术期间下行运动传导束受损的结果，而不是运动皮质受损。在引入 DTI FT 之前，很难直接理解皮质下的功能解剖学变化。这项技术提供了一种有效的、无创的、定性和定量的方法来研究大脑区域之间的连接；对于既往只能通过尸检进行研究的经典皮质下纤维解剖学变化，它代表了一种体内研究的有效替代方案。事实上，此技术虽然依赖于操作员，容易产生多种伪影，并且具有低分辨率和仍存在技术限制等问题，但 DTI FT 可以在大量人群中重复应用，并可与行为和其他功能测定结果相关联。

　　在这里，我们描述了一种基于运动皮质的 nTMS 定位方案，通过 DTI FT 技术和数据来定位 CST，并且分析了该技术与标准解剖 DTI FT 技术相比的准确性。通过与术中 DES 的比较来评估了两种方法的可靠性。为了本章的可读性，连接面部运动皮质区域的神经纤维也被称为 CST，而没有使用解剖学上的术语"皮质延髓束"。

6.2　基于 nTMS 神经纤维追踪的基本原理

　　由于其特殊性，一些学者开始广泛研究 CST，迄今已发表了许多关于其生理特征和病理改变的研究。其中已经证实并进一步解释了一些以前使用非成像方法获得的研究结果，而其他一些已经有了实质性进展，尽管仍有待证实，但这是解剖学知识的重要进步。在过去 10 年中出现了大量的出版物，其中指出用 DTI FT 获得的

CST 纤维束走行并不完全符合经典解剖学的路径，因此使得数据有可能不正确或者研究结果的重复性差。

后者中常见例子是纤维束的主要穿出束支连接胼胝体，或者在脑桥水平的交叉穿过中线（CST 的唯一交叉处于延髓水平），或者连接汇入上、中小脑脚（主要为锥体外系的纤维束支）。一些作者故意选择源自中央前回的 CST 部分，而其他作者则选择其全部范围内的纤维，包括运动前回和运动后回。这对数据的阐述以及不同研究结果的比较都有重要影响，这需要对 CST 的每个部分有深刻认知。

DTI FT 的主要缺点在于对计算 CST 解剖标记点的选择。一些论文报道了使用不同的 ROI 重建 CST 的 DTI 计算方法，包括运动前区、内囊（IC）和大脑脚。选择不同的解剖标记点作为 ROI 和 / 或 ROI 的位置错误都将造成 CST 结果的差异，这说明 CST 技术对操作者的依赖性，从而降低了其可靠性和再现性。此外，已广泛证明解剖标记不一定对应于神经网络的功能位置，包括运动通路。这在脑肿瘤患者中尤为明显，其中肿瘤本身的存在可导致运动网络的重组，尤其是在皮质水平，可导致解剖标记点和功能通路之间的不匹配。这是在使用经典基于解剖学的 DTI FT 定位 CST 的时候，却呈现出来与上述结果不一致的一个主要原因。通过将经典的 DTI FT 技术与功能性神经成像相结合，可以改善 CST 的重建情况，克服这些问题。nTMS 方法代表了最准确的技术，可提供术前运动功能皮质定位的信息，比 fMRI 更可靠，并且与 IOM 结果的一致性良好。

很少有研究描述使用运动皮质的 nTMS 定位作为 DTI FT 的 ROI 区域。基于 nTMS 的 DTI FT 显著改善了脑肿瘤患者中 CST 的可视化程度，其中由肿瘤引起的占位作用导致的结构扭曲和肿瘤导致的神经可塑性现象都会降低 DTI FT 结果的可靠性。

此外，nTMS 还可用于运动皮质的躯体代表区定位，区分面部、手臂和腿部肌肉运动的皮质代表区。通过 nTMS 获得的这些功能数据可以作为 ROI 进行 DTI FT，从而定位 CST 不同功能的特征位置。

6.3　相关技术

6.3.1　患者

在意大利墨西拿大学神经外科，我们前瞻性地收集了 2014 年 1 月至 2016 年 1 月运动白质纤维束内或周围占位性病变（肿瘤和海绵状血管瘤）的患者数据。在这项研究中，我们收集了脑白质纤维束通路受损的成年患者，包括距离运动皮质和 /

或 CST 10mm 的表面和 / 或深处。排除标准是年龄 <18 岁并且存在 MRI 扫描和 / 或 nTMS 相关禁忌证（起搏器、人工耳蜗、非 MRI 兼容假体等）。根据我们机构审查委员会的要求，所有患者签署了书面知情同意书以便公布临床数据。

6.3.2 术前 MRI

所有患者均使用 3.0T MRI 进行术前脑部扫描。T1 加权、钆对比剂增强多平面重建（MPR）（FS=3，RT=8.1，echo time=3.7）；FLAIR–VISTA（FS=3，RT=8000，echo time=331.5 / 7）以及计算 DTI 弥散加权成像 DWI（具有 32 个方向或梯度的 DWI 和每个方向 80 层；FS=3，RT=2383.9，echo time=51.9）。

6.3.3 nTMS 定位运动皮质

使用 Nexstim eXimia NBS 4.3（Nexstim Plc，赫尔辛基，芬兰）系统进行运动皮质术前定位。运动皮质上刺激靶点对应 MEP 记录就能够直接呈现运动皮质上躯体代表区（见第 1 章）。一般在预定手术前 48h 内进行定位检查。患者坐在舒适的躺椅上，将患者的头部解剖结构图像（增强 T1 加权像或 FLAIR 像）与患者的头部通过解剖标记和表面结构进行配准。

使用标准导航下 "8" 字形线圈进行靶向刺激。第一步确定病灶同侧半球的第 1 背侧骨间肌 rMT。用强度为 110% rMT 的刺激输出进行运动皮质定位，将强度增加至 130% rMT 用于下肢运动的皮质定位。MEP 如果幅度 >50μV（峰 – 峰值）均被认为是运动阳性反应定位点。使用三通道标准肌电图电极（Neuroline 720；Ambu，巴勒鲁普，丹麦）来记录 MEP，在每个身体部分（面部、手臂或腿）选择至少一个肌肉以获得运动皮质上对应的躯体运动代表区。通常使用的肌肉是 FDI、APB、ECR、BIC、TA、MEN 和 OrO。选择的部位取决于肿瘤位置和患者的运动表现。nTMS 定位的平均所需时间为 45min。

只有用 nTMS 同时获得面部、手臂和腿部运动皮质代表区的患者才能被纳入我们的研究。在该检查结束时，运动皮质的 nTMS 定位图以 DICOM 格式输出，随后导入神经导航系统进行配准，用于 DWI 图像和 DTI FT 的计算。

6.3.4 CST 图像融合和 DTI FT

第 9 章中将针对 DTI 本身更多的技术层面以及基于 nTMS 的 DTI FT 其他技术进行阐述。

从实际角度来看，DWI 像与运动皮质的 nTMS 定位图像以及 MRI 解剖图像（增强 T1 加权或 FLAIR 序列）一起导入神经导航系统（StealthStation®S7，Medtronic Navigation，Coal Creek Circle Louisville 公司，美国）。使用 StealthViz®S7 系统中的 StealthViz® 软件（Medtronic Navigation，Coal Creek Circle，Louisville 公司，美国）来进行 DTI FT，包括张量计算、ROI 选择和基于 nTMS 定位点的神经纤维追踪。DWI 图像与参考解剖学检查以及 nTMS 都要进行配准，然后计算 DTI 张量。一旦计算出张量，软件就会创建表观扩散系数（ADC）图和定向编码颜色图（DEC），绘制 DEC 图之后可用于在受占位效应影响的半球中选择 ROI 从而追踪 CST 方向。多 ROI 技术用于躯体代表区上进行 DTI FT。第 1 个 ROI 位于同侧大脑脚的前外侧部（图 6-1a）。运动皮质的 nTMS 定位点作为第 2 个 ROI。它可以分为 3 个不同的部分，对应于 3 个不同身体部分（面部、手臂和腿部）运动的皮质代表区，以追

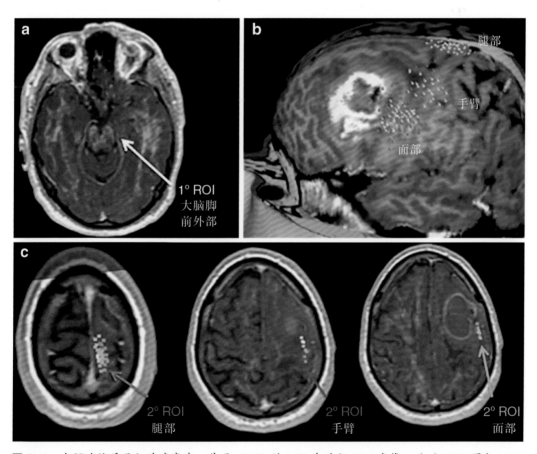

图 6-1　左额叶胶质母细胞瘤患者，基于 nTMS 的 DTI 中进行 CST 成像。（a）DEC 图与 MRI 结构像进行配准，选择大脑脚前外部作为第 1 个 ROI；（b）nTMS 在运动皮质上的躯体代表区定位点被分为 3 组 ROI，分别对应于腿部、手臂和面部肌肉的皮质代表区；（c）将 3 个 nTMS 功能定位点分别作为第 2 个 ROI，以计算 CST 中对应于不同躯体部位功能的 3 个部分

踪其躯体组织所对应的 CST。每个皮质区域对应于一个肢体部分，包括 nTMS 为每个躯体区域（面部，手臂和腿部）提供的所有阳性运动反应的定位点。这是根据刺激期间记录的不同肌肉反应筛选出来后作为第 2 个 ROI。对于每位患者，我们需要获得至少 3 个 ROI，分别对应于对侧面部肌肉（MEN）、手臂（ECR 和 / 或 FDI 和 / 或 BIC）和腿部（TA）运动功能（图 6-1b）。然后，我们使用同侧大脑脚的前外侧部分作为第 1 个 ROI 以及不同躯体运动对应的皮质定位点作为第 2 个 ROI，分别计算对应不同功能的 CST 纤维束的 DTI 成像（图 6-1c）。

使用纤维束追踪的确定性方法进行 DTI FT，用以下参数来设置连续跟踪（FACT）。

- 部分各向异性（FA）=0.20
- 矢量步长 =1 mm
- MFL=20mm
- 种子密度 =3.0；最大方向变化 =45°

基于 nTMS 的 DTI FT，手臂和腿部神经纤维的最大方向变化为 45°，面部神经纤维的最大方向变化为 75°~90°。为了使面部对应的神经纤维可视化，应逐渐增大方向变化，直到可以识别纤维束。标准的 DTI FT 和基于 nTMS 的 DTI FT 均使用相同的参数设置，计算角度除外。

通过对 nTMS 的 DTI FT 获得的不同纤维束进行可视化来呈现整个 CST，反映了其内在的功能组织构成（图 6-2）。该技术通过 nTMS 系统可以客观地定位运动皮质功能位点，能够在 CST 计算中仅包括那些运动功能相关的神经纤维。因此，在术前和术中对运动神经通路的实时功能定位可以对手术操作进行规划和指导。

手术后，通过置于经典解剖标志上的单 ROI 技术进行 CST 的标准 DTI FT 计算。根据文献，ROI 位于同侧大脑脚的前外侧部，这与基于 nTMS 进行重建使用的 ROI 大小和位置相同。

6.3.5 术中验证基于 nTMS 的 DTI FT 呈现的 CST 的准确性

在手术期间使用基于 nTMS 的 DTI FT 追踪的 CST 纤维束作为指导所有患者的皮质下刺激。通过 NIM-Eclipse 系统（Medtronic，明尼阿波利斯，美国）通过单极刺激进行皮质下 DES。放置皮质下电极探针以记录相对应的肌肉的 MEP，这些肌肉要与 nTMS 运动定位时使用相同的肌肉。使用单极刺激（开颅手术中的每轮 3~4 次刺激，脉冲持续时间为 50~500μs，刺激间隔间隔（ISI）为 2~4ms（250~500Hz））以逐渐增高的强度检测运动响应，上限为 25 mA。接近 CST 的

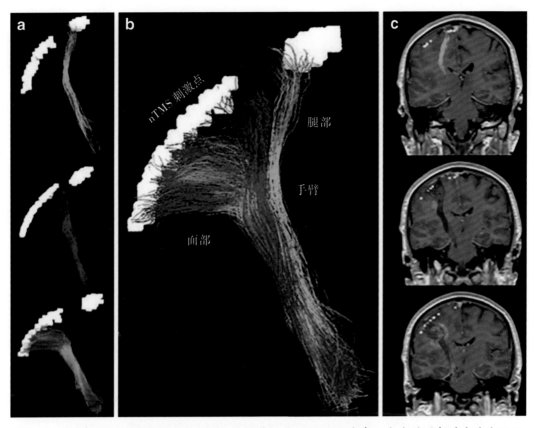

图 6-2　基于 nTMS 的肢体运动区 DTI FT 后进行的 CST-3D 重建。（a）使用相对应的脑 TMS 定位点图（白点）构建 CST 功能不同的纤维束的 3D 重建（腿：绿色，手臂：红色，脸：紫色）；（b）三维重建的冠状位视图；（c）导航 MRI 解剖结构配准后的纤维束成像

肿瘤病例中，手术切除要逐层进行，其中每层切除后就进行皮质下刺激以免损伤 CST。继续进行皮质下 DES 引导的病变切除，直到获得 5mA 刺激强度下的 MEP。通常，当在该刺激强度下获得 MEP 时，将停止切除肿瘤。这些刺激位点信息存储在神经导航系统中，并用于测量刺激部位和 CST 之间的距离，因为使用 DTI FT 技术（传统标准流程和基于 nTMS）进行计算。输出每个皮质下 DES 定位点的点坐标，并和术前 MRI 扫描图像以及由两种不同的 DTI FT 技术计算的 CST 一起进行配准。测量刺激获得的皮质下 DES 点与通过两种 DTI FT 技术计算获得的 CST 之间的距离，并与 DES 皮质下刺激强度一起存储。

此时，通过间距和皮质下 DES 强度之间的相关性分析，以评估两种 DTI FT 重建的可靠性和最终差异。

此外，我们分析了与皮质下 DES 引起的肌肉反应和基于 nTMS 的 DTI FT 重建的躯体运动 CST 之间的对应关系，以验证相关的肌肉运动（即 MEN、FDI、TA）所对应不同部位功能的 CST 纤维束（即面部、手臂、腿部）。

6.4 结果

本研究纳入了 35 名患者（19 名男性，16 名女性，平均年龄为 54±14.3 岁，范围为 19~76 岁，从 2014 年 1 月至 2016 年 1 月）。每个患者需要大约 150~200 次刺激才能获得满意的腿部、手臂和面部肌肉的躯体运动定位。所有患者都能很好地耐受检查过程。

在手术前一天进行基于 nTMS 的 DTI FT 重建 CST，而标准 DTI FT 在手术后使用相同的成像数据集进行。在所有的病例中，使用两种不同技术都成功进行了 CST 纤维束追踪。

基于 nTMS 的重建在所有情况下都能对躯体运动代表区的 CST 进行可视化（图 6-3）。我们使用颜色编码区分手臂、腿部和面部的纤维束（绿色用于腿部纤维、红色用于手臂、紫色用于面部）。这种重建可以呈现整个运动神经纤维通路，在形态功能上呈现解剖和功能信息。这使外科医生能够更准确地了解手术相关风险，能够在术前分析发现病变与 CST 不同功能纤维束之间的空间关系，并在术中使用所有这些形态功能学相关信息来指导切除病变。

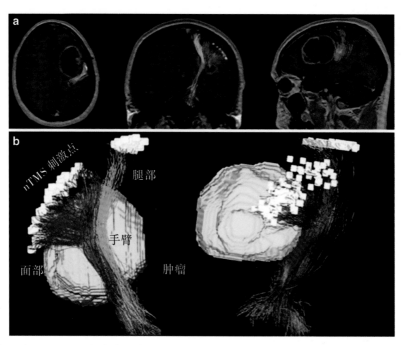

图 6-3　在左前额 GBM 的患者中，基于 nTMS 的 DTI FT 重建 CST 后的配准。（a）基于 nTMS 进行 DTI FT 重建 CST（腿部运动相关 CST 纤维：绿色；手臂运动相关 CST 纤维：红色；紫色运动相关 CST 纤维：面部）并与结构 MRI T1 加权像进行配准；（b）进行 CST 的三维重建及其与肿瘤（黄色）的空间关系。肿瘤位于 CST 的正后方，与面部运动 CST 纤维（紫色）紧邻

6.4.1 基于 nTMS 的 DTI FT 获得 CST 技术准确性的术中分析

皮质下 DES 用于指导病变脑组织的安全切除并评估分析基于 nTMS 的 DTI FT 获得 CST 技术的可靠性和准确性。在肿瘤病例治疗中，按照预先计划进行操作，当电极 DES 强度为 5 mA 探测到 MEP 时，立刻停止切除。由基于 nTMS 的 DTI FT 技术显示的最后一次刺激点和 CST 之间的距离是 4.64 ± 0.78mm（平均值 ± 标准差；图 6-4a）。在所有患者中，我们观察到使用基于 nTMS 技术获得的 CST 中不同功能的纤维束和术中记录的 MEP 类型之间有较好的一致性。根据基于 nTMS 的 CST 重建结果符合我们预期中特定部位反应的 MEP（手臂、面部或腿部；图 6-4a~c）。

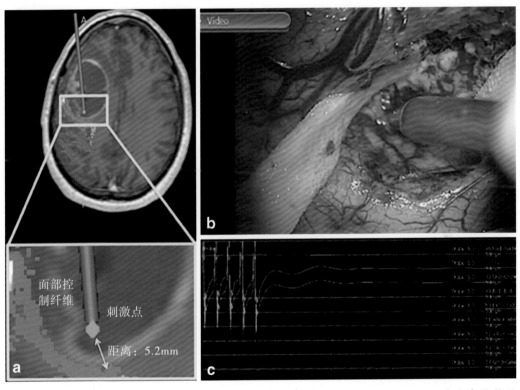

图 6-4　皮质下 DES 对 CST 的空间准确性的验证。皮质下 DES 验证了 CST 及其内在结构的空间准确性，同基于 nTMS 的 DTI FT 所呈现的一致。（a）切除左前额 GBM 时的术中导航。CST 内不同躯体运动的神经纤维由不同颜色表示（绿色：腿；红色：手臂；紫色：面部）。蓝色探针表示用于皮质下 DES 导航电极探针。探针末端的绿点代表皮质下 DES 刺激点，使用 6mA 刺激强度诱发 MEP；（b）肿瘤切除术中显微镜下视野；（c）皮质下 DES 时的电位记录，表现出皮质下 DES 激活的肌肉和相应的躯体运动 CST 纤维之间的相关性，如功能性纤维束成像中呈现的那样。CST 面部纤维（紫色）与右侧咬肌和 OrO 肌肉中引起的反应相对应。神经导航系统显示刺激点和 CST 之间的距离为 5.2mm

6.4.2 CST 距离与皮质下 DES 强度的相关性分析

手术后，通过 CST 距离与皮质下 DES 点强度的相关性分析比较两种 DTI FT 技术。我们从神经导航系统中导出总共 242 个刺激点。nTMS 检测中，定位点与 CST 的平均距离为 9.2 ± 0.4mm（平均值 ± 标准差）。统计分析显示定位点与 CST 的距离和皮质下 DES 强度呈正相关（$R=0.95$；$P<0.0001$）。回归分析显示线性相关性由方程式 $y=0.9111x+1.684$ 表示。与标准 DTI FT 相比，前者的线性模型拟合更好（$R^2=0.8002$ vs $R^2=0.7259$，二者具有显著不同的斜率，$P=0.02$；图 6-5）。

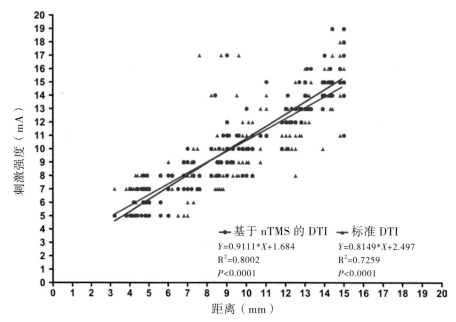

图 6-5 定位点与 CST 的间距和皮质下 DES 强度之间的线性回归分析。线性回归分析显示两种技术在每个刺激点与 CST 的距离（mm）和皮质下 DES（mA）强度之间有显著相关性。我们发现基于 nTMS（蓝色）的方程 $y=0.9111x+1.684$ 和标准纤维束成像（红色）的方程式 $y=0.8149x+2.497$ 之间有线性正相关关系。基于 nTMS 技术的线性拟合度更好（$R=0.95$ vs 0.93；$R^2=0.8002$ vs 0.72597）。注意两个线性模型的不同斜率和 y 截距，表明两种技术之间不同的可靠性（$P=0.02$）

6.5 讨论，限制和其他方法

基于 nTMS 的 DTI FT 是一种可靠的技术，可以为占位性病变与整个运动通路之间的空间关系提供更好的术前相关信息，从而能够更好的对手术治疗相关风险进行评估。与标准 DTI FT 技术重建 CST 相比，基于 nTMS 的技术的主要优势在于可以获得客观的神经生理学结果以及其对 CST 内纤维构成的可视化。

标准 DTI FT 常常会受到影响，特别是因为它是一种依赖于操作者的技术。重建的最终结果可能受到以下几个因素的影响，包括如何选择解剖标志作为种子点 ROI，不同的重建算法和软件以及肿瘤周围的水肿。

用于 DTI 重建 CST 所用的解剖标志在文献中有明确定义。然而，众所周知，占位性病变的存在，特别是生长缓慢的病变，可以诱发神经可塑性现象或导致解剖结构的紊乱，这可能导致 ROI 种子点的确定变得更加困难。

使用基于 nTMS 的 DTI FT 可以避免此类束缚，因为它是基于客观的神经生理学的肌肉电位变化，也考虑到了由于病变引起的神经可塑性可能会导致运动皮质的重塑。与标准技术相比，这能增加 CST 重建的可重复性，增加了不同操作者之间的一致性。

在最近的几项研究中描述了使用 nTMS 对皮质功能的定位坐标作为 DTI FT 的种子区域。此外，使用 nTMS 的另一个优点是可以对面部肌肉运动的皮质代表区定位。这提供了运动皮质上不同躯体部位运动相关的 CST，这可以很好地用于改善 CST 可视化效果。确定性 DTI FT 的另一个限制是外侧 CST 纤维束可视化的效果差，这些 CST 纤维束需要弯曲以连接到面部肌肉的皮质代表区。使用 nTMS 定位（包括面部运动的皮质代表区）可以提高最外部分 CST 的可视化及其可靠性。

基于 nTMS 的 DTI FT 重建与 DES 结果的一致性良好，并且比标准 DTI FT 更准确。特别是当我们观察记录到了不同部位（手臂、腿部或面部肌肉）MEP 与受刺激的 CST 纤维束之间的对应关系，这些可以通过神经导航系统直接进行呈现。此外，与标准技术相比，皮质下 DES 响应点与基于 nTMS 的 DTI FT 获得的邻近 CST 纤维束走行距离之间的相关性更强。

所有这些数据表明基于 nTMS 技术的结果是可靠和准确的，并且已经成功地用于位于神经运动通路上或附近占位性病变的术前计划。基于 nTMS 的 DTI FT 提高了对 CST 与可疑的运动功能脑区损伤之间空间关系的识别，特别是位置在深部脑区的时候。后一种情况可以改变手术适应证，从而改善手术治疗风险 / 效益的术前评估。

此外，基于 nTMS 的 CST 重建可以在手术期间很好地配合 IOM 的运用，进一步指导对病变的切除。功能性 CST 纤维束成像和皮质下 DES 的组合有助于外科医生根据前者来指导皮质下 DES，从而可以更快地执行术前计划。在本研究中，肿瘤切除是逐层进行的，随着肿瘤的切除也逐层重复刺激。通过基于 nTMS 的 DTI FT 可以精确定位 CST，在肿瘤切除术中可以发现随着手术的深入，能够诱发的 MEP

电流强度是逐渐降低的。当通过低强度刺激（5mA）就可以诱发 MEP 时，表明已经接近 CST，那么必须及时停止切除。此时，与 CST 的平均距离为 4.64 ± 0.78 mm（平均值 ± 标准差）。刺激强度与到 CST 距离的相关性分析显示它们之间有高度的线性正相关关系（R=0.95；R^2=0.8002）。

实际上，有 5 项研究对定位点到 CST 的距离和刺激强度的关系进行了定量分析，得出了不同的结果。其中 4 项研究发现距离和刺激强度之间存在线性相关性；而在 1 项研究中，发现为非线性关系。此外，表达这种相关性的方程式显著不同。Ohue 等人通过术后纤维束成像得出方程 y=0.972x+0.120 来描述两者的关系，斜率为 0.972（接近 1），y 截距为 0.120（接近 0）。这是对应于距离 CST 1mm 时 1mA 刺激诱发 MEP 的一种近似理想状态下的相关分析。我们的研究结果得出了较好的斜率值（0.9111）的线性相关性，但存在相对较高的 y 截距值（1.684），意味着每 mA 变化之间的距离更小。这可以通过使用术前成像中存在脑结构移位来解释。然而，对于基于 nTMS 的 DTI FT，相关性和与线性模型的拟合更强，表明与标准 DTI FT 相比具有显著更高的准确度（P=0.02）。

我们还发现，不同部位诱发的 MEP（面部、手臂或腿部）对应于功能不同的纤维束。这进一步证实了基于功能性 nTMS 的技术是准确的。

6.5.1　基于 nTMS 的 DTI FT 的替代方案

迄今为止，已有 6 篇文章报道了基于 nTMS DTI FT 重建 CST 的不同方案。文献表明，用于 DTI 采集的方向数量可以影响 FT 结果。方向数越多，重建的可靠性就越高，计算张量所需的最小梯度数为 6。在已发表的研究中，基于 nTMS 的 DTI FT 总是使用 ≥ 20 个方向的数据来计算，除了其中 1 项研究。这些报告中的 DTI 追踪参数设置变化很大，以下是最常见的几个参数。

- 矢量步长 =1.6mm
- MFL ≥ 100mm
- 角度阈值 =30°，可以增加到 45° 以观察 CST 的最外侧部分（面部纤维）

必须更加注意选择最佳 FA 值来确定纤维素追踪的终点，通过使用对应于单个 FA 阈值的 75%（只能见到 1 根 CST 纤维时的最低 FA 值），有学者尝试提出了标准化 FA 终止值。然而，需要根据肿瘤周围水肿情况、识别 CST 的必要性和出现异常纤维的风险（低 FA 值的风险较高）来确定数值。最近，在所有研究中使用了双 ROI 种子技术。第 1 个 ROI 通常位于脑干（前脑桥 / 大脑脚），提供比使用 IC 更准确的结果。第 2 个 ROI 通常放置在包括所有 nTMS 阳性运动的定位点上，并用其代表整个 M1。CST 重建可以通过绘制与躯体组织相对应的运动皮质（足部、手部和面部区域）的种子区域，并将其作为第 2 个种子 ROI。或者，不同躯体代表区热点可以扩大 2~3mm 范围，分别作为第 2 个种子 ROI 来进行 CST 相应纤维的重建。表 6-1 总结了目前文献报道中基于 nTMS 的不同 DTI FT 方案。

6.5.2　DTI FT 的局限性

然而，即使是通过基于 nTMS 的成像技术，也无法避免某些 DTI FT 的固有限制。首先，病灶周围大量水肿严重影响对水扩散张量的计算，特别是在病灶毗邻体素中。尽管在 nTMS 中使用特定的第 2 个种子 ROI 来确保软件有效计算纤维，但是水肿的存在显著降低了获得可靠的张量计算中所需的各向异性值的可能性，从而无法很好地实现可靠的神经纤维可视化。在这种情况下，CST 可视化的唯一方法是使用低 FA 值进行 DTI 计算，但是这 t 样会导致异常纤维的出现，并会降低 DTI FT 的准确性。这种情况无论使用标准 DTI FT 还是基于 nTMS 技术都不能避免，仍有待进一步的研究。

此外，术前运动已经严重受损的患者中，由于肿瘤侵袭运动皮质及 CST，nTMS 刺激下很难引起任何运动反应，因此，难以发现可以作为 CST 重建中 DTI FT 的种子点（诱发运动的阳性脑区）。尽管如此，在已经发表的一些报道中发现，即使是在偏瘫患者中也有可能获得运动皮质上 nTMS 阳性运动反应刺激位点。

最后，DTI FT 最重要的局限性是手术期间存在脑移位。除非结合使用术中成像技术，否则这是不可避免的，脑脊液释放以及术中冲洗包括 CST 会导致脑移位，特别是在手术的最后阶段。尽管如此，术中 CST 可视化仅可作为术中皮质下 DES 的指导，DES 仍然是指导病变切除的金标准。与标准 DTI FT 技术相比，基于 nTMS 的 DTI FT 与术中皮质下 DES 存在更好的一致性，使其能更准确、更有效地指导手术规划。

6.6　结论

与标准解剖神经纤维束成像相比，基于功能定位的 nTMS 下通过 DTI FT 重建 CST 更加可靠和准确。通过这种对应躯体不同部位运动的 CST 纤维的重建可以获得解剖学和功能上更多的细节，这使得手术医生能够在术前就对病变与运动纤维部分之间的空间关系进行初步评估，并能更好地评估肿瘤切除中的相关风险。此外，

表 6-1　针对基于 nTMS 的 DTI FT 重建 CST 的已发表的不同方案

研究	DTI 参数	DTI FT 参数				ROI 种子点		软件
		矢量步长	MFL	角度阈值	FA 阈值	第 1 ROI	第 2 ROI	
Frey et al. (2012)	24 方向 $b=1000s/mm^2$	1.6mm	110mm	30°	75% of FA 值	脑干 /IC	nTMS 阳性点（扩大到 6mm）	Brainlab iPlan 2.0
Krieg et al. (2012a)	6 方向 $b=800s/mm^2$	/	100mm	30°	可变的（<0.20）	脑干	nTMS 阳性点（扩大到 2mm）	Brainlab iPlan 3.0.1
Conti et al. (2014)	32 方向 $b=1000s/mm^2$	1mm	110mm	45°	0.20	脑干	nTMS 阳性点（分为下肢、上肢和面部）	Medtronic Stealth Viz—StealthStation S7
Weiss et al. (2015)	30 方向 $b=800s/mm^2$	1.6mm	1mm（可信度截点=121.5mm）	30°	100% FA 阈值（可信度截点=0.105）	脑干	针对手、足和舌部肌肉的 nTMS 阳性点（扩大 2~3mm）	Brainlab iPlan 3.0.0
Forster et al. (2015)	20 方向 $b=700s/mm^2$	/	80mm	/	0.20	脑干	所有 nTMS 阳性点（分为腿部和手部的位点）	Brainlab iPlan 3.0.3
Weiss et al. (2015)	30 方向 $b=800s/mm^2$	1.6mm	1mm	30°	100% FA 阈值	脑干	所有 nTMS 阳性点（分为腿部和舌部肌肉的位点，扩大 2~3mm）	Brainlab iPlan 3.0.0

该表概述了当前已经发表了的基于 nTMS 的 DTI FT 的方案

基于 nTMS 的 DTI FT 重建 CST 也可在手术期间用作 DES 和病变切除的指导。特别是，根据 CST 中躯体运动对应的重建纤维来进行术前计划并以此指导 EOR，这可用于提高我们对神经生理学的认知。需要注意的是，DTI FT 对肿瘤切除范围的影响是一个亟待解决的重要课题。

原文参考

Basser PJ. Inferring microstructural features and the physiological state of tissues from diffusion- weighted images. NMR Biomed. 1995;8(7-8):333-44.

Basser PJ, Mattiello J, LeBihan D. MR diffusion tensor spectroscopy and imaging. Biophys J. 1994;66(1):259-67. doi:10.1016/S0006-3495(94)80775-1.

Bozzao A, Romano A, Angelini A, D'Andrea G, Calabria LF, Coppola V, et al. Identification of the pyramidal tract by neuronavigation based on intraoperative magnetic resonance tractography: correlation with subcortical stimulation. Eur Radiol. 2010;20(10):2475-81. doi:10.1007/ s00330-010-1806-7.

Burgel U, Madler B, Honey CR, Thron A, Gilsbach J, Coenen VA. Fiber tracking with distinct software tools results in a clear diversity in anatomical fiber tract portrayal. Cent Eur Neurosurg. 2009;70(1):27-35. doi:10.1055/ s-0028-1087212.

Catani M, Thiebaut de Schotten M. A diffusion tensor imaging tractography atlas for virtual in vivo dissections. Cortex. 2008;44(8):1105-32. doi:10.1016/j.cortex.2008.05.004.

Catani M, Howard RJ, Pajevic S, Jones DK. Virtual in vivo interactive dissection of white matter fasciculi in the human brain. Neuroimage. 2002;17(1):77-94.

Conti A, Raffa G, Granata F, Rizzo V, Germano A, Tomasello F. Navigated transcranial magnetic stimulation for "somatotopic" tractography of the corticospinal tract. Neurosurgery. 2014;10(Suppl 4):542-554. discussion 554. doi:10.1227/NEU.0000000000000502.

Conturo TE, Lori NF, Cull TS, Akbudak E, Snyder AZ, Shimony JS, et al. Tracking neuronal fiber pathways in the living human brain. Proc Natl Acad Sci U S A. 1999;96(18):10422-7.

Duffau H. The dangers of magnetic resonance imaging diffusion tensor tractography in brain sur- gery. World Neurosurg. 2014;81(1):56-8. doi:10.1016/j.wneu.2013.01.116.

Feigl GC, Hiergeist W, Fellner C, Schebesch KM, Doenitz C, Finkenzeller T, et al. Magnetic reso- nance imaging diffusion tensor tractography: evaluation of anatomic accuracy of different fiber tracking software packages. World Neurosurg. 2014;81(1):144-50. doi:10.1016/j. wneu.2013.01.004.

Forster MT, Hoecker AC, Kang JS, Quick J, Seifert V, Hattingen E, et al. Does navigated transcra- nial stimulation increase the accuracy of tractography? A prospective clinical trial based on intraoperative motor evoked potential monitoring during deep brain stimulation. Neurosurgery. 2015;76(6):766-76. doi:10.1227/NEU.0000000000000715.

Frey D, Strack V, Wiener E, Jussen D, Vajkoczy P, Picht T. A new approach for corticospinal tract reconstruction based on navigated transcranial stimulation and standardized fractional anisot- ropy values. Neuroimage. 2012;62(3):1600-9. doi:10.1016/j.neuroimage.2012.05.059.

Frey D, Schilt S, Strack V, Zdunczyk A, Rosler J, Niraula B, et al. Navigated transcranial magnetic stimulation improves the treatment outcome in patients with brain tumors in motor eloquent locations. Neuro Oncol. 2014;16(10):1365-72. doi:10.1093/neuonc/nou110.

Giordano M, Nabavi A, Gerganov VM, Javadi AS, Samii M, Fahlbusch R, et al. Assessment of quantitative corticospinal tract diffusion changes in patients affected by subcortical gliomas using common available navigation software. Clin Neurol Neurosurg. 2015;136:1-4. doi:10.1016/j.clineuro.2015.05.004.

Goebell E, Fiehler J, Ding XQ, Paustenbach S, Nietz S, Heese O, et al. Disarrangement of fiber tracts and decline of neuronal density correlate in glioma patients—a combined diffusion ten- sor imaging and 1H-MR spectroscopy study. AJNR Am J Neuroradiol. 2006;27(7):1426-31.

Hakulinen U, Brander A, Ryymin P, Ohman J, Soimakallio S, Helminen M, et al. Repeatability and variation of region-of-interest methods using quantitative diffusion tensor MR imaging of the brain. BMC Med Imaging.

2012;12:30. doi:10.1186/1471-2342-12-30.

Holodny AI, Watts R, Korneinko VN, Pronin IN, Zhukovskiy ME, Gor DM, et al. Diffusion tensor tractography of the motor white matter tracts in man: current controversies and future direc- tions. Ann N Y Acad Sci. 2005;1064:88-97. doi:10.1196/annals.1340.016.

Kamada K, Todo T, Ota T, Ino K, Masutani Y, Aoki S, et al. The motor-evoked potential threshold evaluated by tractography and electrical stimulation. J Neurosurg. 2009;111(4):785-95. doi:10.3171/2008.9.JNS08414.

Krieg SM, Buchmann NH, Gempt J, Shiban E, Meyer B, Ringel F. Diffusion tensor imaging fiber tracking using navigated brain stimulation—a feasibility study. Acta Neurochir. 2012a;154(3):555-63. doi:10.1007/s00701-011-1255-3.

Krieg SM, Shiban E, Buchmann N, Gempt J, Foerschler A, Meyer B, et al. Utility of presurgical navigated transcranial magnetic brain stimulation for the resection of tumors in eloquent motor areas. J Neurosurg. 2012b;116(5):994-1001. doi:10.3171/2011.12.JNS111524.

Krieg SM, Shiban E, Buchmann N, Meyer B, Ringel F. Presurgical navigated transcranial mag- netic brain stimulation for recurrent gliomas in motor eloquent areas. Clin Neurophysiol. 2013;124(3):522-7. doi:10.1016/j.clinph.2012.08.011.

Krieg SM, Sabih J, Bulubasova L, Obermueller T, Negwer C, Janssen I, et al. Preoperative motor mapping by navigated transcranial magnetic brain stimulation improves outcome for motor eloquent lesions. Neuro Oncol. 2014;16(9):1274-82. doi:10.1093/neuonc/nou007.

Kristo G, Leemans A, de Gelder B, Raemaekers M, Rutten GJ, Ramsey N. Reliability of the corti- cospinal tract and arcuate fasciculus reconstructed with DTI-based tractography: implications for clinical practice. Eur Radiol. 2013;23(1):28-36. doi:10.1007/s00330-012-2589-9.

Kwon HG, Hong JH, Jang SH. Anatomic location and somatotopic arrangement of the corticospi- nal tract at the cerebral peduncle in the human brain. AJNR Am J Neuroradiol. 2011;32(11):2116-9. doi:10.3174/ajnr.A2660.

Lebel C, Benner T, Beaulieu C. Six is enough? Comparison of diffusion parameters measured using six or more diffusion-encoding gradient directions with deterministic tractography. Magn Reson Med. 2012;68(2):474-83. doi:10.1002/mrm.23254.

Lee DH, Park JW, Park SH, Hong C. Have you ever seen the impact of crossing fiber in DTI?: demonstration of the corticospinal tract pathway. PLoS One. 2015;10(7):e0112045. doi:10.1371/journal.pone.0112045.

Lehericy S, Duffau H, Cornu P, Capelle L, Pidoux B, Carpentier A, et al. Correspondence between functional magnetic resonance imaging somatotopy and individual brain anatomy of the central region: comparison with intraoperative stimulation in patients with brain tumors. J Neurosurg. 2000;92(4):589-98. doi:10.3171/jns.2000.92.4.0589.

Lu S, Ahn D, Johnson G, Cha S. Peritumoral diffusion tensor imaging of high-grade gliomas and metastatic brain tumors. AJNR Am J Neuroradiol. 2003;24(5):937-41.

Maesawa S, Fujii M, Nakahara N, Watanabe T, Wakabayashi T, Yoshida J. Intraoperative tractog- raphy and motor evoked potential (MEP) monitoring in surgery for gliomas around the cortico- spinal tract. World Neurosurg. 2010;74(1):153-61. doi:10.1016/j.wneu.2010.03.022.

Minati L, Grisoli M, Bruzzone MG. MR spectroscopy, functional MRI, and diffusion-tensor imag- ing in the aging brain: a conceptual review. J Geriatr Psychiatry Neurol. 2007;20(1):3-21. doi:10.1177/0891988706297089.

Morita N, Wang S, Kadakia P, Chawla S, Poptani H, Melhem ER. Diffusion tensor imaging of the corticospinal tract in patients with brain neoplasms. Magn Reson Med Sci. 2011;10(4):239-43.

Nimsky C, Ganslandt O, Hastreiter P, Wang R, Benner T, Sorensen AG, et al. Intraoperative diffusion-tensor MR imaging: shifting of white matter tracts during neurosurgical proce- dures—initial experience. Radiology. 2005;234(1):218-25. doi:10.1148/radiol.2341031984.

Niu C, Liu X, Yang Y, Zhang K, Min Z, Wang M, et al. Assessing region of interest schemes for the corticospinal tract in patients with brain tumors. Medicine (Baltimore). 2016;95(12):e3189. doi:10.1097/MD.0000000000003189.

Nossek E, Korn A, Shahar T, Kanner AA, Yaffe H, Marcovici D, et al. Intraoperative mapping and monitoring of the corticospinal tracts with neurophysiological assessment and 3-dimensional ultrasonography-based navigation. Clinical article. J Neurosurg. 2011;114(3):738-46. doi:10.3171/2010.8.JNS10639.

Ohue S, Kohno S, Inoue A, Yamashita D, Harada H, Kumon Y, et al. Accuracy of diffusion tensor magnetic resonance imaging-based tractography for surgery of gliomas near the pyramidal tract: a significant correlation between subcortical electrical stimulation and postoperative trac- tography. Neurosurgery. 2012;70(2):283-293. discussion 294. doi:10.1227/NEU.0b013e31823020e6.

Ostry S, Belsan T, Otahal J, Benes V, Netuka D. Is intraoperative diffusion tensor imaging at 3.0T comparable to subcortical corticospinal tract mapping? Neurosurgery. 2013;73(5):797-807. discussion 806-797. doi:10.1227/NEU.0000000000000087.

Picht T, Mularski S, Kuehn B, Vajkoczy P, Kombos T, Suess O. Navigated transcranial magnetic stimulation for preoperative functional diagnostics in brain tumor surgery. Neurosurgery. 2009;65(6 Suppl):93-8.

Picht T, Schmidt S, Brandt S, Frey D, Hannula H, Neuvonen T, et al. Preoperative functional map- ping for rolandic brain tumor surgery: comparison of navigated transcranial magnetic stimula- tion to direct cortical stimulation. Neurosurgery. 2011a;69(3):581-588. discussion 588. doi:10.1227/NEU.0b013e3182181b89.

Picht T, Schmidt S, Woitzik J, Suess O. Navigated brain stimulation for preoperative cortical map- ping in paretic patients: case report of a hemiplegic patient. Neurosurgery. 2011b;68(5):E1475- E1480. discussion E1480. doi:10.1227/NEU.0b013e318210c7df.

Pujol S, Wells W, Pierpaoli C, Brun C, Gee J, Cheng G, et al. The DTI challenge: toward standard- ized evaluation of diffusion tensor imaging tractography for neurosurgery. J Neuroimaging. 2015;25(6):875-82. doi:10.1111/jon.12283.

Robles SG, Gatignol P, Lehericy S, Duffau H. Long-term brain plasticity allowing a multistage surgical approach to World Health Organization Grade II gliomas in eloquent areas. J Neurosurg. 2008;109(4):615-24. doi:10.3171/JNS/2008/109/10/0615.

Romano A, D'Andrea G, Calabria LF, Coppola V, Espagnet CR, Pierallini A, et al. Pre- and intra- operative tractographic evaluation of corticospinal tract shift. Neurosurgery. 2011;69(3):696- 704. discussion 704-695. doi:10.1227/NEU.0b013e31821a8555.

Sarubbo S, De Benedictis A, Merler S, Mandonnet E, Balbi S, Granieri E, et al. Towards a func- tional atlas of human white matter. Hum Brain Mapp. 2015; doi:10.1002/hbm.22832.

Takahashi S, Jussen D, Vajkoczy P, Picht T. Plastic relocation of motor cortex in a patient with LGG (low grade glioma) confirmed by NBS (navigated brain stimulation). Acta Neurochir. 2012;154(11):2003-8. doi:10.1007/s00701-012-1492-0.

Takahashi S, Vajkoczy P, Picht T. Navigated transcranial magnetic stimulation for mapping the motor cortex in patients with rolandic brain tumors. Neurosurg Focus. 2013;34(4):E3. doi:10. 3171/2013.1.FOCUS133.

Wakana S, Caprihan A, Panzenboeck MM, Fallon JH, Perry M, Gollub RL, Hua K, Zhang J, Jiang H, Dubey P, Blitz A, van Zijl P, Mori S. Reproducibility of quantitative tractography methods applied to cerebral white matter. Neuroimage. 2007;36(3):630-44.

Weiss C, Nettekoven C, Rehme AK, Neuschmelting V, Eisenbeis A, Goldbrunner R, et al. Mapping the hand, foot and face representations in the primary motor cortex—retest reliability of neuro- navigated TMS versus functional MRI. Neuroimage. 2013;66:531-42. doi:10.1016/j. neuroimage.2012.10.046.

Weiss C, Tursunova I, Neuschmelting V, Lockau H, Nettekoven C, Oros-Peusquens AM, et al. Improved nTMS- and DTI-derived CST tractography through anatomical ROI seeding on ante- rior pontine level compared to internal capsule. Neuroimage Clin. 2015;7:424-37. doi:10.1016/j. nicl.2015.01.006.

Yao X, Yu T, Liang B, Xia T, Huang Q, Zhuang S. Effect of increasing diffusion gradient direction number on diffusion tensor imaging fiber tracking in the human brain. Korean J Radiol. 2015;16(2):410-8. doi:10.3348/kjr.2015.16.2.410.

Yen PS, Teo BT, Chiu CH, Chen SC, Chiu TL, Su CF. White matter tract involvement in brain tumors: a diffusion tensor imaging analysis. Surg Neurol. 2009;72(5):464-469. discussion 469. doi:10.1016/j.surneu.2009.05.008.

7

通过 nTMS 运动皮质兴奋性对运动脑区手术进行风险分级

Olena Nikolenko, Thomas Picht

7.1 简介

　　脑运动皮质及传导通路内或附近的肿瘤可以显著破坏其功能的完整性。CSE（皮质脊髓兴奋性）作为运动皮质和脊髓之间皮质下连接纤维受损的标志，会受到脑肿瘤损伤的影响。而这种损伤会增加手术相关神经功能受损的风险。目前已经有多种非侵入性功能神经科影像可视化的方法可用以在术前评估运动控制皮质内手术的风险（见第 2 章）。

　　fMRI 技术通过间接测量局部代谢变化引起的 BOLD 信号来反映神经活动情况。然而，肿瘤浸润会影响大脑代谢和氧合水平。肿瘤浸润会影响 fMRI 血流动力学反应和神经血管耦合，从而产生假阳性和假阴性 BOLD 活动。据报道，fMRI 能够通过探测运动皮质及其与肿瘤的位置关系来评估手术风险。然而，由于不同的 MRI制造商、扫描方案和相关软件，其他医院有时难以重现某个中心 fMRI 研究的结果。这使得 fMRI 研究存在各种各样的分析技术、方案以及结果，导致分析结果的重复性差。

　　PET 成像可以反映 CNS 肿瘤代谢的各个方面，包括细胞增殖率、组织缺氧、葡萄糖代谢、氨基酸转运蛋白表达和细胞膜生物合成，从而评估这些具有异常组织学特征的肿瘤在神经外科治疗中可能存在的风险。使用 PET 对代谢变化进行可视化可以显示胶质瘤的不同进程，甚至可帮助识别特定肿瘤区域的恶性转归。同时采集 PET 和 MRI 数据来提示组织活检的位置以避免因肿瘤的取样不足而导致的检查错误。这些异常组织学部位的取样活检为 CNS 肿瘤的诊断分级提供了令人满意的诊断价值。然而，除了这些临床应用之外，PET 对于识别与脑内病变相邻的运动脑区方面表现出在灵敏性和特异性上的不足。

MEG 是一种可靠的非侵入性术前定位技术；其结果与 nTMS 相关性很好，并且和作为金标准的直接皮质刺激（DCS）技术之间的一致性很好。使用 MEG 自适应像素域滤波（β 频段中与事件相关的脑电波去同步化）定位的手运动皮质与术中 DES 手部运动的皮质定位点（与术前定位的误差在 1.6cm 内）显示出良好的相关性。基于 MEG 的功能风险评估可以确定病变边缘与运动区 MEG 定位点之间的最小距离。可以基于 MEG 定位情况并结合 MRI、肿瘤的解剖学特征和病理结果进行手术决策以及手术风险评估。然而，MEG 的使用十分有限：昂贵的价格阻碍了它的推广应用。

与这些脑功能定位方法相比，nTMS 不仅揭示了肿瘤与皮质之间的位置关系，还可以通过测量 CSE 来评估运动系统的功能状态。

7.2　皮质脊髓兴奋性 CSE

CSE 可以在术中通过皮质和皮质下 DES 期间监测 MEP 来测量，这是一种侵入性技术，但目前仍然是定位、监测和保护运动皮质和锥体束的金标准。

多种生理参数可以影响 CSE，如术中唤醒、刺激前的肌肉活动情况和空间注意力等。还要认识到个别物理参数与 CSE 有关，包括线圈到皮质的距离（CCD）、线圈位置、线圈方向以及与头部位置相关的线圈倾斜度等。

导航 TMS 能够实现 nTMS 线圈在相应肌肉的皮质运动代表区以及肿瘤周边区域的精确定位的可视化，并可以持续保持精确的定位。这极大地提高了 nTMS 运动定位的准确性，随后可以通过基于 nTMS 的 DTI FT 评估 CSE。以下是表征 CSE 时使用的通过 nTMS 测量的神经生理学 MEP 参数。

7.2.1　RC 曲线

MEP 的 RC 曲线（Recruitment curve，RC）或刺激 – 反应曲线代表运动系统的促进状态和运动皮质的输入 – 输出功能。RC 曲线反映刺激强度与 MEP 幅度之间的关系。图 7-1 显示了不同刺激强度下 RC 的例子。Na^+ 和 Ca^{2+} 通道特性、GABA 能及单胺能神经系统（如抗癫痫药物）的变化可以影响运动系统兴奋性这一参数。

7.2.2　皮质沉默期

CSP 是在 EMG 中 MEP 后的静默期，它是目标肌肉强直收缩时运动皮质上的

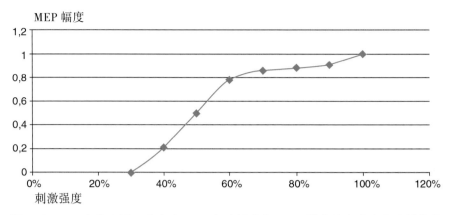

图 7-1　RC 曲线示例。反映了 MEP 相对幅度与 TMS 刺激强度的关系（刺激器最大输出的 30%~100%）

TMS 单次阈上刺激（120%~150% rMT）所产生的。CSP 持续时间反映了皮质抑制环路中的兴奋性。在正常受试者中，CSP 的持续时间在 98.3 ± 50.4 ms（平均值 ± 标准差）和 173.9 ± 3.0 ms 之间变化，这取决于刺激强度（120%~150% rMT）、年龄（CSP 在年轻受试者中较长）、MEP 和电场方向：前/后。EMG 活性恢复到其刺激前水平取决于 TMS 后 GABA 能抑制运动皮质神经元兴奋性的恢复情况。

7.2.3　静息下运动阈值

rMT 被定义为能够在 50% 的刺激中诱发可被 EMG 记录到的目标肌肉 MEP 的最小磁脉冲刺激强度，这意味着 10 个连续 TMS 刺激中至少能诱发 5 个阳性 MEP。通常，MEP 振幅需要高于 50 μV（峰 – 峰值）。左右半球之间 rMT 的比率反映了两侧受刺激的运动皮质区中神经元兴奋性的差异，在以下病理情况下具有临床意义。

● 脑卒中：脑卒中后 30 天出现轻度至中度偏瘫的患者中，相比于未受影响的半球，受影响半球的单个磁刺激 rMT 升高，并且显著高于健康对照者。这些脑卒中患者中健康半球对受影响半球有强烈的抑制作用。这种半球间相互作用的不平衡加重了运动缺陷并会影响患者康复的潜力。

● 帕金森病：与另一侧和健康对照组相比，患有 PD 和高度不对称肌肉僵硬的患者在身体更僵硬的一侧对侧半球的 rMT 显著降低。

但健康受试者的优势半球和非优势半球之间的 rMT 差异并无统计学意义。

7.2.4　半球间 rMT 比率

半球间 rMT 比率是两个半球 rMT 之间的比率。将肿瘤侧半球 rMT（刺激器输

出 %）除以未受影响的半球的 rMT，结果以百分比表示。rMT 比率为 90％ ~110％时表示两侧半球的兴奋性是平衡的，可以反映健康年轻人（年龄范围为 19~31 岁）和健康老年人（年龄范围为 47~73 岁）中个体之间的差异（图 7-2）。

对于脑肿瘤患者，rMT 比率超过 110％ 或低于 90％ 反映了双侧半球 M1 运动区或继发运动皮质（PMC+SMA）之间易化和抑制的不平衡（图 7-3 和图 7-4）。图 7-2~ 图 7-4 展示了在健康志愿者中半球间相互作用的研究，探索了不同脑肿瘤位置相关的半球间 rMT 比率以及由肿瘤生长引起的模型变化。所有这 3 个图都显示了运动区肿瘤生长影响双侧 CSE 的不同机制。

图 7-2 呈现"生理 CSE"。PMC、SMA 和 M1 区不能自主发挥功能。它们之间以及与同源对侧区域之间相互促进（绿色箭头）和抑制（红色箭头）。肿瘤不会影响到 CSE，因为它位于这些区域之外（在 M0 处），并且与 CST 之间的距离时安全的（>8mm）。

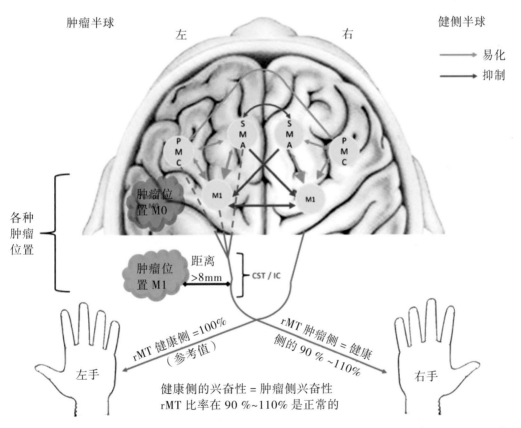

图 7-2　兴奋性平衡的半球，正常半球间 rMT 比率为 90％ ~110％。 由于肿瘤位于 M0，不影响 M1（初级运动皮质）区域、PMC（前运动皮质）或 SMA（补充运动区域）。初级和次级运动区域的半球间相互作用处于正常范围。如果肿瘤位于皮质下，肿瘤与 CST（皮质脊髓束）和 IC（内囊）的距离需要 > 8mm

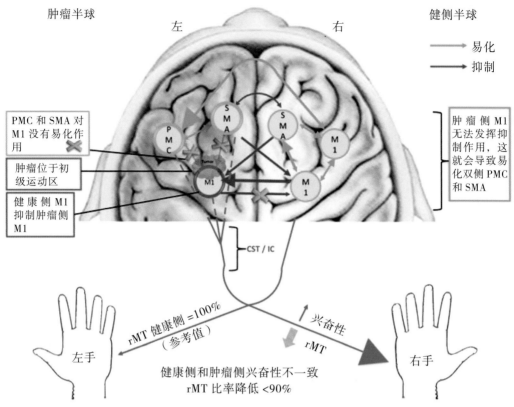

图 7-3　半球间兴奋性不一致，具有较低的半球间 rMT 比率 <90%。肿瘤位于 M1 区域。M1 和 M2 的半球间相互作用表明肿瘤破坏了 M2（PMC 和 SMA）促进 M1 的作用通路。由于同侧 PMC 的促进作用，受影响的半球需要以较低激刺水平来产生运动反应，因此显示出低 rMT 数值和两侧半球 rMT 比率降低

图 7-3 显示了"M1 区肿瘤"的影响。M1 位置的肿瘤会造成两侧半球之间易化和抑制作用的不平衡，这将导致 CSE 增加以及肿瘤侧半球的 rMT 降低。这反映了 nTMS 检测到半球间的低 rMT 比率（小于 90%）。

图 7-4 显示了影响 PMC 和 SMA 或其下行通路上的肿瘤如何影响 CSE。虽然此位置的肿瘤会易化对侧 SMA 和 M1 而导致健康侧 CSE 增加，但由于肿瘤的破坏作用，PMC 和 SMA 不能易化同侧 M1。相反，同侧 M1 会被对侧 M1 所抑制，这就导致肿瘤侧 CSE 降低和 rMT 增加，产生高 rMT 比率（超过 110%）。

nTMS 技术为评估运动功能皮质和肿瘤拓扑关系上神经生理的相互依赖作用提供了机会。这种神经生理学"定位"能够为手术风险评估提供补充信息，并通过运动系统功能状态的客观量化参数预测术后神经功能保存的可能性。这种风险的分级模型是基于计算术后 7 天和 3 个月特定术后运动结果的个体概率。

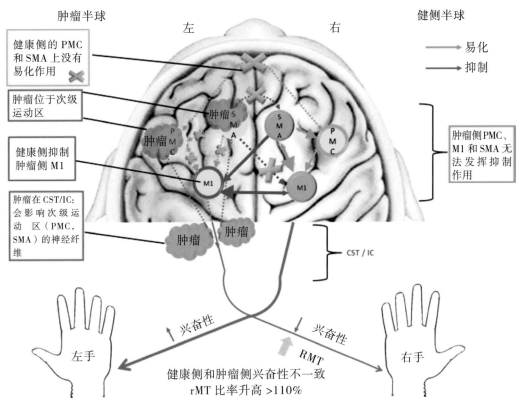

图 7-4　半球间兴奋性不一致，具有较低的半球间 rMT 比率 > 110%。肿瘤位于 M2（PMC 或 SMA），肿瘤侵袭皮质下结构，CST 和 IC 的距离通常 <8 mm。半球间相互作用表明肿瘤会导致功能受损：M2（PMC 和 SMA）促进同侧 M1 的通路和 M2（PMC 和 SMA）抑制对侧 M1 的通路。受影响的半球需要增加刺激水平才能产生运动反应，因此表现为高 rMT 数值和高的双侧半球间 rMT 比率

7.3　与 CST 的距离和风险评估

　　基于 nTMS 的 DTI FT 重建 CST 后，分析其与肿瘤之间的距离也可用于对手术风险进行评估。如果该距离为 8mm 或更大，则认为切除手术是安全的，手术后不太可能出现瘫痪症状（表 7-1；图 7-5 和图 7-6）。

7.4　临床应用

　　获得的客观量化数据可用于患者的临床咨询，也可用于在术前平衡风险和收益以制定适当的手术计划。

手术前无运动功能障碍的患者，具有相似的肿瘤位置和手术相似的 EOR，但在术前 nTMS 定位上具有不同的 rMT 比率可能会有不同的术后运动结果。表 7-1 提供了两个临床病例作为例子。

表 7-1　临床病例

项目	1 号患者，72 岁，女性	2 号患者，41 岁，女性
诊断	右侧颞顶叶胶质母细胞瘤 WHO° IV	右侧颞叶胶质母细胞瘤 WHO° IV
术前运动状态评估	BMRC 5 级：正常运动功能	BMRC 5 级：正常运动功能
基于 nTMS 的 DTI FT	肿瘤与 CST 距离 >8mm 见图 7-5	肿瘤与 CST 距离 >8mm 见图 7-6
rMT 比例 = 肿瘤侧半球 rMT/ 健康侧半球 rMT	rMT 比例 78%<90%，低于正常状态，病理状态	rMT 比例 91%，正常范围内（90%~110%）
	rMT 比例 = 肿瘤侧 rMT（右）21% 刺激输出 / 健康侧 rMT（左）27% 刺激输出 =78%	rMT 比例 = 肿瘤侧 rMT（右）31% 刺激输出 / 健康侧 rMT（左）34% 刺激输出 =91%
	肿瘤侧 rMT（右）21% 刺激输出 健康侧 rMT（左）27% 刺激输出	肿瘤侧 rMT（右）31% 刺激输出 健康侧 rMT（左）34% 刺激输出
切除范围	STR：T1 增强像上残留肿瘤 2mm	GTR：T1 增强像上没有残留肿瘤
术后 7 天的运动状态	BMRC 4 级 变差，左侧瘫痪	BMRC 5 级 没有运动损伤
结论	低 rMT 比率表明肿瘤生长，其占位效应或水肿可能损害运动系统的功能连接。CSE 恶化在正常运动状态下可能是无症状的。但是，此时有可能已经超过运动系统的代偿能力	正常的 rMT 比率可以提示功能状态的代偿：对于增长的脑肿瘤，运动系统保持相对完整性

比较两个具有相似肿瘤位置和术前运动状态但具有不同 rMT 比率和不同术后运动功能的临床病例。rMT 以 % 刺激输出。BMRC：英国医学研究委员会；STR：次全切除术

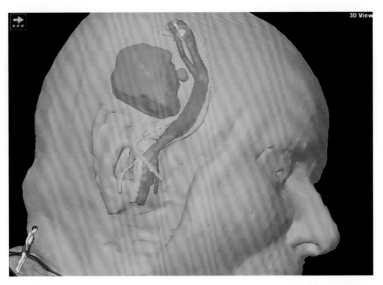

图 7-5 病例：1 号患者。右颞顶部胶质母细胞瘤患者 WHO° Ⅳ，肿瘤与 CST 的距离 <8mm

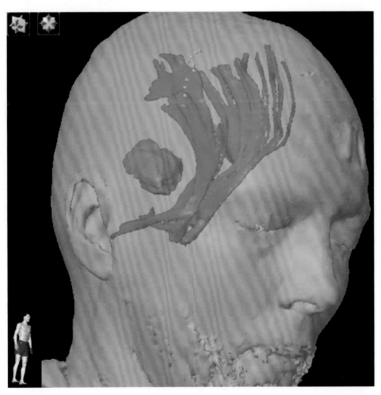

图 7-6 病例：2 号患者。右侧颞叶胶质母细胞瘤的患者 WHO° Ⅳ，肿瘤到 CST 的距离 >8mm

7.5　结论

在术前检查中可以很容易确定半球间的 rMT 比率。nTMS 设备可以测量 CSE，其与 nTMS 运动定位相关。

nTMS 不仅提供关于脑肿瘤和邻近运动控制皮质之间功能 – 解剖关系的相关信息；它还可以通过测量各种参数来评估运动系统的功能状态，这些参数可以表征 CSE，如 MEP、RC、CSP 和 rMT。

运动皮质相关手术中，半球间 rMT 比率作为风险分级的一个组成部分可用于计算术后运动障碍出现的概率。

在神经肿瘤学中使用 nTMS 进一步研究 CSE 的其他参数将能更准确地评估肿瘤生长和相邻神经组织之间的相互作用。这种基于神经生理学上的 nTMS 数据将会影响神经外科手术干预指征的判断、手术计划和治疗方案的修改，能提供新的治疗选择以更好地避免相关术后运动缺陷的发生，并因此改善患者的临床预后、生存和生活质量。

原文参考

Amassian VE, Maccabee PJ, Cracco RQ. Focal stimulation of human peripheral nerve with the magnetic coil: a comparison with electrical stimulation. Exp Neurol. 1989;103:282-9.

Awiszus F. TMS and threshold hunting. Suppl Clin Neurophysiol. 2003;56:13-23.

Bashir S, Perez JM, Horvath JC, Pena-Gomez C, Vernet M, Capia A, et al. Differential effects of motor cortical excitability and plasticity in young and old individuals: a transcranial magnetic stimulation (TMS) study. Front Aging Neurosci. 2014;6:111.

Bisdas S, Ritz R, Bender B, Braun C, Pfannenberg C, Reimold M, Naegele T, Ernemann

U. Metabolic mapping of gliomas using hybrid MR-PET imaging: feasibility of the method and spatial distribution of metabolic changes. Invest Radiol. 2013;48(5):295-301. doi:10.1097/ RLI.0b013e31827188d6. PubMed PMID: 23296081

Boroojerdi B, Battaglia F, Muellbacher W, Cohen LG. Mechanisms influencing stimulus- response properties of the human corticospinal system. Clin Neurophysiol. 2001; 112:931-7.

Cantello R, Gianelli M, Civardi C, Mutani R. Magnetic brain stimulation: the silent period after the motor evoked potential. Neurology. 1992;42:1951-9.

Cantello R, Tarletti R, Civardi C. Transcranial magnetic stimulation and Parkinson's disease. Brain Res Brain Res Rev. 2002;38(3):309-27. Review. PubMed PMID: 11890979

Catana C, Procissi D, Wu Y, et al. Simultaneous in vivo positron emission tomography and mag- netic resonance imaging. Proc Natl Acad Sci U S A. 2008;105:3705-10.

Chen R, Lozano AM, Ashby P. Mechanism of the silent period following transcranial magnetic stimulation. Evidence from epidural recordings. Exp Brain Res. 1999;128:539-42.

Chen R, Cros D, Curra A, Di Lazzaro V, Lefaucheur JP, Magistris MR, Mills K, Rosler KM, Triggs WJ, Ugawa Y, Ziemann U. The clinical diagnostic utility of transcranial magnetic stimulation: report of an IFCN committee. Clin Neurophysiol. 2008;119:504-32.

Cicinelli P, Pasqualetti P, Zaccagnini M, Traversa R, Oliveri M, Rossini PM. Interhemispheric asymmetries of motor cortex excitability in the postacute stroke stage: a paired-pulse transcra- nial magnetic stimulation study. Stroke. 2003;34:2653-8. PubMed: 14551397

Darling WG, Wolf SL, Butler AJ. Variability of motor potentials evoked by transcranial magnetic stimulation depends on muscle activation. Exp Brain Res. 2006;174:376-85.

Devanne H, Lavoie BA, Capaday C. Input-output properties and gain changes in the human corti- cospinal pathway. Exp Brain Res. 1997;114:329-38.

Dinov ID, Petrosyan P, Liu Z, Eggert P, Zamanyan A, Torri F, Macciardi F, Hobel S, Moon SW, Sung YH, Jiang Z, Labus J, Kurth F, Ashe-McNalley C, Mayer E, Vespa PM, Van Horn JD, Toga AW. The perfect neuroimaging-genetics-computation storm: collision of petabytes of data, millions of hardware devices and thousands of software tools. Brain Imaging Behav. 2014;8(2):311-22.

Frey D, Schilt S, Strack V, Zdunczyk A, Rösler J, Niraula B, et al. Navigated transcranial magnetic stimulation improves the treatment outcome in patients with brain tumors in motor eloquent locations. Neuro Oncol. 2014;16:1365-72.

Fuhr P, Agostino R, Hallett M. Spinal motor neuron excitability during the silent period after cortical stimulation. Electroencephalogr Clin Neurophysiol. 1991;81(4):257-62. PubMed PMID: 1714819.

Grefkes C, Eickhoff SB, Nowak DA, Dafotakis M, Fink GR. Dynamic intra- and interhemispheric interactions during unilateral and bilateral hand movements assessed with fMRI and DCM. Neuroimage. 2008;41(4):1382-94. doi:10.1016/j.neuroimage.2008.03.048. PubMed PMID: 18486490

Hou BL, Bradbury M, Peck KK, Petrovich NM, Gutin PH, Holodny AI. Effect of brain tumor neovasculature defined by rCBV on BOLD fMRI activation volume in the primary motor cor- tex. Neuroimage. 2006;32(2):489-97.

Hund M, Rezai AR, Kronberg E, Cappell J, Zonenshayn M, Ribary U, Kelly PJ, Llinás R. Magnetoencephalographic mapping: basic of a new functional risk profile in the selection of patients with cortical brain lesions. Neurosurgery. 1997;40(5):936-42. discussion 942-3. PubMed PMID: 9149251

Inghilleri M, Berardelli A, Cruccu G, Manfredi M. Silent period evoked by transcranial stimulation of the human cortex and cervicomedullary junction. J Physiol. 1993;466:521-34.

Julkunen P, Säisänen L, Danner N, Niskanen E, Hukkanen T, Mervaala E, Könönen M. Comparison of navigated and non-navigated transcranial magnetic stimulation for motor cortex mapping, motor threshold and motor evoked potentials. Neuroimage. 2009;44(3):790-5. doi:10.1016/j. neuroimage.2008.09.040. PubMed PMID: 18976714

Julkunen P, Säisänen L, Danner N, Awiszus F, Könönen M. Within-subject effect of coil-to-cortex distance on cortical electric field threshold and motor evoked potentials in transcranial mag- netic stimulation. J Neurosci Methods. 2012;206:158-64.

Kekhia H, Rigolo L, Norton I, Golby AJ. Special surgical considerations for functional brain map- ping. Neurosurg Clin N Am. 2011;22(2):111-32. doi:10.1016/j.nec.2011.01.004.

Kiers L, Cros D, Chiappa K, Fang JJ. Correlation between twitch and motor evokedpotential (Mep) amplitude produced by magnetic cortical stimulation (Mcs)-effect of stimulus-intensity (Si). Neurology. 1993;43:257-61.

Kimiskidis VK, Papagiannopoulos S, Sotirakoglou K, et al. Silent period to transcranial magnetic stimulation: construction and properties of stimulus-response curves in healthy volunteers. Exp Brain Res. 2005;163:21-31.

Krishnan R, Raabe A, Hattingen E, Szelenyi A, Yahya H, Hermann E, et al. Functional magnetic resonance imaging-integrated neuronavigation: correlation between lesion-to-motor cortex distance and outcome. Neurosurgery. 2004;55(4):904-14. discussion 914-5

Laakso I, Hirata A, Ugawa Y. Effects of coil orientation on the electric field induced by TMS over the hand motor area. Phys Med Biol. 2014;59:203-18.

Lehericy S, Duffau H, Cornu P, Capelle L, Pidoux B, Carpentier A, et al. Correspondence between functional magnetic resonance imaging somatotopy and individual brain anatomy of the central region: comparison with intraoperative stimulation in patients with brain tumors. J Neurosurg. 2000;92(4):589-98.

Mahvash M, Maslehaty H, Jansen O, Mehdorn HM, Petridis AK. Functional magnetic resonance imaging of motor and language for preoperative planning of neurosurgical procedures adjacent to functional areas. Clin Neurol Neurosurg. 2014;123:72-7. doi:10.1016/j.clineuro.2014.05.011. PubMed PMID: 25012016

Mars RB, Bestmann S, Rothwell JC, Haggard P. Effects of motor preparation and spatial attention on corticospinal excitability in a delayed-response paradigm. Exp Brain Res. 2007;182:125-9.

McDonnell MN, Orekhov Y, Ziemann U. The role of GABA(B) receptors in intracortical inhibition in the human motor cortex. Exp Brain Res. 2006;173(1):86-93. PubMed PMID:16489434

Nagarajan S, Kirsch H, Lin P, Findlay A, Honma S, Berger MS. Preoperative localization of hand motor cortex by adaptive spatial filtering of magnetoencephalography data. J Neurosurg. 2008;109(2):228-37. doi:10.3171/JNS/2008/109/8/0228. PubMed PMID: 18671634

Ojemann JG, Neil JM, MacLeod AM, Silbergeld DL, Dacey RG Jr, Petersen SE, et al. Increased functional vascular response in the region of a glioma. J Cereb Blood Flow Metab. 1998;18(2):148-53.

Orth M, Rothwell JC. The cortical silent period: intrinsic variability and relation to the waveform of the transcranial magnetic stimulation pulse. Clin Neurophysiol. 2004;115(5):1076-82. PubMed PMID: 15066533

Perez MA, Cohen LG. The corticospinal system and transcranial magnetic stimulation in stroke. Top Stroke Rehabil. 2009;16:254-69.

Petrella JR, Shah LM, Harris KM, Friedman AH, George TM, Sampson JH, Pekala JS, Voyvodic JT. Preoperative functional MR imaging localization of language and motor areas: effect on therapeutic decision making in patients with potentially resectable brain tumors. Radiology. 2006;240(3):793-802. PubMed PMID: 16857981

Picht T, Strack V, Schulz J, Zdunczyk A, Frey D, Schmidt S, Vajkoczy P. Assessing the functional status of the motor system in brain tumor patients using transcranial magnetic stimulation. Acta Neurochir (Wien). 2012;154(11):2075-81. doi:10.1007/s00701-012-1494-y. PubMed PMID: 22948747

Rosenstock T, Grittner U, Acker G, Schwarzer V, Kulchytska N, Vajkoczy P, Picht T. Risk stratifi- cation in motor area-related glioma surgery based on navigated transcranial magnetic stimula- tion data. J Neurosurg. 2017;126(4):1227-37. PubMed PMID: 27257834

Rossini PM, Barker AT, Berardelli A, Caramia MD, Caruso G, Cracco RQ, Dimitrijevic MR, Hallett M, Katayama Y, Lucking CH, et al. Non-invasive electrical and magnetic stimulation of the brain, spinal cord and roots: basic principles and procedures for routine clinical application. Report of an IFCN committee. Electroencephalogr Clin Neurophysiol. 1994;91:79-92.

Rutten GJ, Ramsey NF. The role of functional magnetic resonance imaging in brain surgery. Neurosurg Focus. 2010;28(2):E4.

Säisänen L, Julkunen P, Niskanen E, Danner N, Hukkanen T, Lohioja T, Nurkkala J, Mervaala E, Karhu J, Könönen M. Motor potentials evoked by navigated transcranial magnetic stimulation in healthy subjects. J Clin Neurophysiol. 2008;25:367-72.

Sale MV, Semmler JG. Age-related differences in corticospinal control during functional isometric contractions in left and right hands. J Appl Physiol (1985). 2005;99(4):1483-93. PubMed PMID: 15947031

Smits A, Baumert BG. The clinical value of PET with amino acid tracers for gliomas WHO grade II. Int J Mol Imaging. 2011;2011:372509.

Tarapore PE, Martino J, Guggisberg AG, Owen J, Honma SM, Findlay A, et al. Magnetoencephalographic imaging of resting-state functional connectivity predicts postsurgi- cal neurological outcome in brain gliomas. Neurosurgery. 2012a;71(5):1012-22.

Tarapore PE, Tate MC, Findlay AM, Honma SM, Mizuiri D, Berger MS, et al. Preoperative multi- modal motor mapping: a comparison of magnetoencephalography imaging, navigated transcra- nial magnetic stimulation, and direct cortical stimulation. J Neurosurg. 2012b;117(2):354-62.

Thielscher A, Opitz A, Windhoff M. Impact of the gyral geometry on the electric field induced by transcranial magnetic stimulation. Neuroimage. 2011;54:234-43.

Tomczak RJ, Wunderlich AP, Wang Y, Braun V, Antoniadis G, Görich J, et al. fMRI for preopera- tive neurosurgical mapping of motor cortex and language in a clinical setting. J Comput Assist Tomogr. 2000;24:927-34.

Vitikainen AM, Lioumis P, Paetau R, Salli E, Komssi S, Metsahonkala L, et al. Combined use of non-invasive techniques for improved functional localization for a selected group of epilepsy surgery candidates. Neuroimage. 2009;45(2):342-8.

Wehner T. The role of functional imaging in the tumor patient. Epilepsia. 2013;54(Suppl 9):44-9. doi:10.1111/epi.12443. Review. PubMed PMID: 24328872

Wengenroth M, Blatow M, Guenther J, et al. Diagnostic benefits of presurgical fMRI in patients with brain tumours in the primary sensorimotor cortex. Eur Radiol. 2011;21(7):1517-25.

Yingling CD, Ojemann S, Dodson B, Harrington MJ, Berger MS. Identification of motor pathways during tumor surgery facilitated by multichannel electro-myographic recording. J Neurosurg. 1999;91:922-7. [PubMed]

Zdunczyk A, Fleischmann R, Schulz J, Vajkoczy P, Picht T. The reliability of topographic measure- ments from navigated transcranial magnetic stimulation in healthy volunteers and tumor patients. Acta Neurochir (Wien). 2013;155:1309-17.

第三篇　nTMS 语言定位

Jyrki P. Mäkelä,Aki Laakso

8 nTMS 语言映射：基本原理和临床应用

8.1 语言的解剖学和生理学基础

自 19 世纪初以来，人脑内语言处理区域的定位研究一直在进行。教科书中流行的语言处理模式包括左侧半球中额叶 Broca 区和左颞顶叶韦尼克区域，它们之间通过弓状束进行连接。19 世纪晚期的 "Lichtheim house" 模型强调了语言相关脑区之间联系的重要性。除了这些组成部分外，还包括一个不太明确的用于处理语言概念的区域，涵盖了两个半球的大范围区域。这些模型是基于从患者脑损伤后临床表现中获得的信息，但是语言障碍和局部脑损伤之间的联系有时支持、有时也会推翻之前的结论。这些模型因为使用了简化的心理形态学假设，从它们出现时就引起了争议；而基于心理联想过程的层级发展的理论中强调了大脑中可能只存在较少的固定区域的语言代表脑区，如 Hughlings Jackson、Goldstein 和 Luria 的语言研究。

在动物模型中难以甚至不可能研究所有语言相关的生理学基础。因此，随着现代脑成像技术尤其是 fMRI 和 DTI 技术的发展，深深地改变了脑内语言代表区模型构建方向的发展。目前的模型包括一个额顶叶的 "背侧流"，将声音转化为发音，颞叶中的 "腹侧流"，将声音转化到语意；值得注意的是，腹侧流似乎在两个半球中都有明确的表现。

当对位于推测的语言功能脑区附近的肿瘤进行手术时，神经外科医生需要对脑内语言控制区域进行一定的研究。在局部麻醉下，通过 DES 直接刺激暴露的皮质，测试刺激对患者语言的影响。这些研究揭示了诱发语言障碍的皮质位点存在显著的个体间差异。他们在经典的语言相关皮质区域以及额叶和顶叶中部内精确定位小而清晰划分的马赛克样区域。在腹侧前额叶皮质刺激后可以观察到语言中止，而不是在经典的 Broca 区；刺激 Wernicke 区、中额叶回（MFG）和下额回（IFG）以及颞上回（STG）能诱发命名不能 / 失语症。此外，刺激右半球同源区域也会引起语言障碍。这些可以用来解释语言损伤的不同类型及相似病变后恢复情况的不同，并强调语言功能区域不能仅依赖解剖学定位。这些研究将传统解剖学定义语言功能皮质区域的理论转向平行的、高度动态的皮质 – 皮质以及皮质 – 皮质下网络协同进行语言和言语功能的观点。保留主要语言传导束支的功能完整性似乎和对皮质功能的保存同等重要。尽管如此，在使用 DES 探测皮质和皮质下区域来规避损伤的情况下，并不足以在神经外科手术中很好地保持患者语言的功能完整性：术前无症状患者中有 11% 在术后出现了新的慢性语言功能障碍。

目前我们对大脑内语言处理区域的认知并不能完全解释语言是如何形成和处理的。通过各种电生理学技术围绕这个问题已经进行了很多研究，语言相关 EEG 和 MEG 结果的分析已被用于评估大脑中语言相关活动的时机。基于这些研究，已经构建了 200~600ms 语言处理的序变模型；该模型也得到了颅内局部场电位研究结果的支持。然而，多语言并行处理现象也极有可能同时发生。左侧的外侧裂周区语言相关皮质中的文字功能代表区的神经反应可以发生在语言相关刺激后 70ms。

最近的研究强调大脑振荡活动在语言处理中的作用。在语言刺激的听觉处理中，似乎 4Hz MEG 振荡体现了音节的变化，由这些音节形成的单词与 2Hz 活动有关，而单词组成语句与 1Hz 活动有关；通过在广泛皮质区域使用相同的刺激，包括两个半球的颞叶和额叶，类似的振荡活动可以从硬膜下网格中进行记录。音节特征可以由语言器官的运动单元来确定，以此来定义自然的振荡节律；自然的下颌周期约为 4Hz。振荡节律也参与不同感受方式之间的语言处理：当视觉语言输入正确预测了听觉语言信号时，在高级语言区域上会产生 3~4Hz MEG 振荡活动。硬膜网格电极的光谱 ECoG 定位可以比网格电极刺激更好地识别关键的语言相关区域，这些观察结果进一步强调了大脑振荡活动在语言处理过程中的重要性。

使用 rTMS 分析语言处理的研究发现，4~8Hz 刺激序列能最有效地干扰语言。在我们的初步测试中，在这个频率范围内的 nrTMS 在健康受试者和患者的语言代表区研究中是有效且耐受良好的。

8.2　健康受试者的 nrTMS 语言定位

nTMS 技术可以在受试者或患者的三维脑 MRI 重建图像中所识别的区域内诱导产生皮质内电流。TMS 和 rTMS 诱导生理变化的定性研究结果与 DES 的结果相似。因此，术前非侵入性 nTMS 和 nrTMS 可以很好地匹配 DES（当前神经外科功能定位的金标准）。DES 的临床经验表明，对象命名是在术中定位语言相关皮质时最有用和最敏感的技术。通过利用对象命名任务和nrTMS结合行为学测试结果的视频记录，我们开发了一种术前语言皮质脑区的定位方案。一种商用设备（NexSpeechTM，Nexstim Plc.赫尔辛基，芬兰）正在全球40多个神经外科中心使用。

8.2.1 方法和执行

使用视觉和语言参数对彩色图片集进行标准化设置并在计算机上予以呈现。受试者或患者必须尽可能快速和精确地命名这些图片。开始时需要获得没有nrTMS检查时命名任务的反应基线，然后是nrTMS刺激序列检查阶段。录制两次命名任务表现的视频供以后离线分析。对于受试者不熟悉的或在基线反应中就出现命名错误的图像将从图像集中删除，在nrTMS期间仅使用命名流利的图像。在图像呈现同时或者之后立刻予以5~10Hz、1~2s的nrTMS脉冲序列进行刺激。将不同脑区上刺激通过皮质内诱发的电场强度进行校准。线圈是手持式的，可在脉冲序列之间自由操作。通常，将线圈按照网格定位的靶点位置在脉冲序列之间进行半随机移动，在一个半球内刺激大约200~300次，因此需要测试的目标靶点位置系统性地覆盖了广泛的皮质区域（图8-1），靶点选择并不局限在传统Geschwind语言模型定义的脑区。将命名任务的基线结果与nrTMS刺激期间记录的命名反应结果进行比较。对nrTMS引起的命名错误类型进行分类；在皮质中标记nrTMS刺激对应的语言相关靶点，并根据观察到的语言错误类型进行分类标记。

同时，要考虑以下几个方面才能获得有用的结果。

1.需要从图像集中删除基线测试中未能完成命名任务的图片以进行随后的定位操作。

2.需要调整图像呈现的时间间隔（IPI）以使命名任务不至于太容易（从2.5s开始测试，在1.5~4s范围内变化）。

3.将目标区域的深度和感应电场强度（以V/m为单位）与皮质手部肌肉运动控制区热点上相同电场强度的rMT相匹配；对于顶叶而言，通常需要更强的刺激来达到相应的电场强度。

4.将感应电场保持在前后方向，并监测线圈的倾斜角度，使线圈刺激中心不是对着空气。

5.如果在某些位点诱发一些不同的临床表现，可以将线圈保持在此位置再进行2~3个nTMS序列的重复刺激。

6.如果刺激反应提示了某个位点是活性脑区，但是没有检测到对应的明显语言错误（如在命名期间略微犹豫或声音变大），那么改变线圈方向重复刺激。

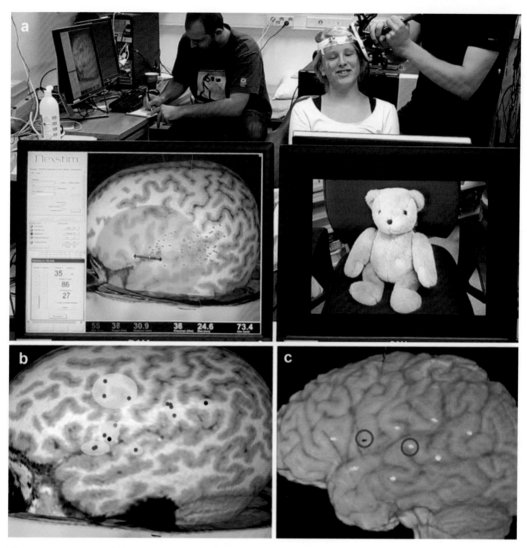

图 8-1 nrTMS 语言定位的设置。（a）BioMag 实验室中 nrTMS 定位语言相关皮质的设备原型的视频。抑制性 nrTMS 刺激在左额颞区会干扰其对所呈现图像的命名功能。（b）一个癫痫患者的三维 MRI 重建图像上呈现能干扰命名任务表现的 nrTMS 刺激位点。红色标记：诱发出现命名不能表现的位点。（c）红色圆圈内是引起命名不能的深度电极刺激位点（Liisa Metsähonkala 提供）

7. 不要长时间刺激同一个地方。可以先刺激其他位点后再返回测试之前的位点。

8. 刺激远离病变区域和解剖学上定义的语言脑区上的位点，以识别病变大的肿块占位（或其他病变）诱导可塑性变化导致可能的语言位点出现空间移位。

有时，试验中最初选择的参数没有成功诱导产生语言错误，那么就需要进行适当调整。谨慎的做法是通过降低 IPI 来增加任务难度，继以增加 nrTMS 刺激频率（从 5Hz 到 7Hz 再到 10Hz），刺激开始时间（图片呈现到进行刺激的时间间隔；PTI）从 300ms 减至 200ms 再减至 100ms，如果患者耐受，则可以继续增加 nrTMS

强度。如果需要，可以使用一些较模糊的图像集来增加任务的认知难度。

8.2.2 结果

nrTMS 定位最常在 IFG、STG 和缘上回（SMG）中发现对语言敏感的皮质位点。nrTMS 诱发语言障碍的定位点存在明显的个体间差异，这些差异与清醒手术期间 DES 结果中看到的结果相似。该方法还为 nrTMS 行为学实验提供了准确的监测和高保真的报告。它可以对刺激反应无偏移的进行离线分析，因为在刺激过程中的实时数据分析可能存在不合理的刺激位点。与测量期间的分析相比，通常会更加容易识别视频中语义和语音错乱和语言行为错误的分析。偶尔情况下，受试者在命名不能出现期间会有微笑或嘴唇或下巴的移动，这表明 nrTMS 并不会引起运动性语言障碍。在刺激后，通过结合视频记录，对患者在 nrTMS 期间引起的体验和感觉进行问诊是可行的。这对于区别将疼痛引起的变化（见下文）与 nrTMS 实际作用效果是特别有用的。健康受试者的试验表明了语言 nrTMS 空间分辨率足够精确，可以评估脑回水平上与语言相关的皮质区域。

一些健康受试者的命名任务中表现出对 nrTMS 的耐受。与动作命名相比，对象命名对 nrTMS 的影响更敏感。既往观察到一些有意思的现象，nrTMS 更容易破坏通过学习获得的第二外语而非第一外语。干扰命名的位点也可以出现在右半球；这些非优势半球位点的功能意义尚不清楚。因此，该方法为基础研究提供了一个很好的平台。由于语言阳性定位点在受试者之间存在显著差异，因此足够的个体内和个体间统计数据对于之后的分析是很有用且必要的。

在同一位点的重复刺激可能诱发不同的命名错误类型（图 8-2）。此外，nrTMS 刺激语言敏感位点诱发的语言错误还包括记不住单词——此种情形类似于遇到熟悉的面孔但无法与人名对应起来的情况。命名任务测试期间的注意力调制可能会产生类似于 nrTMS 引起的错误反应类型。可能是因为注意力增强会增加文字处理过程中语言相关脑区的血流变化，而注意力减少可能会产生与 nrTMS 类似的效果。此外，已知针对背侧注意力网络的 nrTMS 刺激会干扰语义理解。这些特点表明 nrTMS 可能在几个不同水平上的影响语言处理过程。

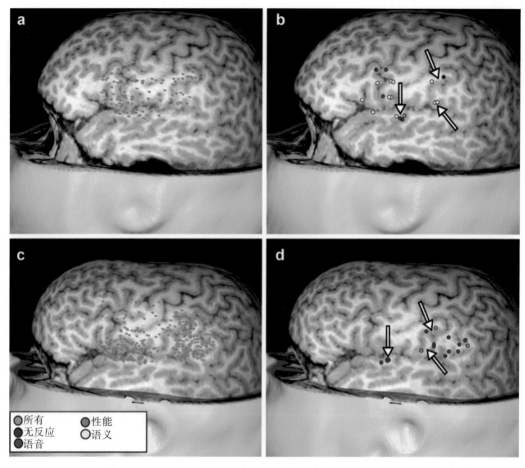

图 8-2　健康受试者中 nrTMS 语言定位的再现。（a）和（c）呈现了在两个刺激阶段中所有刺激位点，（b）和（d）呈现了其中产生语言错误的位点。箭头指向 nrTMS 敏感区域。不同的错误类型采用不同的颜色进行识别；all 表示所有受刺激的部位。请注意，在敏感区域内，错误类型在两次测量之间有所不同（修改自 Lioumis et al. 2012）

8.3　患者的 nrTMS 定位

　　nrTMS 的语言功能定位与视频记录结合分析已被应用于外侧裂周区附近语言相关皮质肿瘤患者的术前功能定位。这种方法与清醒开颅手术中的 DES 进行了比较，尽管不像 nTMS 运动皮质定位中那样的系统，结果依然展示了良好的应用前景。该方法在大多数成年受试者中耐受良好。在 BioMag 实验室中成功进行术前语言功能定位的最年轻患者仅为 6 岁。

8.3.1　与患者有关的一些特殊问题

术前 nrTMS 语言脑区定位的主要指征是位于"经典"语言控制区的肿瘤，即左侧外侧裂周区皮质，特别是在岛盖区和颞顶区。尽管如此，现在越来越多地发现了位于经典脑区以外的言语和语言功能区域的证据，包括在非优势半球内的证据。

可以通过 DICOM 标准将因影像扫描和个体 nrTMS 阳性语言定位点定导入神经导航系统以及医院 PACS 系统中，以便医院不同部门可以对数据进行存储和灵活使用。例如，nrTMS 阳性定位点可以传输到神经外科手术室的神经导航系统中，将功能变化情况映射在解剖学结构上以实现脑功能的可视化，或者用在 DTI FT 中作为白质纤维束的 ROI 种子点以在手术期间进行规避（图 8-3；见第 9 章）。nrTMS 为即将进行的清醒开颅手术的患者做好准备，因为任务刺激呈现过程、TMS 刺激和语言短暂错误的诱发具有高度的可靠性。

此外，在患者术前咨询中，通过 nrTMS 数据可以了解在治疗中扩大手术相比于部分切除可能存在的风险。功能解剖学的可视化提供详细的信息可以使患者能够更好地理解并选择决定进行何种治疗。

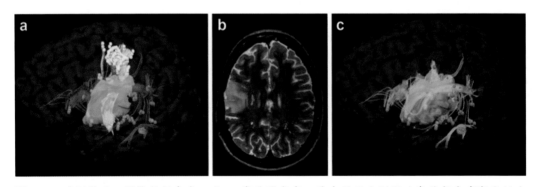

图 8-3　病例展示。图像数据来自一名 48 岁女性患者，其中显示左侧额叶岛盖部中有复发性少突胶质细胞瘤。清醒手术之前，她接受了 nr / nTMS 语言和运动定位。（a）肿瘤的轮廓为青色，语言功能的 nrTMS 阳性定位点为紫色，面部运动功能 nTMS 阳性定位点为绿色，手部运动功能的 nTMS 阳性定位点为黄色。使用 nr / nTMS 定位点作为 ROI 种子点进行了神经纤维束追踪（DTI FT）：上纵束的弓形束部分是紫色的（因为用 nrTMS 语言功能阳性定位数据生成），CST 是黄色的（用 nTMS 运动功能阳性定位数据生成；左边脑桥上是额外的 ROI）。（b）该患者的 MRI T2 加权像水平面，显示 nrTMS 语言定位点和紫色弓状束分支和黄色的 CST。（c）该患者阳性的语言功能 nrTMS 紫色定位点和绿色弓状束分支。小红点表示术中导航使用 DES 位点，DES 使用 3 mA 和 50 Hz 单极刺激来诱发可重复的命名错误（命名不能和语言错乱）。注意，其中使用 Brainlab iPlan Cranial 3.0 软件（Brainlab，慕尼黑，德国）处理 1.5T MRI 图像

8.3.2 验证

在脑肿瘤患者的清醒手术中，语言相关皮质的 nrTMS 定位与 DES 定位进行了比较。nrTMS 对语言脑区的定位是敏感的，但其发现的诱发语言错误的阳性位点相对于 DES 是非特异性的。在第一个已经发表的此类研究中，使用了 20 例患者来对两种方法进行比较，用 nrTMS 功能定位来预测清醒手术期间 DES 的定位结果，使用皮质分割系统（CPS）进行分析发现前者的定位点的灵敏度为 90%，特异性为 24%，阳性预测值（PPV）为 36%，nrTMS 的阴性预测值（NPV）高达 84%。与 DES 相比，假阴性的结果非常少，主要集中在高顶叶区域。另一项研究在 12 名脑肿瘤患者中将对象命名任务 nrTMS 阳性定位点与清醒手术期间的术中 DES 定位结果进行了比较。在这些患者中，nrTMS 测试了 465 个定位点；有 21 个引发了语言错误。有 2 名患者未发现阳性定位点。DES 测试了 221 个定位点，其中 10 处为阳性，有 3 名患者未发现阳性定位点，其中 9 个 DES 定位点对应于阳性 nrTMS 定位点，一个没有对应；4 个 nrTMS 阳性定位点对应了 DES 的阴性定位点；在 nrTMS 和 DES 比较中，其中 169 个定位点均为阴性。因此，发现 nrTMS 阴性定位点的特异性为 90%，灵敏度为 98%，PPV 为 69%，NPV 为 99%。这些结果显示了二者极好的一致性，特别是在特异性方面，可能归功于在图片开始的同时启动了 nrTMS，并将比较的 DES 和 nrTMS 位点之间的距离限制为 1cm 而不是使用皮质分割系统。Ille 等人在 27 例脑肿瘤的患者中发现 nrTMS 定位点的敏感性为 97%，特异性为 15%，PPV 为 34%，NPV 为 91%。在 6 例癫痫患者中，nrTMS 预测 DES 定位结果的敏感性为 67%，66% PPV 的特异性为 24%，NPV 为 95%。我们在对 20 名癫痫患者手术的研究结果也提示了类似的比例。

纵观这些研究，不难发现 NPV 具有很高的一致性，表明 nrTMS 能够成为脑肿瘤和癫痫手术术前计划的可靠"阴性定位图"，提示脑内的安全手术区域。

8.3.3 nrTMS 的临床应用

皮质定位点在重复 nrTMS 干预时，如果没有垂岸干扰对象命名任务中语言处理的现象，那么这些位点很少与术中 DES 诱发语言功能错误的阳性定位点相对应，这表明"nrTMS 语言功能阴性"大脑区域与术中 DES 定位点高度相关。如果二者的定位点簇都在同一皮质区域内能诱发性语言障碍，表明该区域很有可能与语言处理过程相关。如基线反应中有单一偏差则表明需要通过 DES 来进一步检查该区域。此外，nrTMS 语言定位可能有助于通过基于 nrTMS 的 DTI FT 检测皮质下语言相关纤维束来制定手术计划（图 8-3；见第 9 章）。

一种谨慎的做法是将 nrTMS 阳性定位点投射到神经导航系统中，用 MRI 3D 重建图像的皮质和皮质下深度，以更好地从不同角度观察它们的位置。nrTMS 语言定位点通过标准颜色来进行编码，这样能更好地展现其功能解剖学情况。

在我们医院的常规临床操作中，通过术前 nrTMS 进行语言相关皮质定位，之后将 nrTMS 定位图合并到神经导航软件，并用作纤维束成像中使用的种子点 ROI（图 8-3）。在手术过程中，将从已被整合到神经导航中的 nrTMS 阳性定位点上开始 DES 刺激皮质定位的过程（见第 3 章）。这有助于快速识别阳性 DES 位点以及通过 DES 诱发运动和语言功能反应所需的阈值电流。由于肿瘤或癫痫诱发的神经可塑性变化会导致功能脑区偏离其之前的经典解剖位置，神经外科医生如果能在术前获得此变化信息是很令人欣慰的，因为它可以消除手术期间由于功能不确定性而引起的混乱。值得注意的是，由于 nrTMS 刺激在皮质上的有效深度为几毫米，有时可能不清楚脑沟两侧上哪个相邻的脑回是产生观察到的 nrTMS 响应的实际原因。诚然，nrTMS 数据与术中神经导航系统的融合有时由于脑结构移位而具有一定局限性，尤其是在组织切除期间。

虽然外科医生在肿瘤切除过程中不依赖于纤维束成像术，但是至关重要的功能纤维束位置和方向的信息能极大地改善术中皮质下 DES 检测的效率，通常在开始时用 DES 刺激纤维束表面，使用在安全距离范围内能足够引起反应的刺激电流。在约 1 mm 的深度处以 1 mA 的电流刺激白质纤维束。我们通常以 10~15 mA 的电流开始定位皮质下白质纤维束，并根据当前诱发反应所需的电流强度估计与神经纤维束的距离。当阈值电流达到 2~3mA 时，更常用的标准是电流达到约 5mA 时立刻停止切除，以避免神经纤维束的永久性损伤。

nrTMS 定位语言相关皮质的效率在个体和实验设计之间存在显著不同。研究所报告的特异性在 15% 至 98% 之间变化，这表明不同实验室之间所用方法的参数设置的区别以及结果解释的差异所产生的影响。由于在 nrTMS 语言定位中使用的刺激频率与 DES 不同并且与皮质的距离明显更长，因此，nrTMS 单组刺激序列显然不能得出任何特定皮质位点存在语言敏感性的结论。成功的 nrTMS 语言定位点需要基于多组 nrTMS 刺激序列，以及对诱导产生的语言变化进行细致观察和记录，最好还要对测试中录制的视频进行离线分析。最终决定皮质组织和皮质下纤维束是否存在功能相关性仍要基于术中定位和监测结果来做出判断。

功能可塑性可能与脑肿瘤生长有关。这种可塑性使得在第一次手术后几年内进行多阶段的肿瘤切除手术成为可能。在 nrTMS 研究中，似乎左半球肿瘤患者通过 nrTMS 定位检测拥有比健康对照受试者更多的右侧半球阳性语言定位点。目前尚不清楚这些变化可能的功能意义。对 nrTMS 检测后进行随访的第一份研究文献显示术后皮质语言区存在可塑性。有人提出，通过更好地理解肿瘤本身和肿瘤侵袭以及术后神经系统的可塑性反应之间动态相互作用将有助于脑胶质瘤的手术切除。nrTMS 的语言定位提供了一种新的手段来更好地理解这些概念。

此外，nrTMS 在语言障碍患者中引起的错误多于语言流利的患者。如果左侧半球上 nrTMS 诱导的错误率明显高于右侧半球，则左半球肿瘤的手术会增加术后语言障碍的风险。因此，nrTMS 可用于确定患者语言处理中的半球优势侧。然而，值得注意的是，在大多数患者的右半球中也可以发现语言功能反应的敏感部位，甚至是那些通过其他方法发现语言功能优势半球在左侧受试者中也可以发现右侧的语言功能阳性定位点，包括作为金标准的 Wada 测试。nrTMS 在定位半球优势上尚未进行系统研究。以前使用不能导航的 TMS 来探索语言优势半球的结果一直不理想（译者注：很大程度上可能是因为在没有精确导航情况下，无法进行准确的靶向刺激，而导致实际电场位置脱靶）。

到目前为止，nrTMS 语言定位主要用于制定肿瘤的术前计划。然而在癫痫手术的检测中，可用于预测 DES 术中定位情况的 nrTMS 语言定位敏感性和特异性与在肿瘤手术中获得的结果是一致的，这些表明 nrTMS 语言定位在癫痫手术规划中有相似的作用。

最近发表的一份文献报道了在非清醒手术中使用 nrTMS 语言定位和 DES 的研究。在这个小样本的研究中发现 4 例患者没有出现术后功能损伤。

两组 25 例患者的一项研究表明术前 nrTMS 语言定位的临床可用性。有 nrTMS 语言定位数据的患者比没有 nrTMS 定位数据的患者的骨瓣更小，并在开颅手术后第一天出现失语的概率较低。然而，在两组患者的长期随访中没有观察到明显的临床预后差异。

8.3.4 与 fMRI 和 MEG 的比较

因为在第 2 章已经概述了这些方面的相关内容，所以本节仅关注与语言定位有关的差异。

皮质功能检查中的其他术前非侵入性方法如 fMRI 或 MEG，比 nrTMS 和 DES 更依赖于不同的生理变化。fMRI、MEG 和 nrTMS 的组合可以更全面地描述癫痫患者的病理生理学状态和疾病相关的功能可塑性。

fMRI 发现的语言相关激活脑区似乎对于预测清醒开颅术中 DES 检查的定位结

果没有价值。此外，nrTMS 在脑损伤附近区域的语言定位可能优于 fMRI，因为前者不容易出现因血管增加和组织氧合改变而产生的伪影。对于有大量新生血管和血流改变的病变组织如动静脉畸形（AVM）而言，，这种影响可能会累及到对功能脑区的识别。这也表明 fMRI 测定的脑内语言网络内可能同时包含关键区域和参与区域；Ille 等人的研究结果也支持这个结论，他们发现在同一患者的清醒手术期间使用 fMRI 预测 DES 皮质语言定位结果比 nrTMS 定位的敏感性低（40%）和 NPV 低（79%）（见上文）。

Tarapore 等人在图片命名和动词生成任务期间分析比较了 nrTMS 的定位结果与 MEG beta 波段抑制获得的结果以及在清醒开颅术期间使用 DES 获得的结果。MEG 发现了 18 个动词生成功能相关脑定位点和 14 个图片命名功能相关脑定位点。7 个 MEG 语言定位点与 5 个患者的 nrTMS 定位点以及 2 个患者的 DES 结果相关；nrTMS 和 DES 之间良好的一致性显然要优于 MEG（见上文）。

8.3.5　rTMS 效应的机制

第 1 章中概述了几种 rTMS 如何对大脑产生影响的机制。在语言定位方面，最受青睐的是 rTMS 在大脑中诱导产生"虚拟病变"。然而，关于此类"病变"的确切机制尚无普遍一致的意见。rTMS 可诱发受刺激的皮质靶点短暂的抑制 / 激发状态，通过引入随机活动和神经活动信号编码相互竞争来干扰脑内信息处理，或者激活没有被靶向刺激活化的神经元，因此降低信噪比而使得刺激检出变差。值得注意的是，rTMS 效应（以及 DES 的效果）并不局限于目标区域，而是有可能会扩散到邻近区域或者解剖学上相互关联的区域。rTMS 对于调节脑电持续活动以及干扰正常大脑信号处理过程上是完全可行的。节律性 rTMS 引起自然 EEG 脑电振荡的局部活动。20 Hz rTMS 刺激的短序列可能会干扰与注意力相关的 α 波段振荡抑制。如果是这样的话，尽管具有相同的刺激参数和位置，rTMS 效果还取决于脑网络的状态，但可能随其不同而变化。这种现象可以部分解释同一部位的不同 nrTMS 刺激所产生的不同效应（图 8-2）。因此，语言相关振荡活动的 rTMS-EEG 研究可能揭示其中生理效应的线索。但是，目前尚不清楚为此目的应检测哪些频率范围。最明显是选择 4~8 Hz 的 rTMS 引起的 θ 频率范围。此外，已知 10 Hz 抑制性 α-burst 与 rTMS 干扰记忆任务是有关的，这可能值得深入研究。

8.4 开放讨论

nrTMS 的语言定位方案在不同研究中心之间可能有所不同。这与研究的不同结果有关，妨碍了各中心之间研究结果的比较，同时也不利于临床接受并推广该方法。由经验丰富的临床 nrTMS 用户组成的国际研讨会小组正在准备一项关于进一步临床研究的联合方案（。

根据我们的经验，可能需要根据受试者或患者的个人情况来调整刺激参数；在不同患者中，可以通过略微调整不同的刺激频率来获得最佳灵敏度。一些患者可以非常快速地命名图片，那可能需要调整 nrTMS 脉冲序列的时间。一些已经存在语言能力下降的患者可能需要在延长图片呈现的时间间隔和 nrTMS 刺激序列之间的间隔才能够执行相关的语言任务。通常可以在命名会话基线评估期间测试并决定这些因素。安静的环境将有助于使患者完全专注于命名任务；其中，很难区分 nrTMS 引起的命名任务表现的变化和注意力的变化。多次重复任务导致的疲劳和无聊也可能会影响患者执行任务的表现。

我们已经在大多数患者中使用上述的 nrTMS 频率参数诱发某些类型的语言错误。高频 nrTMS 刺激也可能诱发语言障碍。面部肌肉疼痛和强直可能会干扰高频刺激，尤其在长期使用 nrTMS 的时候。

定位过程中产生不同程度的不适或疼痛是解释语言定位结果的关键因素；rTMS 诱导的疼痛可能会限制 nrTMS 语言定位的空间范围，特别是在刺激额下回眶部和极部时。据报道，所经历最大疼痛的中位视觉模拟评分（VAS）为 4.5（0~10，10 为最大疼痛强度），但大多数患者认为 nrTMS 的不适并不至于令人感觉痛苦。通常通过寻找最佳刺激方向（通常垂直于颞肌纤维来减弱肌肉收缩）或减少刺激强度来帮助完成定位。

在刺激靶点、线圈方向及相对于头皮表面的倾斜度上，即使是微小变化也会改变 nTMS 诱导的 MEP 强度。相似的敏感度会影响 nrTMS 对物命名任务的表现。此外，刺激频率可能会影响诱发语言干扰的类型。然而值得注意的是，同一定位点上连续 DES 的影响也可能有很大不同。

nrTMS 语言定位可变性的一个来源可能与其感应电场模型有关，这个模型是用来识别皮质目标区域。这是通过局部球体建模来完成的（见第 1 章）。这种类型的建模可以快速计算并且在局部球形的大脑区域中十分有效，如感觉运动区或顶叶区。然而，它有可能会引起局部误差，如非球面的额颞区。结果，源模型误差增加和微小的方向变化都可能使所产生的电压偏移到其他定位点。此外，由于感应电场的物理特性，nrTMS 不能直接刺激深部额叶或颞叶结构。

nrTMS 语言定位方案的参数目前仍未根据临床应用进行全方位的优化。例如，与 DES 相比，nrTMS 语言定位的假阴性结果主要集中在顶叶区域。使用动作命名而不是对象命名似乎不能规避这个问题，这与基于 DES 的使用建议相反。命名任务图像的呈现和 nrTMS 脉冲序列开始之间的时间间隔（PTI）延迟所造成的影响已经引起广泛讨论。首先，使用 nrTMS 测试诱发语言错误是在呈现图像之后 300ms 开始，以此最小化所需 nrTMS 脉冲数量及最大化 nrTMS 刺激和语言处理过程的重叠，因为使用的线圈没有冷却系统，线圈发热限制了可输送脉冲的总数。在图像呈现开始 225~300ms 后递送刺激的时候（而不是在此范围之前或之后），单脉冲 nTMS 到达 Broca 区会显著延迟患者对命名任务的反应。在健康受试者中，改变图像呈现和 nrTMS 刺激之间的延迟时间会影响所诱发的语言障碍的类型和分布。通常，使用 DES 的目的在于使图像呈现和刺激之间没有任何延迟，虽然 DES 刺激是手动操作的，而不是自动的精确的时间设定。与 DES 相比，使用 0ms PTI 的 nrTMS 实验可以有效地诱发语言错误并且可以增加顶叶区的敏感性。这并不奇怪，应该通过增加实验设置之间的相似性来增加 DES 和 nrTMS 之间的可比性。然而，nrTMS 可能诱发眨眼，这可能会干扰 0 ms 模式下的早期图像处理，从而降低了研究结果的特异性。

评估 rTMS 引起对象命名任务表现变化的一个问题是对反应延迟的评估。在基础研究中，可以认为 rTMS 在 Broca 区引起 50ms 的命名延迟是显著的，但是在语言响应的视觉分析中是难以检测到这样短暂的延迟。最近，有人建议用加速度计对语言引起的喉部振动进行自动分析，以达此目的。它对 nrTMS 来源的线圈咔嗒声或环境噪声（如冷却系统）不敏感，最好通过麦克风录制声音。然而，该方法尚未针对 DES 进行测试。

脑肿瘤可能与异常的脑电活动有关，并且 rTMS 刺激序列可能诱发这种异常的电现象，尽管目前为止尚没有观察到明显的癫痫诱发。有频繁癫痫发作的患者当然存在这样的可能性。尽管受刺激的位点与语言处理无关，但这些变化可能会引发语言障碍。使用 rTMS-EEG 进行系统研究可能有助于探索这些替代方案。到目前为止，在跨国的大样本中研究中没有关于 nrTMS 语言定位诱发癫痫发作的证据。

可能需要更好地了解 nrTMS 对语言网络的影响，以阐明其精准临床应用的开放性难题和益处。一种可能性是在刺激期间将 nrTMS 定位与 DTI FT 组合以阐明弥散效应的可能途径。神经纤维束成像也可用于优化 nrTMS 线圈位置和方向，以最大限度地对既定靶向纤维束进行刺激。此外，nrTMS-EEG 结合可以提供关于 nrTMS 诱导脑电波变化的有用信息；然而，对变化来源定位是很困难的。通过装有光学泵磁力计和 rTMS 线圈的装置几乎可以同时进行 MEG-rTMS。这些设备可能会产生新的可能性来研究 nrTMS 诱导语言障碍的电生理机制。

8.5 结论

将 nrTMS 定位的语言代表区与用于事后分析的视频记录相结合是基础研究中的有效工具，特别是在脑外科的术前规划中。根据我们的经验，它可协助制定手术计划并简化术中对电生理学检查的评估。它还可以通过引导搜索阳性定位点和评估 DES 刺激中的所需电流，从而缩短清醒开颅的手术时间。它还可以提示颅骨开口的位置，从而只需要较小的骨窗。语言阴性定位点对术前计划也很有价值，因为它们在清醒开颅术时帮助排除了 DES 阴性结果的区域。尽管仅使用 nrTMS 语言测试来定位脑内语言代表区的第一次操作就已经获得了十分有前景的结论，但是在没有术中清醒功能区定位的情况下，应将其使用限于极少数患者，如对清醒手术有严重心理问题的患者。清醒开颅术中 DES 仍然是神经外科外侧裂周区皮质和皮质下结构功能定位的金标准。在左外侧裂周区和主要语言区附近的肿瘤患者中，使用 nrTMS 语言定位是很必要的。特别是肿瘤位于右侧半球的左撇子患者，或肿瘤位于经典语言区域之外但是之前有过或短暂出现过语言障碍的患者，术前 nrTMS 语言定位能使他们的临床预后受益。

致谢

BioMag 实验室的 nrTMS 研究得到了 SalWe Mind and Body 研究计划（TEKES，芬兰技术与创新资助机构 1104/10）的资助，以及 HUSLAB（MLE82TK005）和 HUS 医学影像中心（MLD81TK303 和 MLD81TK304）项目开发的资助。

原文参考

Alho K, Vorobyev V, Medvedev S, Pakhomov S, Roudas MS, Tervaniemi M, van Zuijen T, Näätänen R. Hemispheric lateralization of cerebral blood flow changes during selective listen- ing to dichotically presented continuous speech. Cogn Brain Res. 2003;17:201-11.

Arnal LH, Wyart W, Giraud A-L. Transitions in neural oscillations reflect prediction errors gener- ated in audiovisual speech. Nat Neurosci. 2011;14:797-801.

Babajani-Feremi A, Narayana S, Rezaie R, Choudhri AF, Fulton SP, Boop FA, et al. Language mapping using high gamma electrocorticography, fMRI, and TMS versus electrocortical stim- ulation. Clin Neurophysiol. 2016;127:1822-36.

Bello L, Gallucci M, Fava M, Carrabba G, Giussani C, Acerbi F, Baratta P, Songa V, Conte V, Branca V, Stocchetti N, Papagno C, Gaini SM. Intraoperative subcortical language tract mapping guides surgical removal of gliomas involving speech areas. Neurosurgery. 2007;60: 67-80.

Bello L, Riva M, Fava E, Ferpozzi V, Castellano A, Raneri F, et al. Tailoring neurophysiological strategies with clinical context enhances resection and safety and expands indications in glio- mas involving motor pathways. Neuro Oncol. 2014;16:1110-28.

Bogen JE, Bogen GM. Wernicke's region-where is it? Ann N Y Acad Sci. 1976;280:834-43. Borchers S, Himmelbach M, Logothetis N, Karnath H-O. Direct electrical stimulation of human cortex-the gold standard for mapping brain functions? Nat Rev Neurosci.

2012;13:63-70.

Brodeur MB, Dionne-Dostie E, Montreuil T, Lepage M. The bank of standardized stimuli (BOSS),a new set of 480 normative photos of objects to be used as visual stimuli in cognitive research. PLoS One. 2010;5:e10773.

Capotosto P, Baldassarre A, Sestieri C, Spadone S, Romani G-L, Corbetta M. Task and regions specific top-down modulation of alpha rhythms in parietal cortex. Cereb Cortex. 2016:1-8. doi:10.1093/cercor/bhw278.

Cervenka MC, Corines J, Boatman-Reich DF, Eloyan D, Sheng X, Franaszczuk PJ, Crone

NE. Electrocorticographic functional mapping identifies human cortex critical for auditory and visual naming. Neuroimage. 2013;69:267-76.

Cogan GB, Thesen T, Carlson C, Doyle W, Devinsky O, Pesaran P. Sensory-motor transformations for speech occur bilaterally. Nature. 2014;507:94-8.

Corina DP, Loudermilk BC, Detwiler L, et al. Analysis of naming errors during cortical stimulation mapping: implications for models of language representation. Brain Lang. 2010;115:101-12.

Corthout E, Hallett M, Cowey A. Interference with vision by TMS over the occipital pole: a fourth period. Neuroreport. 2003;14:651-5.

De Witt Hamer PC, Robles SG, Zwinderman AH, Duffau H, Berger MS. Impact of intraopera tive stimulation brain mapping on glioma surgery outcome: a meta-analysis. J Clin Oncol. 2012;30:2559-65.

Desmurget M, Bonnetblanc F, Duffau H. Contrasting acute and slow-growing lesions: a new door to brain plasticity. Brain. 2007;130:898-914.

Devlin JT, Watkins KE. Stimulating language: insights from TMS. Brain. 2007;130:610-22. Ding N, Melloni L, Zhang H, Tian X, Poeppel D. Cortical tracking of hierarchical linguistic structures in connected speech. Nat Neurosci. 2016;19:158-64.

Duffay H. Lessons from brain mapping in surgery for low-grade glioma: insights into associations between tumour and brain plasticity. Lancet Neurol. 2005;4:476-86.

Duffay H, Moritz-Gasser S, Madonnet E. A re-examination of neural basis of language processing: proposal of a dynamic hodotopical model from data provided by brain stimulation mapping during picture naming. Brain Lang. 2014;131:1-10.

Epstein CM, Lah JJ, Meador K, et al. Optimum stimulus parameters for lateralized suppression of speech with magnetic brain stimulation. Neurology. 1996;47:1590-3.

Epstein CM, Woodard JL, Stringer AY, Bakay RAE, Henry TR, Pennell PB, Litt B. Repetitive transcranial magnetic stimulation does not replicate the wada test. Neurology. 2000;55: 1025-7.

Frey D, Strack V, Wiener E, Jussen D, Vajkoczy P, Picht T. A new approach for corticospinal tract reconstruction based on navigated transcranial stimulation and standardized fractional anisotropy values. Neuroimage. 2012;62:1600-9.

Giraud A-L, Poeppel D. Cortical oscillations and speech processing: emerging computational principles and operations. Nat Neurosci. 2012;15:511-7.

Giraud A-L, Kleinschmidt A, Poeppel D, Lund TE, Frackowiack RSJ, Laufs H. Endogenous cortical rhythms determine cerebral specialization for speech perception and production. Neuron. 2007;56:1127-34.

Giussani C, Roux FE, Ojemann J, Sganzerla EP, Pirillo D, Papagno C. Is preoperative functional magnetic resonance imaging reliable for language areas mapping in brain tumor surgery? Review of language functional magnetic resonance imaging and direct cortical stimulation correlation studies. Neurosurgery. 2010;66:113-20.

Graves RE. The legacy of the Wernicke-Lichtheim model. J Hist Neurosci. 1997;6:3-20.

Harris JA, Clifford CW, Miniussi C. The functional effect of transcranial magnetic stimulation: signal suppression or neural noise generation? J Cogn Neurosci. 2008;20:734-40.

Hauck T, Tanigawa N, Probst M, Wohlschlaeger A, Ille S, Sollmann N, Maurer S, Zimmer C, Meyer B, Ringel F, Krieg SM. Task type affects location of language-positive cortical regions by repetitive navigated transcranial magnetic stimulation mapping. PLoS One. 2015a;10:e0125298.

Hauck T, Tanigawa N, Probst M, Wohlschlaeger A, Ille S, Sollmann N, Maurer S, Zimmer C, Ringel F, Meyer B, Krieg SM. Stimulation frequency determines the distribution of language positive cortical regions during navigated transcranial magnetic brain stimulation. BMC Neurosci. 2015b;16:5.

Hernandez-Pavon JC, Mäkelä N, Lehtinen H, Lioumis P, Mäkelä JP. Effects of navigated TMS on object and action naming. Front Neurosci. 2014;8:1-9. Article 660

Hervey-Jumper SL, Li J, Lau D, Molinaro AM, Perry DW, Meng L, et al. Awake craniotomy to maximize glioma resection: methods and technical nuances over a 27-year period. J Neurosurg. 2015;123:325-39.

Hickok G, Poeppel D. The cortical organization of speech processing. Nat Rev Neurosci. 2007;8:393-402.

Ille S, Sollmann N, Hauck T, Maurer S, Tanigawa N, Obermueller T, et al. Impairment of pre- operative language mapping by lesion location: a functional magnetic resonance imaging, navigated transcranial magnetic stimulation, and direct cortical stimulation study. J Neurosurg. 2015;123:314-24.

Ille S, Kulchytska N, Sollmann N, Wittig R, Beurskens E, Butenschoen VM, Ringel F, Vajkozy P, Meyer B, Picht T, Krieg SM. Hemispheric language dominance measured by repetitive navi- gated transcranial magnetic stimulation and postoperative course of language function in brain tumors. Neuropsychologia. 2016;91:50-60.

Ille S, Sollmann N, Butenschoen VM, Meyer B, Ringel F, Krieg SM. Resection of highly language- eloquent brain lesions based purely on rTMS language mapping without awake surgery. Acta Neurochir (Wien). 2016;158:2265-75.

Ilmberger J, Ruge M, Kreth F-W, Briegel J, Reulen H-J, Tonn J-C. Intraoperative mapping of language functions: a longitudinal neurolonguistic analysis. J Neurosurg. 2008;109:583-92.

Ilmoniemi RJ, Virtanen J, Ruohonen J, Karhu J, Aronen HJ, Katila T. Neuronal responses to mag- netic stimulation reveal cortical reactivity and connectivity. Neuroreport. 1997;8:3537-40. Indefrey P. The spatial and temporal signatures of word production components: a critical update Front. Psychol. 2011. https://doi.org/10.3389/fpsyg.2011.00255.

Juenger H, Ressel V, Braun C, Ernemann U, Schuhmann M, Krägeloh-Mann I, Staudt M. Misleading functional magnetic resonance imaging mapping of the cortical hand represen- tation in a 4-year-old boy with an arteriovenous malformation of the central region. J Neurosurg Pediatr. 2009;4:333-8.

Kamada K, Todo T, Ota T, Ino K, Masutani Y, Aoki S, Takeuchi F, Kawai K, Saito N. The motor- evoked potential threshold evaluated by tractography and electrical stimulation. J Neurosurg. 2009;111:785-95.

Kawashima A, Krieg S, Faust K, Schneider H, Vajkozy P, Picht T. Plastic reshaping of cortical language areas evaluated by navigated transcranial magnetic stimulation in a surgical case of glioblastoma multiforme. Clin Neurol Neurosurg. 2013;115:2226-9.

Krieg SM, Sollmann N, Hauck T, Ille S, Foerschel A, Meyer B, Ringel F. Functional language shift to the right hemisphere in patients with language-eloquent brain tumors. PLoS One. 2013;8:e75403.

Krieg SM, Tarapore P, Picht T, Tanigawa N, Houde J, Sollmann N, Meyer B, Vajkozy P, Berger MS, Ringel F, Nagarajan S. Optimal timing of pulse onset for language mapping with navi- gated repetitive transcranial magnetic stimulation. Neuroimage. 2014a;100:219-36.

Krieg SM, Sollmann N, Hauck T, Ille S, Meyer B, Ringel F. Repeated mapping of cortical language sites by preoperative navigated transcranial magnetic stimulation compared to repeated intraoperative DCS mapping in awake craniotomy. BMC Neurosci. 2014b;15:20. doi:10.1186/1471-2202-15-20.

Krieg SM, Sollmann N, Tanigawa N, Foerschler A, Meyer B, Ringel F. Cortical distribution of speech and language errors investigated by visual object naming and navigated transcranial magnetic stimulation. Brain Struct Funct. 2015;221:2259-86.

Krieg S et al. Consensus statement on the current protocol for motor and language mapping by navigated TMS in patients and healthy volunteers. Acta Neurochirurgica. In press

Kronenburg A, van Doormaal T, van Eijsden P, van der Zwan A, Leijten F, Han KS. Surgery for a giant arteriovenous malformation without motor deterioration: preoperative transcranial mag- netic stimulation in a non-cooperative patient. J Neurosurg Pediatr. 2014;14:38-42.

Lesser RP, Lee HW, Webber WRS, Prince B, Crone NE, Miglioretti DL. Short-term variations in response distribution to cortical stimulation. Brain. 2008;131:1528-39.

Lichtheim L. On aphasia. Brain. 1885;7:433-84.

Lioumis P, Zhdanov A, Mäkelä N, Lehtinen H, Wilenius J, Neuvonen T, Hannula H, Deletis V, Picht T, Mäkelä JP.

A novel approach for documenting naming errors induced by navigated transcranial magnetic stimulation. J Neurosci Methods. 2012;204:349-54.

Litvak V, Komssi S, Scherg M, Hoechstetter K, Classen J, Zaaror M, Pratt H, Kähkönen S. Artifact correction and source analysis of early electroencephalographic responses evoked by transcranial magnetic stimulation over primary motor cortex. Neuroimage. 2007;37:56-70.

Lubrano V, Filleron T, Démonet JF, Roux FE. Anatomical correlates for category-specific naming of objects and actions: a brain stimulation mapping study. Hum Brain Mapp. 2014;35:429-32.

Luria AR. Neuropsychology in the local diagnosis of brain damage. Cortex. 1964;1:3-18. Mäkelä JP, Vitikainen A-M, Lioumis P, Paetau R, Ahtola E, Kuusela L, Valanne L, Blomstedt G, Gaily E. Functional plasticity of the motor cortical structures demonstrated by navigated TMS in two patients with epilepsy. Brain Stimul. 2013;6:286-91.

Mäkelä T, Vitikainen A-M, Laakso A, Mäkelä JP. Integrating nTMS data into a radiology picture archiving system. J Digit Imaging. 2015;28:428-32.

Mesulam MM. Principles of cognitive and behavioral neurology. New York, NY: Oxford University Press; 2000. p. 1-2.

Negwer C, Sollmann N, Ille S, Hauck T, Maurer S, Kirschke JS, Ringel F, Meyer B, Krieg SM. Language pathway tracking: comparing nTMS-based DTI fiber tracking with a cubic ROIs based protocol. J Neurosurg. 2017;126:1006-14.

Nummenmaa A, Stenroos M, Ilmoniemi RJ, Okada Y, Hämäläinen MS, Raij T. Comparison of spherical and realistically shaped boundary element head models for transcranial magnetic stimulation navigation. Clin Neurophysiol. 2013;124:1995-2007.

Nummenmaa A, Mc Nab JA, Savadjev P, Okada Y, Hämäläinen MS, Wang R, Wald LL, Pascual-Leone A, Wedeen JJ, Raij T. Targeting of white matter tracts with transcranial magnetic stimulation. Brain Stimul. 2014;7:80-4.

Ojemann G, Ojemann J, Lettich E, Berger M. Cortical language localization in left, dominant hemisphere. An electrical stimulation mapping investigation in 117 patients. J Neurosurg. 1989;71:316-26.

Petrovich Brennan NM, Whalen S, de Morales Branco D, O'shea JP, Norton IH, Golby AJ. Object naming is a more sensitive measure of speech localization than number counting: converging evidence from direct cortical stimulation and fMRI. Neuroimage. 2007;37:S100-8.

Picht T, Krieg SM, Sollmann N, Rösler J, Niraula B, Neuvonen T, Savolainen P, Mäkelä JP, Lioumis P, Deletis V, Meyer B, Vajkoczy P, Ringel F. A comparison of language mapping by presurgical navigated transcranial magnetic stimulation and direct cortical stimulation during awake surgery. Neurosurgery. 2013;72:808-19.

Raffa G, Bährend I, Schneider H, Faust K, Germano A, Vajkozy P, Picht T. A novel technique for region and linguistic specific nTMS-based DTI fiber tracking of language pathways in brain tumor patients. Front Neurosci. 2016;10. art 552

Robertson ER, Theoret H, Pascual-Leone A. Studies in cognition: the problems solved and created by transcranial magnetic stimulation. J Cogn Neurosci. 2003;15:948-60.

Robles SG, Gatignol P, Lehericy S, Duffay H. Long term brain plasticity allowing multistage sur- gical approach to World Health Organization grade II gliomas in eloquent areas. J Neurosurg. 2008;109:615-24.

Rogic M, Deletis V, Fernandez-Conejero I. Inducing transient language disruptions by mapping of Broca's area with modified patterned repetitive transcranial magnetic stimulation protocol. J Neurosurg. 2014;120:1033-41.

Rösler J, Niraula B, Strack V, Zdunzyck A, Schilt S, Savolainen P, Lioumis P, Mäkelä J, Vajkozy P, Frey D, Picht T. Language mapping in healthy volunteers and brain tumor patients with a novel navigated TMS system: evidence of tumor-induced plasticity. Clin Neurophysiol. 2014;125:526-36.

Ruohonen J, Karhu J. Navigated transcranial magnetic stimulation. Neurophysiol Clin. 2010;40: 7-17.

Sahin NT, Pinker S, Cash SS, Schomer D, Halgren E. Sequential processing of lexical, grammati- cal, and phonological information within Broca's Area. Science. 2009;326:445-9.

Sanai N, Mirzadeh Z, Berger MS. Functional outcome after language mapping for glioma resec- tion. N Engl J Med. 2008;358:18-27.

Schmidt S, Bathe-Peters R, Fleischmann R, Rönnefarth M, Scholz M, Brandt SA. Nonphysiological factors in navigated TMS studies; confounding covariates and valid intracortical estimates. Hum Brain Mapp. 2015;36:40-9.

Schuhmann T, Schiller NO, Goebel R, Sack AT. Speaking of which: dissecting neurocognitive network of language production in picture naming. Cereb Cortex. 2012;22:701-9.

Seidel K, Beck J, Stieglitz L, Schucht P, Raabe A. The warning-sign hierarchy between quantitative subcortical motor mapping and continuous motor evoked potential monitoring during resection of supratentorial brain tumors. J Neurosurg. 2013;118:287-96.

Shtyrov J, McGregor LJ. Near-instant access to visually presented words in the human neocortex: neuromagnetic evidence. Sci Rep. 2016;6:26558. doi:10.1038/srep26558.

Silvanto J, Muggleton NG. New light through old windows: moving beyond the "virtual lesion" approach to transcranial magnetic stimulation. Neuroimage. 2008;39:549-52.

Soffietti R, Baumert BG, Bello L, von Deimling A, Duffau H, Frenay M, et al. Guidelines on management of low-grade gliomas: report of an EFNS-EANO Task Force. Eur J Neurol. 2010;17:1124-33.

Sollmann N, Picht T, Mäkelä JP, Meyer B, Ringel Krieg SM. Navigated TMS refutes negative left sided fMRI activation for language in a patient with a left fronto-opercular GBM: Case Report. J Neurosurg. 2013a;118:175-9.

Sollmann N, Hauck T, Hapfelmeier A, Meyer B, Ringel F, Krieg SM. Intra- and interobserver variability of language mapping by navigated transcranial magnetic brain stimulation. BMC Neurosci. 2013b;14:150.

Sollmann N, Tanigawa N, Ringel F, Zimmer K, Meyer B, Krieg SM. Language and its right- hemispheric distribution in healthy brains: an investigation by repetitive transcranial magnetic stimulation. Neuroimage. 2014;102:776-88.

Sollmann N, Ille S, Hauck T, Maurer S, Negwer C, Zimmer K, Ringel F, Meyer B, Krieg SM. The impact of preoperative language mapping by repetitive navigated transcranial magnetic stimu- lation on the clinical course of brain tumor patients. BMC Cancer. 2015a;15:261.

Sollmann N, Ille S, Obermueller T, Negwer C, Ringel F, Meyer B, Krieg SM. The impact of repeti- tive navigated transcranial magnetic stimulation coil positioning and stimulation parameters on human language function. Eur J Med Res. 2015b;20:47.

Sollmann N, Giglhuber K, Tussis L, Meyer B, Ringel F, Krieg SM. nTMS-based DTI fiber track- ing for language pathways correlates with language function and aphasia-a case report. Clin Neurol Neurosurg. 2015c;136:25-8.

Sollmann N, Hauck T, Tussis L, Ille S, Maurer S, Boekckh-Behrens T, Ringel F, Meyer B, Krieg SM. Results on the spatial resolution of repetitive transcranial magnetic stimulation for corti- cal language mapping during object naming in healthy subjects. BMC Neurosci. 2016a;17:67.

Sollmann N, Ille S, Newger C, Boekckh-Behrens T, Ringel F, Meyer B, Krieg SM. Cortical time course of object naming investigated by repetitive navigated transcranial magnetic stimulation. Brain Imaging Behav. 2016b July 22 [Epub ahead of print].

Southwell DG, Hervey-Jumper SL, Perry DW, Berger MS. Intraoperative mapping during repeat awake craniotomy reveals the functional plasticity of adult cortex. J Neurosurg. 2016;124:1460-69.

Tarapore PE, Findlay AM, Honma SM, Mizuiri D, Houde JF, Berger MS, Nagarajan SS. Language mapping with navigated repetitive TMS: proof of technique and validation. Neuroimage. 2013;82:260-72.

Tarapore PE, Picht T, Bulubas L, Shin Y, Kulchytska N, Meyer B, et al. Safety and tolerabil- ity of navigated TMS for preoperative mapping in neurosurgical patients. Clin Neurophysiol. 2016;127:1895-900.

Tate M, Herbet G, Mortiz-Gassier S, Tate JE, Duffau H. Probabilistic map of critical functional regions of the human cerebral cortex: Broca area revisited. Brain. 2014;137:2773-82.

Thut G, Veniero D, Romei V, Miniussi C, Schuns P, Gross J. Rhythmic TMS causes local entrain- ment of natural oscillatory signatures. Curr Biol. 2011;21:1176-85.

Valero-Cabre A, Payne BR, Rushmore J, Lomber SG, Pascual-Leone A. Impact of repetitive tran- scranial magnetic stimulation of the parietal cortex on metabolic activity: a 14C-2DG tracing study in the cat. Exp Brain Res. 2005;163:1-12.

Veniero D, Vossen A, Gross J, Thut G. Lasting EEG/MEG aftereffects of rhythmic transcranial brain stimulation: level of control over oscillatory network activity. Front Cell Neurosci. 2015;9:477. doi:10.3389/fncel.2015.00477.

Vitikainen A-M, Mäkelä E, Lioumis P, Jousmäki V, Mäkelä JP. Accelerometer-based automatic voice onset detection in rTMS. J Neurosci Methods. 2015;253:70-7.

Walsh V, Cowey A. Magnetic stimulation studies of visual cognition. Trends Cogn Sci. 1998;2:103-10.

Walsh V, Cowey A. Transcranial magnetic stimulation and cognitive neuroscience. Nat Rev Neurosci. 2000;1:73-80.

Wheat KL, Cornelissen PL, Sack AT, Schuchmann T, Goebel R, Blomert L. Charting the func- tional relevance of Broca's area for visual word recognition and picture naming in Dutch using fMRI-guided TMS. Brain Lang. 2013;125:223-30.

Whitaker HA, Ojemann GA. Graded localization of naming from electrical stimulation mapping of left cerebral cortex. Nature. 1977;270:50-1.

9 nrTMS 数据在语言网络中的应用

Gord von Campe, Margit Jehna

9.1 简介

在 Broca（1861 年）、Wernicke（1874 年）、Brodmann（1909 年）、Penfield 和 Jasper（1954 年）的开创性探索中，传统意义上大脑的功能组织结构以某种"固定"的拓扑方式表现出来，具有特定的任务或功能皮质脑区离散分布。如果今天其中一些概念仍然适用（如中枢运动和躯体感觉皮质），最近的概念和方法学进展已经表明语言功能的组织结构看起来要复杂得多，涉及几个皮质区域和介导它们的白质纤维束，从而产生更多同伦或"网络化"的模型。此外，缓慢进展的病理过程可以诱导大脑可塑性，这会导致相当多的患者间和患者内的差异，这种差异性是随着时间慢慢产生的。这具有重要的外科意义，因为忽视语言网络的任何部分都可能导致不可预料的结果，甚至导致不可逆转的神经功能缺陷。

DES 已经成为术中定位的金标准，因为它可以让神经外科医生通过非破坏性方式来直接识别功能皮质区域以及病变附近的皮质下功能白质纤维束。在语言功能定位时，要在清醒情况下进行手术，通常遵循"麻醉 – 清醒 – 麻醉"的模式。由于患者的配合和注意力集中对于准确的功能定位至关重要，因此操作中患者的清醒时间是有限制的。目前已经开发了几种工具用来改善术前功能定位，以减少清醒阶段操作的持续时间，包括高分辨率 MRI、fMRI、DTI 以及最近开发的 nrTMS。在语言网络的无创探索中，后一种技术中具有吸引力的特殊应用是它能生成真正的功能种子点用于 DTI FT。

9.2 fMRI

fMRI 的技术细节、适应证和实际应用在第 2 章中已经进行了描述。简而言之，由于其高灵敏度和易于施行，基于顺磁性脱氧血红蛋白（dHb）的磁性特性以及相对的抗磁性氧合血红蛋白所产生的 BOLD 对比是当今最常用的 fMRI 的技术原理，因为它易于实施且不需要任何造影剂。通常在复杂的统计分析之后获得的激活簇可以与个体的高分辨率结构 MRI 对齐来呈现其解剖定位和功能定位，这些激活簇近似于由局部 dHb 水平变化（特定任务或刺激的反应）而引起的功能信号，从而被作为"神经活动"的替代指标。因此，fMRI 能够显示与刺激任务相关的皮质脑区，但不能显示任务处理中绝对必要的皮质区域，而这些皮质往往需要不惜一切代价进行保存。此外，这并不能提供这些区域的白质内神经纤维束连接的相关信息。在 DTI FT 研究中使用的 fMRI 激活簇作为种子点（见下文）具有很大的优势，这些可以在标准（高场强）MRI 扫描仪中进行原始数据采集，速度较快且容易获得，通常可以同时涵盖几种不同功能的 CNS 系统（如运动、躯体、视觉、听觉、语言给定的适当研究模式）。然而，由于 DTI FT 本身基于数学算法，这会进一步导致白质纤维束的探索可能不精确。

9.3 弥散张量成像和纤维追踪

鉴于复杂的同伦语言组织模式，只有在识别和保留皮质和皮质下结构的情况下才能保持语言功能的完整性。因为如前所述，fMRI 仅提供皮质信息，因此需要其他技术来探索皮质下的白质连接：其中 DTI 纤维束成像是最常用的，因为其数据信息可以与 fMRI 同时进行采集。第 6 章介绍了基于 nTMS 的 CST 纤维束追踪成像技术，并提供了 DTI 本身以及基于 nTMS 的 DTI FT 技术其他方面的情况。

水分子运动是随机扩散的，通过该过程分子会产生从一个区域到另一个区域的净运动。在 MRI 中，针对的主要分子是水。水分子随机运动是各向同性的，而水分子的定向水运动则称为各向异性。使用特定的组织水扩散速率敏感序列 –DWI，Moseley 等人证明了 CNS 白质中的水具有高度各向异性的限制性运动，可能是由于白质神经纤维束髓鞘的疏水性质。自此，DWI 一直是所有弥散张量研究中的基础成像程序，而"纤维束成像"指的是 DWI 数据集的特定数学模型。

从计算 DWI 数据中每个体素的特征向量（弥散方向）和特征值（弥散强度）的弥散张量来开始 FT，每个体素中会产生一个主要的弥散方向。空间（强度或各向异性程度）上各向异性的差异被称为 FA，通常表示为二维（2D）灰阶图。弥散方向的信息用不同颜色来编码生成 2D 彩图（DEC），通常使用以下色彩方案：如果主弥散方向沿 x 轴（左 ↔ 右），显示为红色；如果沿着 y 轴（前 ↔ 后），显示为绿色；如果沿 z 轴（上 ↔ 下），显示为蓝色。使用确定性或概率性算法，通过来自上述估计的弥散传导路径的传播（FT 本身）进行重建，最终生成呈现白质纤维束的 3D 图像。为了避免播散到可能不属于待重建纤维束的体素，计算过程必须要引入终止标准，例如定义最小 FA 阈值（以防止追踪到白质区域外）和 / 或转向角度阈值（以防止不切实际的纤维弯曲）。

虽然全脑纤维束成像是可行的，但针对术前计划的需要来研究与病理占位紧邻的白质束以及其所连接的周围功能区域。这可以通过构建种子点来实现，其中通过在特定 ROI 中使用种子点将传播追踪局限在某些特定白质纤维或亚纤维。这些 ROI 可以基于纯解剖标志或功能数据（如 fMRI、MEG、nrTMS）定位。鉴于语言网络存在个体差异和复杂性，使用功能数据而不是基于解剖学一般标记作为种子点具有明显的优势。此外，使用由 nrTMS 直接生成的具有真正功能的种子点（与计算获得的种子点相比），不仅可以提高准确性，还可以提高个体水平上得到的 DTI 纤维束成像的分辨率，正如我们在第 6 章中所描述的 CST 构建过程一样。

9.4 导航下重复经颅磁刺激

如第 8 章中所述，nrTMS 能够无创地定位皮质语言功能。它具有很高的空间分辨率，每层皮质细胞都可以成为直接的电生理学靶点。目前已有文献表明 nrTMS 语言定位监测与 DES 定位相关。它不是与既往方法进行竞争，而是对常规 fMRI 和 DTI FT 的补充和增强。在撰写本文时，只有少数报道可以使用 nrTMS 功能语言研究为 DTI FT 生成种子点。

因此，本章将演示如何根据我们自己的经验和方案在临床上使用基于 nrTMS 的 DTI FT 技术，并进一步介绍其他已发表的刺激方案以及该技术的局限性。

9.5 方法

该工作主要针对的是术前检查，包括获取高分辨率解剖参考图像、语言功能相关的 fMRI、DWI、nrTMS 和 DTI FT。使用不同的种子点，例如解剖学标记、fMRI 激活簇和 nrTMS 语言功能阳性定位点。

9.5.1 fMRI

首先，在 MAGNETOM Prisma 3.0 T 扫描仪（Siemens Healthcare GmbH，埃朗根，德国）中获得结构图像，包括具有 1mm 各向同性分辨率（1mm³ 体素）的 T1 加权 3D MPRAGE 序列，设置的扫描参数为：重复时间 TR=1900ms、回波时间 TE=2.2ms、反转时间 IT=900ms、翻转角 FA=9°、层数 slices=176、采集时间 =3min25s、矩阵大小 =256×256。这些图像将作为所有图像的配准参考，也可以用在 nTMS / nrTMS（适用于术中）神经导航，以及处理的 fMRI 和 DTI 数据集的解剖位置参考。使用单次梯度回波平面成像序列在同一扫描仪中采集 fMRI 数据（重复时间 =2500ms，回波时间 =35ms，翻转角 =90°，矩阵大小 =64×64，分辨率 =3×3×3.6mm）。使用以下测试进行举例：静默对象命名任务（对图片进行命名），静默语句生成任务（根据呈现的视觉名词造句）以及用于评估手指、脚趾和舌头的简单运动任务。之所以选用这些是因为它们易于实施且在个体之间有较高的可重复性。用免费的 FSL 软件包（https://fsl.fmrib.ox.ac.uk / fsl / fslwiki，FMRIB，牛津，英国）内 FEAT 工具的帮助下完成图像统计分析。首先通过阈值 z=3.1 对图像进行统计处理，其中聚类显著性阈值为 P=0.01。分析 fMRI 数据后，将得到的统计图像整合进行统计分析以生成语言网络的功能图像。对于综合分析，使用固定的效应模型将离散的一级分析中得到的 3D 图像进行更高级别的分析，阈值 z=7，校正后的显著性阈值为 P=0.01。

9.5.2 nrTMS 设置

在我们中心，nrTMS 的硬件设备包括 MagPro X100 磁力刺激器（MagVenture A / S，法鲁姆，丹麦），并连接到带有 Polaris Spectra 红外线的 Localite TMS Navigator（Localite GmbH，圣奥古斯丁，德国）。为了能够在 ROI 皮质区域上精确放置磁线圈并记录各个刺激点，如上所述，将所得的高分辨率结构图像导入 TMS 导航系统并配准到受试者头部。理论上的刺激中心从线圈位置自动通过导航软件以角度 90° 投射到皮质表面。首先，使用单脉冲 nTMS 刺激引起右侧 APB 反应来确定 90% 有效运动阈值（aMT），然后将其用于连续 TBS 操作中；相同的肌肉也被用来确定 110% rMT。aMT 被定义为在中度自发性肌肉活动背景下（在 10 次连续刺激中至少有 5 次）能够诱发 MEP 反应 >100μV 的最小刺激强度。两个直径 75mm 的环组成的 8 字形线圈（C-B60，MagVenture）放置于运动脑区上头皮切线位置，与中间矢状平面成 45° 角，手柄指向外侧和后侧，从而在大脑中生成前后方向的感应电流。使用安放在右 APB 肌腹上的表面电极获得 EMG 记录，并且逐渐减小 nTMS 强度直至获得 aMT 和 rMT。对于 nrTMS 操作，使用的是不同的 8 字形线圈（MCF-B65，MagVenture），但也是两个 75mm 直径的环。对于连续 TBS，强度设定依照个体的 aMT（90%），并以 60Hz 的频率、3~5Hz 峰脉冲输出，5Hz 的频率重复。线圈始终垂直于目标皮质区域。在两种 nTMS 中都使用双相波形，并且受试者需要佩戴耳塞以不被刺激器噪声分心并且避免造成 nrTMS 相关的听力损伤。

在术前 nrTMS 测试中，使用相同的标准化对象命名任务（Boston Naming Test，BNT），包括 60 张图片，如果可以的话还可以在术中使用 DES。首先要进行基线命名任务，并删掉受试者不能流畅命名或正确识别的所有图片。在命名图片时，受试者必须在对象名称前面使用短语"这是……"（用母语）。在 nrTMS 期间，在笔记本上运行刺激递送程序 Presentation（Neurobehavioral Systems Inc.，伯克利，美国）来显示图片。图像同步显示并固定刺激的频率和 IPI（PTI=0ms）。以图像出现在屏幕上时音频信号的产生来实现术中 DES 同步，在以网格方式定位的刺激点上每处测试 3 次。3 种刺激中至少有 2 次阳性反应就可被认为是阳性部位。对于每个刺激靶点，记录下列可能的反应：A 为无反应（言语停止）；B 为犹豫；C 为赘述；D 为语义错乱；E 为音韵错误；F 为新词；G 为正常的反应。为了使 nrTMS 重复刺激引起的不适最小化，在 nrTMS 测试中仅针对每个刺激部位呈现 3 张图片。

在 nrTMS 定位结束时，验证记录的语言阳性刺激定位点（不同反应 A~F）的准确性，转换为 5mm 球体，并输出常规 DICOM 图像以供进一步使用。鉴于高分辨率结构图像配准，这些数据可以直接在 DTI 纤维束成像软件中使用；并且如果可以的话，将可被加载到术中神经导航系统中（StealthStation®S7，Medtronic Navigation，Coal Creek Circle Louisville，CO，美国）并由 DES 进行验证。

9.5.3　弥散张量成像

在 fMRI 扫描期间，在相同的 MAGNETOM Prisma 3.0 T 扫描仪中通过多频带

EPI 序列采集 DWI，使用以下参数：重复时间 =2550ms，回波时间 =89ms，81 层，层厚度为 2mm，矩阵大小 =96×96，各向同性体素 =2mm，b 值 =1005s/mm^2，70 个梯度方向，9b=0 图像，FA=78°，多波段加速因子 =4，平均值 =1，总采集时间 =6min32s。要手工检查数据质量以避免由于头部运动引起的伪影和 / 或失真。DWI 数据的预处理包括涡流（和运动校正、弥散张量以及标量图的 2D 重建。

使用免费的 DSI Studio 软件包来完成神经纤维束重建（http：//dsi-studio. labsolver.org，Fang-Cheng Yeh，美国匹兹堡匹兹堡大学神经外科）。DSI Studio 中实现 DTI FT 算法使用的是确定性跟踪算法的通用版本，它使用定量各向异性作为终止指数。鉴于肌肉不适或疼痛会干扰语言测试，造成难以在颞叶获得可靠的 nrTMS 刺激点，我们使用的纤维束成像仅限于弓形束。出于比较的目的，我们使用 3 种方法定位种子点：解剖学标记、基于 fMRI 和基于 nrTMS。使用软件中的 JHU White Matter Labels Atlas 并基于 Catani 等人 和 Stieglitz 等人发表的方法来放置解剖学 ROI。在将它们用作种子点之前，各个 fMRI 簇以 z=7 进行阈值处理并且以因子 3 扩散来获得平均大小为 150mm^3 的簇。语言 nrTMS 阳性刺激点为每个大小约 65mm^3。在所有情况下，纤维束成像的角度阈值为 40°，步长为 1mm，FA 阈值由 DSI Studio 软件自动确定。计算出的纤维数量被限制为 50000。

9.6 病例展示

以下提供的病例展示了不同方法的优点和缺点。

9.6.1 病例 1

在这里，我们介绍了一位 22 岁的右利手健康女性志愿者，她的语言是左侧优势半球。可以使用 3 种类型的种子点（解剖学标记点、基于功能性 fMRI 和基于功能性 nrTMS）生成的神经纤维束。如预期那样，所得纤维的数量随着 ROI 体积减小而减少（图 9-1）。

语言功能中 nrTMS 的阳性定位点作为 ROI 来追踪脑内白质纤维束，这种方法在基于解剖学标记定位点或基于 fMRI 定位点的操作方法中并不常见。尤其是在 IFG（图 9-1a 刺激点 5——语言中止）和中央前回（图 9-1a 刺激点 3——语言中止；小的水平纤维束和解剖学确定的弓形束相接），在角回也有少部分（图 9-1a 刺激点 6——不太明显的语言中止）。

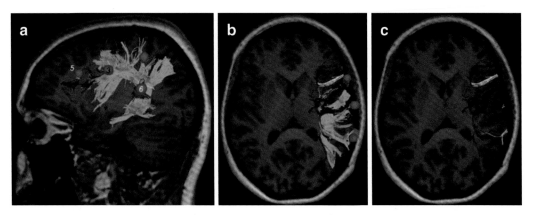

图9.1 病例1，在健康志愿者中有3种不同类型的种子点。使用3种不同类型的种子点显示DTI FT结果的重合图像：绿色的为基于解剖标记点，红色的为基于fMRI，黄色的为基于nrTMS（颜色随机选择，纤维走行方向无颜色编码）。红色3D对象代表fMRI激活簇，蓝色球体代表语言功能阳性的nrTMS位点。（a）矢状面视图、（b）水平面视图和（c）显示由功能种子点（fMRI和nrTMS）产生的神经纤维的水平面视图。这些数字与文本有关

9.6.2 病例2

这个病例是一名54岁的右利手女性，语言控制为左侧优势半球，左侧岛盖部有LGG。尽管存在肿瘤，但仍可使用所有3种类型的种子点（解剖学标记点、基于功能性fMRI和基于功能性nrTMS）进行神经纤维束重建（图9-2）。在这里，所得纤维的数量也随着ROI体积变小而减少。使用分析性ROI的DTI FT显示肿瘤内侧与弓状束非常接近（图9-3a）。使用nrTMS明确了两个语言阳性刺激点（数字5和8——语言中止；图9-4）位于在中央前回和岛盖背上部，与肿瘤前部相邻近（图9-3b、d）。更有趣的是使用这些nrTMS刺激点能生成详细的纤维束，而使用基于解剖学标记点或基于fMRI的种子点的追踪仅显示了部分纤维束。当患者进行清醒手术时，可以通过DES验证这些结果（图9-4）：当刺激标记为5和6的区域（匹配nrTMS刺激点5和8）时有明显的言语中止，当刺激标记3和4的区域（匹配运动阳性nTMS刺激点3、4和10）时发音器官出现运动障碍。

通过使用nrTMS刺激定位点5和8时显示的纤维束，在术中直接皮质下刺激定位点11和12所覆盖的区域得以确认（犹豫和语言中止）。关注和保留这些重要的连接结构能够实现功能引导的肿瘤切除，从而避免引起永久性的术后运动或语言缺陷，同时又可以尽可能地缩短术中清醒所需时间。

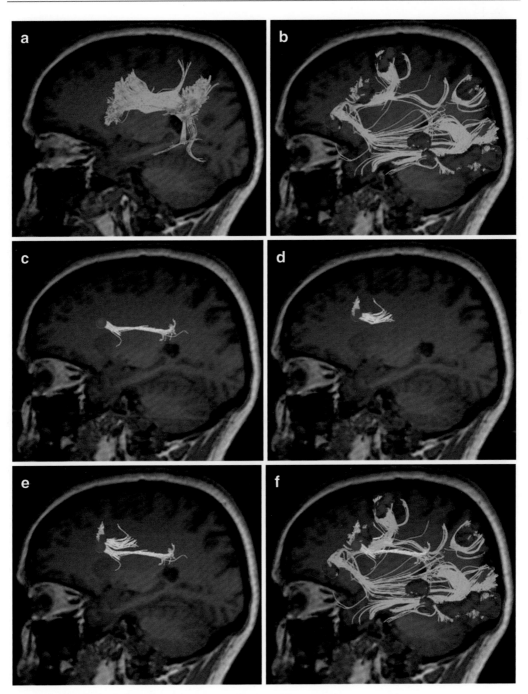

图 9-2 病例 2 为 LGG 患者有 3 种不同类型的种子点。使用 3 种不同类型的种子点显示 DTI FT 结果的重叠矢状图：绿色的为基于解剖标记点，祖母绿为基于 fMRI 的标记点，黄色和米色为基于 nrTMS 的标记点（颜色随机选择，无固定的颜色编码）。红色 3D 团块代表 fMRI 激活簇，蓝色球体代表语言功能的 nrTMS 阳性刺激点。（a）使用解剖学 ROI 重建弓形束，（b）使用基于 fMRI 种子点产生的神经纤维束，（c）nrTMS 刺激点 5 和由此生成的纤维束，（d）nrTMS 刺激点 8 和由此生成的纤维束，（e）、（c）和（d）重合的纤维束（语言阳性的 nrTMS 刺激点 5 和 8），以及（f）通过使用功能性 ROI（fMRI 和 nrTMS）获得的所有纤维束的多模态重合图像

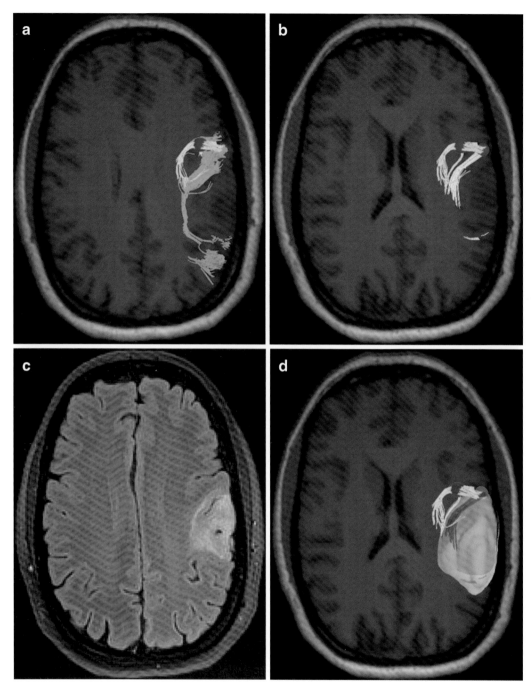

图 9-3　病例 2，基于不同种子点重建的弓状束。（a，b，d）水平面重叠图像，显示使用解剖学种子点（绿色）重建弓形束，使用基于 nrTMS 的种子点（纤维束为黄色和米色；种子点为蓝色球体）生成的个体神经纤维束之间的关系，以及位于左外侧裂周围的肿瘤（粉红色 3D 团块）。（c）水平面 FLAIR MR 图像显示左侧岛盖部上肿瘤的解剖位置为高信号

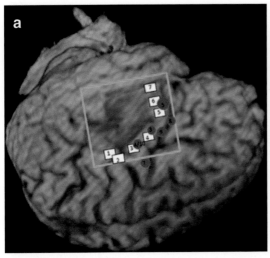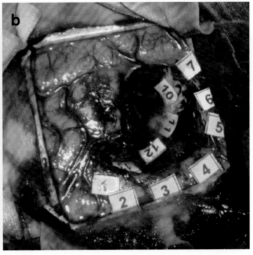

图 9-4　案例 2，术中 DES 定位比较。（a）高分辨率结构数据集获得 3D 脑结构重建，显示左外侧裂周围 LGG 位置以及周围 nrTMS 刺激点（为红色编号）和术中 DES 阳性定位点（对应右侧图像匹配的白色方块编号）。（b）切除肿瘤后，在术中观察并显示各个 DES 刺激点

9.7　讨论

表 9-1 总结了目前已发表的和常规使用的基于 nrTMS 的语言网络 DTI FT 方案的技术细节。尽管使用了另一种方案，包括不同的硬件和软件，我们依然能够获得具有可比性的结果。鉴于 nrTMS 的"精确"方法，使用这些语言阳性定位点作为 DTI 图像中的种子点不仅可以实现白质束可视化，而且可以实现细小纤维束支的可视化。在患者和健康志愿者中使用相同的方案，得到了相同的结果。因此，nTMS / nrTMS 结果似乎与 DES 非常相似，主要因为它们不受肿瘤块或周围水肿的影响（相比而言，fMRI 可能会导致信号丢失）。

我们使用的软件方案中一个重要限制是程序本身预设了"理想的"FA 阈值。Negwer 等人已经表明，这是一个重要的参数，不仅影响神经纤维的分辨率，还影响产生的纤维束数目。因此，FA 阈值应通过反复试验并根据个体来确定，而不是自动确定，虽然这些出现和消失的纤维束的功能相关性和真实性仍有待通过术中皮质下电刺激进一步验证。

功能保存在神经外科手术中至关重要，因为永久性神经功能缺损显然会对手术结果产生负面影响。术前计划旨在最大限度地降低这种风险，要在清醒手术的情况下，尽量减少术中皮质和皮质下定位所需的时间。术前评估通常包括 fMRI 和 DTI FT 检测。fMRI 技术通过统计学分析生成功能激活图，所得到的皮质激活簇是对潜

表 9-1 文献发表的基于 nrTMS 的 DTI 纤维语言网络追踪的综述

文献	DTI 参数	DTI 纤维追踪参数			ROI 种子点		软件
		MFL	角度阈值	FA 阈值	结构 MRI 和 fMRI	nrTMS	
Stieglitz et al.（2012）	42 方向（b=1300s/mm²）	50mm	未提供	0.2（有水肿时为 0.15）	3 个：左侧 IFG 的岛盖部分和中央前回的下部，缘上回和侧脑室之间的白质，颞中回的上后半部	未用	Brainlab iPlan 2.6/3.0
Espadaler and Conesa（2011）	未提供	未提供	未提供	未提供	未提供	未提供	Dextroscope
Sollmann et al.（2015）	15 方向（b=800s/mm²）	100mm	>30°	0.2	无	所有语言阴性定位点（每个扩大到直径 5mm）	Brainlab iPlan 3.0.1
Negwer et al.（2016a）	6 或 15 方向（b=800s/mm²）	50mm	>30°	0.2（有水肿时为 0.15）	3 个：额回下的岛盖部，中央前回和缘上回的下部，颞叶的上部	所有语言阴性定位点（每个扩大到直径 5mm）	Brainlab iPlan 3.0
Negwer et al.（2016b）	7 或 15 方向（b=800s/mm²）	40~100mm，步长=10mm	>30°	0.01~0.50，步长 =0.05	无	所有语言阴性定位点（每个扩大到直径 5mm）	Brainlab iPlan 3.0
Sollmann et al.（2016）	8 或 15 方向（b=800s/mm²）	110mm	>30°	可变	无	所有语言阴性定位点（每个扩大到直径 5mm）	Brainlab iPlan 3.0.1
Raffa et al.（2016）	70 方向（b=1005s/mm²）	未提供	未提供	0.14~0.22	解剖	所有语言阴性定位点（每个扩大到直径 5mm）	Brainlab iPlan 3.0.1
我们的自用方案	21 方向（b=1000s/mm²）	8mm	>40°	约 0.11	解剖（基于图像）fMRI（异常，~150 mm³）	所有语言阴性定位点（每个扩大到直径 5mm）	DSI Studio（2016.7.10 建立）

Stieglitz 的研究方案中（第一行）仅使用基于解剖学定位的种子点列于表中，因为它可以作为语言功能相关的特定纤维束成像的技术参考

在神经活动的间接反映。DTI FT 依赖 DWI 数据的数学建模。由此产生的纤维束成像的分辨率和准确性可能会受到 ROI 和种子点的选择和位置的严重影响。最近，Negwer 等人已经阐明基于功能的 ROI（源自功能数据如 fMRI、MEG、nrTMS）优于基于解剖结构标记的 ROI（源自既定的解剖学标记点）。由 nrTMS 诱发的语言阳性刺激点对皮质产生了直接的短暂性抑制，从而抑制脑区相关功能的产生，因此这样的定位点具有真正的功能。在 DTI FT 中使用这些作为种子点在探索功能强大且复杂的网络组织方面具有明显的优势，正如语言相关白质纤维束研究中发现的一样。

尽管有上述优点，nrTMS 也有其缺点。首先，它不像 fMRI 那样容易获得，因为需要新的硬件和熟练的人员来使用 nrTMS 成功进行可靠的非侵入性语言定位。另一方面，它可以引起肌肉不适甚至疼痛，特别是在颞区定位的时候。诚然，重复刺激可以诱导强直性肌肉收缩（咬肌和 / 或颞肌）和 / 或神经疼痛（面部和三叉神经）。尽管这些症状是短暂性的，但这两种症状都会干扰语言评估，因此使用 nrTMS 在患者额顶部进行语言网络探索更为有效和可靠。

9.8　结论

nrTMS 语言功能阳性刺激点可以用作语言特定网络的 DTI FT 的种子点。通过揭示复杂的语言组织中可能存在新的子系统，使纤维束成像在空间上得到了增强；但是它们的确切功能相关性仍然需要使用电生理学检查进一步来确认。尽管有不同的硬件设置和特殊定制的方案，但仍然可以从当前关于 nrTMS 语言相关纤维束成像的文献中得出几个具有可比性的结果，这突出了该技术整体上具有很好的一致性。

致谢

感谢我们的患者和志愿者，感谢 Sascha Freigang 和 Shane Matsune Fresnoza 博士进行 nrTMS 语言定位和 Mag. Karla Zaar 进行语言评估。所有检查均根据良好临床实践指南（good clinical practice，GCP）进行，严格遵循伦理委员会批准的方案。

原文参考

Basser PJ, Mattiello J, LeBihan D. Estimation of the effective self-diffusion tensor from the NMR spin echo. J Magn Reson B. 1994;103:247-54.

Broca M. Sur le siège de la faculté du langage. Bull Soc Anthropol Paris. 1861;2:235-8. Brodmann K. Vergleichende Lokalisationslehre der Großhirnrinde, in ihren Prinzipien dargestellt auf Grund des Zellenbaues. Leipzig: Verlag von Johann Ambrosius Barth; 1909.

Catani M. From hodology to function. Brain. 2007;130:602-5.

Catani M, Jones DK, Ffytche DH. Perisylvian language networks of the human brain. Ann Neurol. 2005;57:8-16.

De Benedictis A, Duffau H. Brain hodotopy: from esoteric concept to practical surgical applications. Neurosurgery. 2011;68:1709-23.

De Witt Hamer PC, Robles SG, Zwinderman AH, Duffau H, Berger MS. Impact of intraoperative stimulation brain mapping on glioma surgery outcome: a meta-analysis. J Clin Oncol. 2012;30:2559-65.

Duffau H. The anatomo-functional connectivity of language revisited. New insights provided by electrostimulation and tractography. Neuropsychologia. 2008;46:927-34.

Duffau H. Introduction. Surgery of gliomas in eloquent areas: from brain hodotopy and plasticity to functional neurooncology. Neurosurg Focus. 2010;28:Intro.

Espadaler JM, Conesa G. Navigated repetitive Transcranial Magnetic Stimulation (TMS) for language mapping: a new tool for surgical planning. In: Duffau H, editor. Brain mapping—from neural basis of cognition to surgical applications. Vienna: Springer-Verlag; 2011. p. 253-61. Jenkinson M, Beckmann CF, Behrens TE, Woolrich MW. Smith SM. FSL Neuroimage. 2012;62:782-90.

Kilbride RD. Intraoperative functional cortical mapping of language. J Clin Neurophysiol. 2013;30:591-6.

Krieg SM, Sollmann N, Hauck T, Ille S, Meyer B, Ringel F. Repeated mapping of cortical language sites by preoperative navigated transcranial magnetic stimulation compared to repeated intraoperative DCS mapping in awake craniotomy. BMC Neurosci. 2014;15:20.

Kwong KK, Belliveau JW, Chesler DA, et al. Dynamic magnetic resonance imaging of human brain activity during primary sensory stimulation. Proc Natl Acad Sci U S A. 1992;89: 5675-9.

Mori S, Wakana S, van Zijl PMC, Nagae-Poetscher LM. MRI atlas of human white matter. Amsterdam: Elsevier; 2005.

Moseley ME, Cohen Y, Kucharczyk J, et al. Diffusion-weighted MR imaging of anisotropic water diffusion in cat central nervous system. Radiology. 1990;176:439-45.

Negwer C, Sollmann N, Ille S, et al. Language pathway tracking: comparing nTMS-based DTI fiber tracking with a cubic ROIs-based protocol. J Neurosurg. 2016a;126(3):1006-14.

Negwer C, Ille S, Hauck T, Sollmann N, Maurer S, Kirschke JS, Ringel F, Meyer B, Krieg SM. Visualization of subcortical language pathways by diffusion tensor imaging fiber tracking based on rTMS language mapping. Brain Imaging Behav. 2016b Jun 20 [Epub ahead of print].

Ogawa S, Lee TM, Nayak AS, Glynn P. Oxygenation-sensitive contrast in magnetic resonance image of rodent brain at high magnetic fields. Magn Reson Med. 1990;14:68-78.

Pauling L, Coryell CD. The magnetic properties and structure of hemoglobin, oxyhemoglobin and carbonmonoxyhemoglobin. Proc Natl Acad Sci U S A. 1936;22:210-6.

Penfield W, Jasper H. Epilepsy and the functional anatomy of the human brain. 2nd ed. Boston: Little, Brown and Company; 1954.

Picht T, Krieg SM, Sollmann N, et al. A comparison of language mapping by preoperative navigated transcranial magnetic stimulation and direct cortical stimulation during awake surgery. Neurosurgery. 2013;72:808-19.

Raffa G, Bährend I, Schneider H, Faust K, Germanò A, Vajkoczy P, Picht T. A novel technique for region and linguistic specific nTMS-based DTI fiber tracking of language pathways in brain tumor patients. Front Neurosci. 2016;10:552.

Soares JM, Marques P, Alves V, Sousa N. A hitchhiker's guide to diffusion tensor imaging. Front Neurosci. 2013;7:31.

Sollmann N, Giglhuber K, Tussis L, Meyer B, Ringel F, Krieg SM. nTMS-based DTI fiber tracking for language pathways correlates with language function and aphasia—a case report. Clin Neurol Neurosurg. 2015;136:25-8.

Sollmann N, Negwer C, Ille S, Maurer S, Hauck T, Kirschke JS, Ringel F, Meyer B, Krieg SM. Feasibility of nTMS-based DTI fiber tracking of language pathways in neurosurgical patients using a fractional anisotropy threshold. J Neurosci Methods. 2016;267:45-54.

Stieglitz LH, Seidel K, Wiest R, Beck J, Raabe A. Localization of primary language areas by arcu- ate fascicle fiber tracking. Neurosurgery. 2012;70:56-65.

Tarapore PE, Findlay AM, Honma SM, et al. Language mapping with navigated repetitive TMS: proof of technique and validation. Neuroimage. 2013;82:260-72.

Weiss Lucas C, Tursunova I, Neuschmelting V, et al. Functional MRI vs. navigated TMS to opti- mize M1 seed volume delineation for DTI tractography. A prospective study in patients with brain tumours adjacent to the corticospinal tract. Neuroimage Clin. 2017;13:297-309.

Wernicke C. Der Aphasische Symptomencomplex—Eine Psychologische Studie auf Anatomischer Basis. Breslau: Max Cohn & Weigert; 1874.

Yeh FC, Verstynen TD, Wang Y, Fernández-Miranda JC, Tseng WY. Deterministic diffusion fiber tracking improved by quantitative anisotropy. PLoS One. 2013;8:e80713.

10 nrTMS 语言定位的风险分级

Florian Ringel

10.1 简介

在功能脑区内切除脑内占位是神经外科手术中的主要挑战。要对位于功能脑区内病灶实现手术切除最大化，特别是肿瘤，术中最重要的是要保护患者的功能完整性。以前，广义的功能解剖被用于指导功能脑区内或附近的手术切除，但现在神经外科使用术中 DES 来对个体功能解剖结构进行识别，以实现在功能保护的同时最大化地切除肿瘤。除了许多个体化的研究之外，最近的一项荟萃分析清楚地表明，在术中皮质和皮质下定位以及对功能皮质和皮质下神经纤维束的监测下，可以在保持功能完整性的同时更好地实现 GTR。目前，术中 DES 定位被认为是在功能脑区病灶切除期间识别相关功能脑区定位的标准技术。然而，为了能更好的定位和监测皮质功能如语言，术中唤醒是必须的。这些清醒下开颅手术近年来已经得到普及，这极大地提高了功能脑区手术的安全性。但是，在术中识别功能相关脑结构之前，需要在术前识别定位功能解剖结构以评估手术风险并对进行分级。切除程度、EOR计划、手术方法，术前确定有风险的功能皮质以及术中确定刺激操作的起始位置等因素可能有助于确定具体的手术方案和术前患者咨询，提高术中安全性和减少清醒所需时间。此外，虽然大多数患者可以进行清醒手术，但是在手术期间，仍然有一些患者不能配合术中语言定位或语言定位失败。对于这个较小的患者亚组，语言区域的术前定位将特别有用，并可以在对这些病变进行安全的无唤醒下手术。

在术前识别个体功能解剖结构时，最常用的技术是 fMRI。然而，特别是在脑肿瘤附近，fMRI 语言定位可能会产生假阴性结果，因此 fMRI 语言功能定位在脑肿瘤位于语言功能脑区的病例中是不可靠的。如前几章所述，nrTMS 以非侵入方式对语言区域进行术前识别，可以作为清醒手术的术前风险分级，或者为无法进行清醒手术的语言脑区病变患者提供手术机会。

运动功能 nTMS 定位的可行性在先前一项研究中得到了很好的评估。结果显示，

27.4％的术前 nTMS 运动定位点客观存在，54.8％对运动脑区病变的切除手术有影响。这突出了 nTMS 运动定位会影响运动功能脑区病变的风险分级。

本章旨在总结术前 nrTMS 语言定位对位于语言功能皮质区域内或附近病变的风险分级的潜在影响。因此，包括以下内容：①识别语言优势半球；② nrTMS 语言定位的可靠性（敏感性和特异性）；③ nrTMS 语言定位的空间分辨率；④详细阐述 nrTMS 语言定位对手术风险分级的优势。

10.2　确定半球语言优势

皮质语言代表区的经典概念将语言功能定位于优势半球，大多数人是在左侧半球。然而，一些研究已经定位发现非优势半球内参与语言功能的皮质区域。通过各种技术已经在健康参与者以及左半球脑卒中或肿瘤患者中定位得到右半球上的语言功能位点。在使用非导航 rTMS 的研究中，右侧 IFG 被证明存在语言功能，与 nrTMS 相比，其空间分辨率不佳。nrTMS 技术有很好的空间分辨率，左侧和右侧半球语言脑区的定位和量化精确，以及可通过错误频率的比较来计算 HDR。

在最近的 nrTMS 语言定位研究中，在健康志愿者以及左侧语言功能脑区病变者中评估了左右半球的语言分布。在所有健康志愿者和肿瘤患者中，通过刺激右半球都可以诱发语言错误，这表明了右半球在语言处理中的作用。为了评估半球优势，可以比较 HDR 左右半球语言错误的发生频率。通过将左半球的 ER 除以相应的右半球脑区域来计算 HDR。可以是整个半球，单个脑叶，甚至是单个脑回。因此，HDR> 1 表示左侧半球语言优势（根据 nrTMS），而 HDR <1 表示右侧半球语言优势。

虽然在患者和志愿者中，左侧优势半球数量占主导地位，但与健康志愿者相比，患有左外侧裂周区病变患者的语言定位点在右侧半球上显著增多（图 10-1）。这些结果得到另一项研究的支持，该研究将健康志愿者和左半球脑胶质瘤患者进行了对比。在志愿者中，语言错误几乎完全是由左半球 nrTMS 刺激所诱发，而患有肿瘤的患者右半球内显示有更高的 ER，表明这是一种肿瘤诱导的语言功能和结构重组。这些研究表明，由左侧语言功能脑区病变引起的大脑可塑性变化可以使语言功能向右半球转移，从而弱化左半球的语言功能优势。因此，随着右半球越来越占优势，左侧语言功能可能变得不那么重要了。但是，尽管存在语言优势转换，语言向右半球转移到什么程度情况下能够允许在手术期间牺牲左侧语言区域，又同时能确保右半球起到足够的功能代偿作用，这些问题仍有待阐明。到目前为止，这些研究结果还没有通过一些方法来进一步评估验证它们在半球优势上的重要意义，例如Wada 测试。因此，仍然需要阐明患者在 nrTMS 评估中得到的语言转移到右半球是不是一种对左侧语言功能脑区损伤后诱发的功能代偿。可以通过 nrTMS 测量半球语言优势与切除左侧外侧裂周区病变的术后语言测试结果进行相关分析来部分阐明这个问题。与术后没有新发失语的患者相比，新发术后失语患者前部语言区域的半球优势存在显著不同。右半球可以代偿左侧语言功能的损伤，这意味着语言功能向右半球转移的患者在术后出现新发失语的风险较低。然而，该研究中新发永久性语言受损的比例仅为 4%，这又降低了结论的可信度。

总而言之，术前 nrTMS 定位语言优势半球可以作为评估新发语言受损风险的参数。然而，为了进一步阐明半球优势和手术引起失语的相关风险，需要在研究中纳入更多的患者。

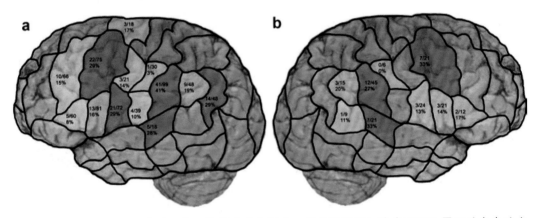

图 10-1　不同脑区的语言错误率。该图显示左侧角回间变型星形细胞瘤 WHO Ⅲ 级的患者的左侧（a）和右侧（b）不同脑区的 ER（根据 CPS 脑区分割）。ERs 表明 nrTMS 能够在右半球内发现大量命名错误

10.3　nrTMS 语言定位结果的可靠性

要确定术前 nrTMS 语言定位风险分层的可行性，最关键的是确定 nrTMS 识别语言阳性或阴性定位点的可靠性，即敏感性、特异性、PPV 和 NPV。为了确定这些值，需要将术前语言定位的结果与目前语言定位的金标准进行比较，该标准是在清醒手术期间的术中 DES（图 10-2）。如第 8 章中所述，根据 nrTMS 语言定位方案以及用 nrTMS 和 DES 分析共阳性或共阴性刺激点的算法，灵敏度为 90%，特异

性为 24% ~98%，PPV 为 36% ~69% 和 NPV 84% ~99%。通过对 Broca 区周围语言位点的分析，发现其灵敏度和 NPV 达到 100%。方案中关于刺激时间的改进能进一步改善 nrTMS 语言定位的 NPV。低特异性和低 PPV 证明，nrTMS 定位方案的不同可能会导致大量的假阳性反应。因此，当定位结果用于指导脑内占位切除术的时候，假阳性点可能会导致过早且不必要的手术终止，从而残留本可切除的肿瘤。然而，为了维持患者的功能完整性，高 NPV 和少量的假阴性部位是重要的。这意味着在手术期间阴性 nrTMS 定位点的错误概率可能性仅为 1%，可靠性非常高。因此，如果仅切除阴性定位区域的肿瘤，则在 nrTMS 引导切除术中损伤语言功能相关皮质的风险就非常低。基于 nrTMS 语言定位的切除术可能导致有肿瘤残余，但导致皮质功能损伤的概率非常低。

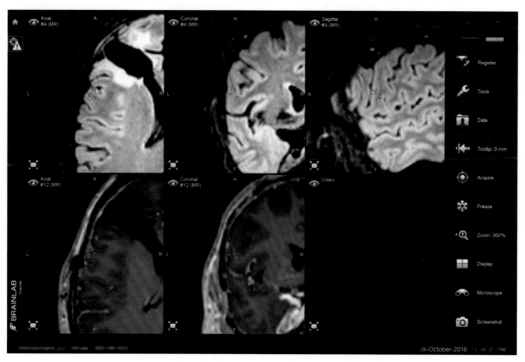

图 10-2 术前 nrTMS 语言定位与清醒手术中的 DES 定位。该截图显示了一名 21 岁复发性岛盖部弥漫性星形细胞瘤 WHO° II 患者在清醒手术期间的术中神经导航。术前 nrTMS 阳性语言定位点区域（紫色）很好地对应了清醒手术中识别的 DES 阳性定位点（绿色指针尖端）

因此，使用主要基于阴性定位点结果的术前 nrTMS 能可靠地评估语言功能病变的可切除性、皮质切除程度和 EOR 概率（图 10-3）。在病变被 nrTMS 阴性反应定位点包围的情况下，对于无法进行清醒手术的患者，即使没有术中电刺激的切除术也可能是合理的。由于高 NPV，手术后遗症出现的风险会很低。

10.4 nrTMS 语言定位的空间精度和分辨率

除了预测可靠性之外，空间准确性和空间分辨率对于 nrTMS 在手术风险分级上的应用也非常重要。空间精度意味着 rTMS 脉冲在导航系统中的 3D MRI 数据集上投射到刺激点的准确度。空间精度的几个组成因素可能会产生不准确性，如导航系统中线圈定位的光学跟踪、头部跟踪、电场计算模型以及对解剖 MRI 的配准（见第 1 章）。对于常用的 nTMS 系统，计算实际电场热点位置和成像数据上投射的虚拟热点位置之间的平均误差为 5.7mm（见第 1 章）。此外，空间分辨率，即足够区分出两个定位点的两个语言功能相关皮质之间必要的最小距离，这也是很重要的。最近一项在健康志愿者中进行的研究，试图通过测量区分低 ER 的点和高 ER 点所需的最小距离来评估空间分辨率，测定的空间精度平均距离为 13.8 mm。由于人脑回的平均宽度为 10~20mm，根据空间准确性，脑回中心点的刺激一定能刺激到靶向脑回；并且在刺激邻近脑回时，根据 nrTMS 语言定位的空间分辨率是足以区分不同功能的脑回。因此，该技术足以在脑回水平上识别语言功能脑区，这略微低于在清醒手术期间皮质 DES 约 5mm 的空间分辨率。总之，nrTMS 语言定位能够在不同空间和脑回水平上识别具有风险的脑结构。

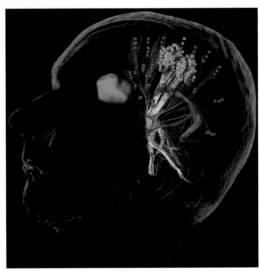

图 10-3 nrTMS 定位以确认麻醉下手术中肿瘤的可切除程度。该患者的 IFG 三角区域内有间变性星形细胞瘤（WHO° Ⅲ）。整个左半球的术前 nrTMS 语言定位表明肿瘤不影响语言功能相关的皮质或皮质下结构。由于对整个半球都进行了定位，肿瘤上方的皮质呈现出阴性语言功能。橙色部分为肿瘤。根据术前 nrTMS 语言定位和基于 nrTMS 的 DTI FT 追踪的语言传导路径，紫色为语言功能阳性皮质和皮质下区域。绿色为由 nTMS 定位的运动功能脑区。通过基于 nTMS 的 DTI FT 将 CST 可视化（黄色）

10.5　进行 nrTMS 定位的临床益处与未进行定位的比较

最后，问题仍然落在：术前皮质 nrTMS 语言定位是否能切实为患者带来益处。带来的改变可能在：手术指征、EOR 评估、通过了解术中 DES 起始刺激点来减少清醒定位所需时间、提高接受清醒手术的患者进行麻醉下手术切除的安全性以及总体上改善手术结果。但是，到目前为止，这里提到的大多数方面还有待于全面的评估。外科医生对术前 nrTMS 语言定位的了解是否确实有利于在清醒下语言定位并进行语言功能脑区病变切除的临床预后尚需更多研究。在每组 25 名患者的配对队列分析中，进行术前语言测定位的一组显示术后语言的改善和较小的颅骨窗口，而EOR、围手术期并发症的总体发生率和手术持续时间没有明显区别。在另一篇文章中报道了 4 例左外侧裂周区病变的患者，这些患者根据术前 nrTMS 语言定位进行切除是因为他们在清醒手术期间无法进行 DES 检测。手术后没有患者出现新的永久性功能损伤症状。虽然结果令人鼓舞，但这是基于少数案例的研究结果，而非基于系统性研究的数据。

10.6　结论

总之，基于 nrTMS 的术前语言定位是对风险进行主观分层，因为来自大样本的数据仍未给出明确界定。需要明确与某些半球优势计算分析相关的风险，以便估计手术相关后遗症出现的风险。此外，需要其他参数的分析来比较清醒手术期间 nrTMS 与 DES 的定位结果，以评估在半球优势相关的 nrTMS 语言定位上更可靠的预测值。到目前为止，在可用的数据证实之后，nrTMS 语言定位分析很有希望成为功能脑区手术风险分层中极有价值的工具。

原文参考

Baum SH, Martin RC, Hamilton AC, Beauchamp MS. Multisensory speech perception without the left superior temporal sulcus. Neuroimage. 2012;62(3):1825-32. doi:10.1016/j. neuroimage.2012.05.034.

Baumgaertner A, Hartwigsen G, Roman Siebner H. Right-hemispheric processing of non-linguistic word features: implications for mapping language recovery after stroke. Hum Brain Mapp. 2013;34(6):1293-305. doi:10.1002/hbm.21512.

Brennan J, Pylkkanen L. The time-course and spatial distribution of brain activity associated with sentence processing. Neuroimage. 2012;60(2):1139-48. doi:10.1016/j.neuroim- age.2012.01.030. S1053-8119(12)00047-X [pii]

Briganti C, Sestieri C, Mattei PA, Esposito R, Galzio RJ, Tartaro A, et al. Reorganization of func- tional connectivity of the language network in patients with brain gliomas. AJNR Am J Neuroradiol. 2012;33(10):1983-90. doi:10.3174/ajnr.A3064. ajnr.A3064 [pii]

Corina DP, Loudermilk BC, Detwiler L, Martin RF, Brinkley JF, Ojemann G. Analysis of nam- ing errors during cortical stimulation mapping: implications for models of language repre- sentation. Brain Lang. 2010;115(2):101-12. doi:10.1016/j.bandl.2010.04.001. S0093- 934X(10)00068-4 [pii]

De Witt Hamer PC, Robles SG, Zwinderman AH, Duffau H, Berger MS. Impact of intraoperative stimulation brain mapping on glioma surgery outcome: a meta-analysis. J Clin Oncol. 2012;30(20):2559-65. doi:10.1200/JCO.2011.38.4818.

Devlin JT, Watkins KE. Stimulating language: insights from TMS. Brain. 2007;130(Pt 3):610-22. doi:10.1093/brain/awl331.

Giussani C, Roux FE, Ojemann J, Sganzerla EP, Pirillo D, Papagno C. Is preoperative functional magnetic resonance imaging reliable for language areas mapping in brain tumor surgery? Review of language functional magnetic resonance imaging and direct cortical stimulation correlation studies. Neurosurgery. 2010;66(1):113-20. doi:10.1227/01.NEU.0000360392. 15450.C9.

Hervey-Jumper SL, Li J, Lau D, Molinaro AM, Perry DW, Meng L, et al. Awake craniotomy to maximize glioma resection: methods and technical nuances over a 27-year period. J Neurosurg. 2015;123(2):325-39. doi:10.3171/2014.10.JNS141520.

Ille S, Kulchytska N, Sollmann N, Wittig R, Beurskens E, Butenschoen VM, et al. Hemispheric language dominance measured by repetitive navigated transcranial magnetic stimulation and postoperative course of language function in brain tumor patients. Neuropsychologia. 2016a;91:50-60. doi:10.1016/j.neuropsychologia.2016.07.025.

Ille S, Sollmann N, Butenschoen VM, Meyer B, Ringel F, Krieg SM. Resection of highly language- eloquent brain lesions based purely on rTMS language mapping without awake surgery. Acta Neurochir. 2016b;158(12):2265-75. doi:10.1007/s00701-016-2968-0.

Krieg SM, Sollmann N, Hauck T, Ille S, Foerschler A, Meyer B, et al. Functional language shift to the right hemisphere in patients with language-eloquent brain tumors. PLoS One. 2013;8(9):e75403. doi:10.1371/journal.pone.0075403.

Krieg SM, Tarapore PE, Picht T, Tanigawa N, Houde J, Sollmann N, et al. Optimal timing of pulse onset for language mapping with navigated repetitive transcranial magnetic stimulation. Neuroimage. 2014;100:219-36. doi:10.1016/j.neuroimage.2014.06.016.

Milian M, Tatagiba M, Feigl GC. Patient response to awake craniotomy—a summary overview. Acta Neurochir. 2014;156(6):1063-70. doi:10.1007/s00701-014-2038-4.

Nossek E, Matot I, Shahar T, Barzilai O, Rapoport Y, Gonen T, et al. Failed awake craniotomy: a retrospective analysis in 424 patients undergoing craniotomy for brain tumor. J Neurosurg. 2013;118(2):243-9. doi:10.3171/2012.10.JNS12511.

Ojemann GA, Whitaker HA. Language localization and variability. Brain Lang. 1978;6(2): 239-60.

Picht T, Schulz J, Hanna M, Schmidt S, Suess O, Vajkoczy P. Assessment of the influence of navi- gated transcranial magnetic stimulation on surgical planning for tumors in or near the motor cortex. Neurosurgery. 2012;70(5):1248-1256.; discussion 1256-7. doi:10.1227/NEU.0b013e318243881e.

Picht T, Krieg SM, Sollmann N, Rosler J, Niraula B, Neuvonen T, et al. A comparison of language mapping by preoperative navigated transcranial magnetic stimulation and direct cortical stimu- lation during awake surgery. Neurosurgery. 2013;72(5):808-19. doi:10.1227/NEU. 0b013e3182889e01.

Rosler J, Niraula B, Strack V, Zdunczyk A, Schilt S, Savolainen P, et al. Language mapping in healthy volunteers and brain tumor patients with a novel navigated TMS system: evidence of tumor-induced plasticity. Clin Neurophysiol. 2014;125(3):526-36. doi:10.1016/j. clinph.2013.08.015.

Ruohonen J, Karhu J. Navigated transcranial magnetic stimulation. Neurophysiol Clin. 2010;40(1):7-17. doi:10.1016/j.neucli.2010.01.006.

Sanai N, Mirzadeh Z, Berger MS. Functional outcome after language mapping for glioma resec- tion. N Engl J Med. 2008;358(1):18-27. doi:10.1056/NEJMoa067819. 358/1/18 [pii]

Schuhmann T, Schiller NO, Goebel R, Sack AT. Speaking of which: dissecting the neurocognitive network of language production in picture naming. Cereb Cortex. 2012;22(3):701-9. doi:10.1093/cercor/bhr155. bhr155 [pii]

Sollmann N, Ille S, Hauck T, Maurer S, Negwer C, Zimmer C, et al. The impact of preoperative language mapping by repetitive navigated transcranial magnetic stimulation on the clinical course of brain tumor patients. BMC Cancer. 2015;15:261. doi:10.1186/s12885-015-1299-5.

Sollmann N, Hauck T, Tussis L, Ille S, Maurer S, Boeckh-Behrens T, et al. Results on the spatial resolution of repetitive transcranial magnetic stimulation for cortical language mapping during object naming in healthy subjects. BMC Neurosci. 2016;17(1):67. doi:10.1186/s12868- 016-0305-4.

Tarapore PE, Findlay AM, Honma SM, Mizuiri D, Houde JF, Berger MS, et al. Language mapping with navigated repetitive TMS: proof of technique and validation. Neuroimage. 2013;82:260- 72. doi:10.1016/j.neuroimage.2013.05.018. S1053-8119(13)00512-0 [pii]

Thiel A, Habedank B, Winhuisen L, Herholz K, Kessler J, Haupt WF, et al. Essential language function of the right hemisphere in brain tumor patients. Ann Neurol. 2005;57(1):128-31. doi:10.1002/ana.20342.

Thiel A, Habedank B, Herholz K, Kessler J, Winhuisen L, Haupt WF, et al. From the left to the right: how the brain compensates progressive loss of language function. Brain Lang. 2006;98(1):57-65. doi:10.1016/j.bandl.2006.01.007. S0093-934X(06)00024-1 [pii]

Vigneau M, Beaucousin V, Herve PY, Jobard G, Petit L, Crivello F, et al. What is right-hemisphere contribution to phonological, lexico-semantic, and sentence processing? Insights from a meta- analysis. Neuroimage. 2011;54(1):577-93. doi:10.1016/j.neuroimage.2010.07.036. S1053- 8119(10)01009-8 [pii]

第四篇　特别方面

11 进一步的脑功能定位

Sebastian Ille

11.1 简介

今天，所有专业的神经肿瘤中心都在使用 DES 来定位大脑的各个功能区域。手术期间进行 DES 语言功能定位的时候，需要患者保持清醒。

数十年来，保留患者的运动和语言功能在保护重要脑功能中占有重要地位。同时，专业治疗中心还能在清醒手术中对其他脑功能进行必要的定位，例如工作记忆、数学运算、视觉空间、判断分析、面部情绪识别，甚至演奏乐器和演唱。

除了运动和语言功能之外，上述脑功能中的一些也已经开始通过非侵入性定位技术进行检查。例如，已经通过 fMRI 和 TMS 对数学运算脑区进行定位。尽管取代术中清醒下定位不是术前非侵入性定位技术发展的目的，然而，我们需要认识到非侵入性技术本身所具有的特殊优势：它可以在明确手术指征前向我们呈现相关的信息。此外，它们还可以在健康受试者中进行，为基础研究提供丰富的脑功能信息。在清醒手术期间还没有建立标准的脑功能定位方案，而这对于脑功能的研究尤其重要。此外，对于患者而言，与术中定位相比，术前非侵入性检查能使医患双方都在更舒适和放松的环境中进行脑功能的探索。因此，这样的术前定位可以为患者做好清醒下术中定位的准备，也使神经心理学家能够更有针对性地为患者选择适当的术中任务，从而保护相应的脑功能。外科医生可以在进入手术室之前就为患者定制个体化的手术入路等方案，并可以将其作为清醒下定位失败时的备用方案。此外，正如通过 nrTMS 观察到的语言定位，术前数据能使术中 DES 定位操作更有目的性。在术前脑功能检测技术中，fMRI 在肿瘤患者中的表现不太可靠，特别是在靠近病变附近的时候。考虑到这一点，在将 nrTMS 语言定位与清醒手术中 DES 作为金标准技术获得的结果相比，两者显示出良好的相关性，至少在阴性定位点方面有非常好的一致性。

在引入 nTMS 后，它在神经外科的应用显著增加。然而，由于许多通过 rTMS

154

定位高级皮质功能的研究是在 nrTMS 使用之前进行的，本章将重点概述二者的刺激方案和实验设置：nrTMS 和（非导航）rTMS。

11.2　进一步定位脑功能的基本原则

正如通过 nrTMS 进行语言定位的多个研究中所提及的，对更多脑功能脑区的探索通常是在患者或健康受试者执行特殊任务的时候，根据其在重复脉冲刺激下的任务执行情况来进行定位的。

与单脉冲 TMS 不同，重复脉冲主要用于诱发局部虚拟抑制来检查高级的皮质脑功能（表 11-1~ 表 11-4）。然而，虚拟功能抑制模型的潜在机制尚不清楚；可能是神经信号抑制和随机神经活动在潜在皮质区域内所产生的综合效应，这也取决于组织的解剖功能特征。到目前为止，最常用的刺激频率是 10 Hz / 5 脉冲（表11-1~ 表 11-4）。

至于语言脑区定位，从许多已发布的研究中可知，进一步的脑功能定位都是先通过运动定位来确定 rMT（见第 1 章）。定位刺激强度可以与 rMT 相关。在大多数情况下，rTMS 或 nrTMS 定位刺激强度为 100% rMT。相比之下，很大一部分研究小组没有将定位的刺激强度与个体受试者的 rMT 联系起来；而是刺激研究的所有参与者，其刺激为固定的刺激器最大输出强度的百分比。不幸的是，这种刺激方案不可能直接在其他实验室的刺激器和线圈上应用（表 11-1~ 表 11-4）。然而我们需要注意的是，强度必须一方面要让患者感到舒适，另一方面也要考虑各种情况下引起特定错误的可能性。

如果有使用指征，强烈推荐 nrTMS。神经导航使我们能够更好地定位刺激部位并能更精确地分析定位。大多数研究人员仅根据先前研究的结果刺激单个目标，当然这是合理的；然而，这种做法限制了进一步发现其他的功能皮质位点。要知道，我们还并不完全了解下面列表中大脑功能的神经心理基本过程。因此，通常会建议刺激更多的皮质位点，以便更准确地检查这些复杂的功能以及刺激靶点之间的关系。

表 11-1 算术处理

研究	刺激	频率（Hz）	脉冲	PIT（ms）	ISI（ms）	DT（ms）	强度	任务	受试者	例数
Maurer et al.（2016）	nrTMS	5	10	0	3000	700	100%rMT	4 种基础计算操作	健康人	20
Andres et al.（2011）	fMRI 引导的 nrTMS	10	4	100	5000	150	65% 刺激输出	减法、乘法	健康人	10
Cohen Kadosh et al.（2007）	fMRI 引导的 nrTMS	10	3	220	6000	1000	60% 刺激输出	数值和物理大小比较	健康人，计算缺陷者	5 个健康人，5 个计算缺陷者
Rusconi et al.（2005）	nrTMS	10	5	0	2500	65	60% 刺激输出	奇偶和幅度匹配	健康人	8
Sandrini et al.（2004）	rTMS	15	4	0	反应时间	反应时间	110%rMT	数值比较	健康人	9
Gobel et al.（2001）	rTMS	10	5	刺激前	反应时间	反应时间	105%rMT	数值分类	健康人	6

关于 TMS 算术处理功能定位的研究概述。DT：测试图像的显示时间

表 11-2 视觉空间注意力

研究	刺激	频率（Hz）	脉冲	PIT（ms）	ISI（ms）	DT（ms）	强度	任务	受试者	例数
Wang et al.（2016）	nrTMS	1	持续	0	反应时间	反应时间	100%rMT	视觉注意力切换	健康人	16
Wu et al.（2016）	nrTMS	1	持续	-300 000 +任务	1500	500	100%rMT	发现	健康人	16
Giglhuber et al.（投稿中）	nrTMS	5	10	0	3000	50	100%rMT	灰度	健康人	10
Giglhuber et al.（2016）	nrTMS	5	10	0	3000	50	100%rMT	线等分试验	健康人	10
Bagattini et al.（2015）	rTMS	1	1800	n.s	n.s.	n.s.	90%rMT	线等分试验+发现	健康人	14
Studer et al.（2014）	rTMS	5	450	刺激前	n.s.	350	40%刺激输出	轮盘赌	健康人	28
Salatino et al.（2014）	TMS	单次	1	150	≥4000	50	115%rMT	线等分试验	健康人	8
Mahayana et al.（2014b）	rTMS	10	5	0	反应时间	200	60%刺激输出	线等分试验	健康人	15
Plow et al.（2014）	nrTMS	1	900 000	刺激前	n.s.	3000	75%刺激输出	视觉追踪	健康人	10
Mahayana et al.（2014a）	nrTMS	10	5	0	反应时间	个体阈值	60%刺激输出	视觉搜索	健康人	24
Ricci et al.（2012）	TMS	单次	1	150	n.s.	50	115%rMT	线等分试验	健康人	3
Sauseng et al.（2011）	rTMS	1	900	n.s.	2000~3000	83	110%rMT	发现	健康人	12
Heinen et al.（2011）	nrTMS	11	3	90,180, 270	n.s.	270	120%rMT	发现	健康人	12

续表

研究	刺激	频率(Hz)	脉冲	PIT(ms)	ISI(ms)	DT(ms)	强度	任务	受试者	例数
Blankenburg et al. (2010)	rTMS	10	5	0	2430	570	75%刺激输出	发现	健康人	8
de Graaf et al. (2009)	nrTMS	3重	3	4个条件	6000, 7000, 8000	300	120%rMT	钟表	健康人	13
Oliver et al. (2009)	rTMS	10	5	-100~400	n.s.	个体	100%rMT	距离识别	健康人	9
Van Ettinger-Veenstra et al. (2009)	fMRI引导 nrTMS	3重	3	-60, -30, 0	n.s.	120	120%rMT	提示/推迟扫视	健康人	10
Cattaneo et al. (2009)	nrTMS	3重	3	-500	n.s.	200	120%rMT	线等分试验	健康人	9
Nyffeler et al. (2008)	rTMS	30	801	n.s.	n.s.	5500	65%刺激输出	视觉观察	健康人	12
Sack et al. (2007)	rTMS	13.3	5	0	2000	300	100%刺激输出	钟表	健康人	8
Neggers et al. (2007)	fMRI引导 nrTMS	3重	3	60, 90, 120	n.s.	120	110%刺激输出	提示/推迟扫视	健康人	8
Muggleton et al. (2006)	rTMS	10	5	0	反应时间	60~260	65%刺激输出	发现	健康人	10
Meister et al. (2006)	TMS	单次	1	150/250	3250	40	60%刺激输出	发现	健康人	14
de Graaf et al. (2009)	TMS	单次	1	150/251	3210	40	60%刺激输出	发现	健康人	10
Hung et al. (2005)	nrTMS	10	5	0	n.s.	160	60%刺激输出	部分/色彩报告控制	健康人	9
Thut et al. (2005)	rTMS	1	25min	n.s.	n.s.	40	80%刺激输出	发现	健康人	10
Mevorach et al. (2005)	rTMS	1	600	n.s.	n.s.	80	90%rMT	字母与形状	健康人	22

续表

研究	刺激	频率(Hz)	脉冲	PIT(ms)	ISI(ms)	DT(ms)	强度	任务	受试者	例数
Koch et al.（2005）	rTMS	单次/配对	1/2	100/150	1, 3, 5, 10	40	130%rMT	发现	健康人	9
Kim et al.（2005）	rTMS	10	1000	Blocks	2180	180	80%rMT	线等分试验	健康人	20
Ellison et al.（2004）	nrTMS	4/10	2/5	0	4000	反应时间	65% 刺激输出	线等分试验，视觉搜索	健康人	5
Chambers et al.（2004）	nTMS	单次	1	30~360	n.s.	100	63% 刺激输出	发现	健康人	3
Muri et al.（2002）	rTMS	双次	2	1, 20, 260, 520	3000~5000	120	80% 刺激输出	符号	健康人	10
Bjoertomt et al.（2002）	rTMS	n.s.	n.s.	0	反应时间	200	65% 刺激输出	线等分试验	健康人	6
Hilgetag et al.（2001）	rTMS	1	600	≤ 300 000	2250	40	90%rMT	发现	健康人	7
Fierro et al.（2001）	TMS	单次	1	1, 50, 225, 300	≥ 30 000	50	115%rMT	线等分试验	健康人	10
Fierro（2001）	rTMS	25	10	0	≥ 30 000	50	115%rMT	线等分试验	健康人	11
Pascual-Leone et al.（2005）	rTMS	25	5	0	100	n.s.	115%rMT	发现	健康人	6

通过 TMS 视觉空间注意力的研究概述（n.s.= 未指定；负 PTI 表示 TMS 在任务开始前进行刺激）

表 11-3 面部识别

研究	刺激	频率（Hz）	脉冲	PIT（ms）	ISI（ms）	DT（ms）	强度	任务	受试者	例数
Mauer et al.（2017）	nrTMS	10	5	0	3000	700	100%rMT	名人脸	健康人	20
Ferrari et al.（2016）	nrTMS	10	3	−200	n.s.	n.s.	60% 刺激输出	面部信任度	健康人	12
Zachariou et al.（2016）	fMRI 引导 nrTMS	10	5	0	4600~5800	500	70% 刺激输出	面部异同识别	健康人	20
Solomon–Harris et al.（2016）	fMRI 引导 nrTMS	1	1200	n.s	200	800	60% 刺激输出	面孔识别和蝴蝶	健康人	13
Gamond and Cattaneo（2016）	nrTMS	10	3	0	2700	300	60% 刺激输出	情感识别	健康人	20
Bona et al.（2015）	fMRI 引导 nrTMS	10	3	0	反应时间	75, 500	40% 刺激输出	对称检测，面部特征	健康人	14
Pitcher（2014）	fMRI 引导 nrTMS	10/ 双脉冲	5/2	0/20~60, 60~100, 100~140, 130~170, 170~210	1500	250	60% 刺激输出	面部识别和表情	健康人	14
Renzi et al.（2013）	nrTMS	20	3	100	200	200	60% 刺激输出	Jane 脸任务	健康人	16
Mattavelli et al.（2013）	nrTMS	单次	1	100	1200~1400	700	62 ± 3% 刺激输出	面部识别和表情	健康人	11
Pitcher et al.（2007）	rTMS	10/ 双脉冲	5/2	0/20~60, 60~100, 100~140, 130~170, 210~250	1500	250	60% 刺激输出	面部细节区分	健康人	25
Pourtois et al.（2004）	TMS	单次	1	100/200	3250	100	110%rMT	面部表情识别	健康人	12

TMS 对面部识别进行定位的研究概述（n.s.＝未指定；负 PTI 表示任务开始前进行 TMS 刺激）

表 11-4　分类

研究	刺激	频率 (Hz)	脉冲	PIT（ms）	ISI（ms）	DT（ms）	强度	任务	受试者	例数
Mauer et al.（投稿中）	nrTMS	10	5	0	3000	700	100%rMT	生命物体 / 非生命物体	健康人	20
Jacquet and Avenanti（2015）	nTMS	单次	1	0	1000	1500	110%rMT	目标识别	健康人	27
Passeri et al.（2015）	rTMS	10	5	0	1200	190	100% 刺激输出	词语分类	健康人	18
Cattaneo et al.（2010）	fMRI 引导 nrTMS	单次	1	0	n.s.	直到出现反应	65% 刺激输出	工具和动物词汇	健康人	12
Fuggeta et al.（2016）	rTMS	10	5	−750	2450	1500	60%~65% 刺激输出	图文匹配	健康人	9

通过 TMS 进行分类功能定位的研究概述（n.s.= 未指定；负 PTI 表示 TMS 在任务开始前进行刺激）

11.2.1　计算处理

正如多个神经影像学研究通过 fMRI 或 PET 所发现的疾病相关脑结构，脑内计算处理通常位于优势半球顶叶内。基于对这些研究的了解，Whalen 和后来的 Duffau 是最先要求在进行左侧顶叶内肿瘤的清醒开颅手术时使用双极 DES 来分析计算处理任务的学者。Whalen 和 Duffau 等人的研究结果在过去 10 年中被其他 DES 的相关研究所复制和扩展。最重要的是，Puppa 等人甚至能够通过 DES 显示右侧顶叶参与计算处理，以及皮质下 DES 刺激定位发现计算任务处理中所涉及的皮质下纤维束。

Gobel 等将 rTMS 作用于顶叶，显示其参与数字分析过程。2004 年，Sandrini 等人通过 rTMS 开始了他们对数字处理过程的研究。他们使用了简单的数字比较任务后得出结论：nrTMS 作用于左下顶叶可以减慢受试者的数字比较任务的处理过程，但是当将其作用于右侧时不能诱发同样的反应。类似的另一组 rTMS 应用于左顶叶和右顶叶的实验中，他们发现在受试者执行加法计算任务期间对左侧顶叶进行刺激可以导致任务反应时间明显更长，而对右半球的刺激并没有产生相同的反应。在 Rusconi 等的研究中，他们试图重现 Gerstmann 综合征中的症状，将 nrTMS 应用于左角回时能够中断数量任务的处理。2007 年的一项研究显示 fMRI 引导的 nrTMS 在健康志愿者的右顶叶上也可以诱发产生虚拟的计算障碍。Andres 等人还使用两步法进行了一项研究。首先，他们用 fMRI 确定顶叶皮质区域参与减法和乘法；其次，他们通过 nrTMS 刺激这些区域以诱导产生虚拟病变。他们的研究结果显示左侧和右侧顶内沟脑功能参与计算任务处理。

在另一项 2016 年发表的关于计算任务处理皮质定位的 nrTMS 研究中，Maurer 等人使用 100％ rMT 的刺激强度、5Hz 的刺激频率和 10 个脉冲，在 20 个右利手健康受试者中进行两个半球的 nrTMS 定位。在 nrTMS 刺激期间，健康受试者需要执行简单的计算任务，包括加法、减法、乘法和除法。其研究的核心结果是通过 nrTMS 定位健康受试者算术处理的功能皮质脑区的可行性，特别是区分之前定义的计算功能所在皮质的亚区域。尽管这些研究结果显示了 nrTMS 在两个半球中诱导计算误差的潜在可行性，但他们还发现所有受试者中所有错误的 ER 在右腹侧前中回（vPrG）内是最高的。考虑到这一点，尽管本研究中发现的大多数阳性位点与当前所有文献一致，必须要认识到真正的计算处理错误与由 nrTMS 引起的语言处理错误或构音障碍之间的差异问题可能是此类研究的短板或潜在的误区。然而，他们还是展示了 nrTMS 定位计算任务处理功能脑区的可行性，这使我们能更好地接受这些研究结果。

表 11-1 概述了 TMS 定位计算任务处理功能脑区的文献。到目前为止，用于定位计算处理功能脑区的 TMS 最常用于健康志愿者，并应用于不同的数量或算术处理任务（表 11-1）。大多数研究使用 10 Hz 和短 / 无 PTI。为了在神经外科中进行应用，我们的研究目的是在术前找到功能相关的大脑区域，为此使用 4 种基本的简单运算任务是非常有效的，如 9 + 1，5-2，2×7，12 /4。

11.2.2　视觉空间注意力

患者在接受过顶叶肿瘤切除术后可以出现失认样症状和视觉空间缺陷。Sanai 人等分析了 119 例接受了顶叶肿瘤切除术的患者。他们发现其中 9.2% 没有出现其他特别类型的视力缺陷（6.7% 存在永久性缺陷），8.4%（2.5% 存在永久性缺陷）的病例中出现顶叶症状，如左右混淆、手指失认、感觉消退或癫痫发作。这一点表明，在清醒手术期间通过 DES 定位视觉空间注意力皮质是可能的。

视觉空间注意力的产生及发生过程需基于复杂网络，其中包括皮质和皮质下水平。最重要的是，失认或失认样症状会显著影响患者的术后功能表现以及生活质量。

通过使用多个等线二分任务，Gobel 等人通过 rTMS 刺激健康受试者的右侧顶叶，能够诱发短暂的失认症状。在这项任务中，受试者必须说出数值区间的中点，此任务并不需要受试者进行复杂的计算。大多数情况下，研究人员使用等线二分任务或检测任务来研究视觉空间注意力（图 11-1 和表 11-2）。目前已经在相关的手术中使用了等线二分任务。任务设计为使用垂直线将水平线一分为二。等线二分任务可以是将线段对称地分为相等长度的左右部分，或者不对称地分为左右部分。在实验中，受试者被指示将水平线分割为左右部分并指出其中较长或较短的部分（图 11-1）。

Valero-Cabre 等人甚至已经发现在动物中通过 TMS 抑制视觉空间定向的可行性。在这项空白对照研究中，他们以 1 Hz 的频率刺激猫的顶叶 20min。有趣的是，他们还发现诱导的效应持续时间也是约 20min。通过应用 TBS 于右侧顶叶皮质期间测试眼球运动，Nyffeler 等人也能够在健康受试者中诱导视觉失认反应。然而，Koch 等人使用 TBS 的另一个目的是对右半球脑卒中而产生半球失认的患者的左侧顶叶进行刺激。通过 rTMS 抑制左半球的过度兴奋性，2 周的抑制性刺激可以促进半球失认的恢复。尽管只纳入了 3 个健康受试者，Ricci 等人也能够证明通过单脉冲 TMS 和 fMRI 结合（TMS-fMRI）是一种很有价值的治疗方案。他们通过刺激右侧顶叶诱发失认症状。此外，基于脑损伤的研究结果也发现 TMS 能够减少额顶区内的神经元活动。Giglhuber 等人发表了关于通过 nrTMS 检查视觉空间注意力的另一项重要研究，通过使用等线二分任务，并同时进行 5Hz 和 10 脉冲刺激双侧半球 52 个预设皮质位点，可以呈现出视觉失认样症状（图 11-1）。在等线二分任务的分析中，作者发现在右侧刺激期间产生显著偏向右侧的误差，在左半球刺激期间产生显著偏向左侧的误差。该研究还表明，选择适合 TMS 设置的正确任务是至关重要的，特别是对于视觉注意力皮质的定位和失认样症状的诱导。表 11-2 概述了先前关于视觉空间注意力皮质定位的研究。

视觉空间注意力定位的另一项功能任务是灰度任务。此任务中展示具有相同灰度对比水平的镜像图片（图 11-2）。要求受试者回答两个灰度中哪一个看起来色泽更暗。在基线测试之后，受试者出现一种已知的被称为对左侧事物的"伪失认"现象。在一项 nrTMS 研究中，右半球显示比左半球更高的整体 ER。此外，通过先刺激 SFG，然后继续刺激后顶叶区域会引起偏向左侧的误差，而对 IFG 和 TPJ 的刺激则引起偏向右侧的误差。

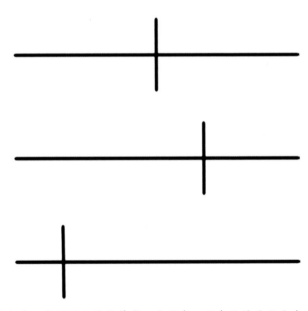

图 11-1 等线二分任务。该图显示的是等线二分任务，任务设计为用垂直线段将水平线段一分为二：对称地分割为相等长度的左右部分或者不对称地分割较长的左右两部分。受试者将水平线段分割并指出其中较长或较短的部分

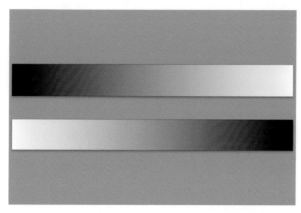

图 11-2　灰度任务。该图为灰度任务的示例。此任务显示具有相同灰阶水平的镜像图。要求受试者回答两个灰度中哪一个看起来更暗。该任务可用于视觉空间注意力的皮质定位

如表 11-2 所示，大多数研究中使用等线二分任务。这项任务似乎对视觉空间注意力的皮质定位是最合适的。此外，在视觉空间注意力皮质定位的整个过程中，都使用频率为 5~10 Hz 的重复脉冲和脉冲的同时，呈现视觉任务（PTI=0 ms）。最重要的是，视觉任务呈现的 DT 必须很短。使用 50 ms 的 DT 可以极大地提高灵敏度。

11.3　面部识别

乍看起来，面部识别功能的皮质定位像是一种实验性的方法。然而，面部识别功能还包括很多的子功能，如情绪、身份和可信度的判断等。当这种脑功能因为脑卒中或其他脑部病变而损伤，必将会导致患者的生活质量下降，这表明了对此功能的定位和保护是很必要的。面部识别功能的皮质位置及其皮质下网络是复杂的。认知过程由两部分组成：面部的视觉感知和面部记忆的匹配。此外，面部识别皮质位于双侧半球，而右半球占主导地位。通过众多手术病例以及术中定位已经证实面部识别功能皮质的双侧性及复杂性。此外，一项解剖 - 功能研究一方面在探索它们位于皮质下潜在的结构，另一方面显示了在清醒外科手术中定位面部识别功能皮质的可行性。

非侵入性方式的研究中，已经通过 fMRI 描述了面部识别功能处理过程并进行了可视化呈现。通过结合健康受试者 fMRI 数据的荟萃分析显示，枕叶、颞顶部和前额叶皮质、边缘系统和小脑以及相应的皮质下区域都参与了面部识别过程。

很多课题组通过 rTMS 对面部识别过程进行了研究，并发表了各种文章（表 11-3）。Pitcher 等人已经再现了既往通过 fMRI 得到的研究结果。通过使用

rTMS，他们定位右侧枕下回（枕骨面区域）为面部识别过程中早期阶段的参与皮质。这些结果在同一组受试者的后续研究中也得到了证实。此外，他们表明 rTMS 在右侧枕骨区域的 TMS 刺激减弱了受试者的对象识别能力，而不是对面部特征的识别。当刺激右侧纹外体皮质（extrastriate body area，EBA）时，发现了相同的结果（EBA 是人体本身和身体各部位的视觉感知的纹外视皮质的亚区域，涉及对人脸的识别感知）。2008 年，Pitcher 小组的研究描述了通过 rTMS 发现右侧躯体感觉区域参与了面部识别过程。同样，这证明了非视觉皮质区域对表情处理的影响。后者还再现了另一项 rTMS 研究的结果。此外，nrTMS 可以证明枕叶面部识别区域以及颞上沟在通过面部判断性别和可信度方面的作用。另一个经验丰富的 nrTMS 小组的研究显示右侧枕叶面部识别皮质参与了面部特征和表情的综合过程。

Maurer 等人通过使用 nrTMS 进行了面部识别功能皮质的定位研究。要求健康受试者在刺激整个半球预定皮质位点的同时说出 80 个名人的姓名。他们区分语言错误和对名人姓名的识别错误。尽管没有得出统计学上的显著差异，但结果发现的脑区位置与当前文献完全一致。此外，他们发现右侧额叶在面部识别中所起的作用比既往预期的要重要得多。后者也与之前的 rTMS 和 PET 研究相关。但是，Maurer 等人的结论还揭示了在面部识别上 nrTMS 的局限性：面部识别的功能网络的一部分位于皮质下，如边缘系统，因此使用 TMS 无法对此进行刺激。

根据多项研究所得出的经验，应用基于标准化数据集图片的情绪和身份识别任务似乎是最有效的（表 11-3）。由于面部识别过程很复杂，DT 必须更长，如700ms。另外，在总结以前的工作后，我们建议使用频率为 5~10 Hz 的重复脉冲，以及同时开始脉冲和视觉任务（PTI=0 ms）来进行可靠的面部识别功能皮质的定位。

11.3.1 分类任务

很多神经心理学文献通过不同的理论来讨论和解释人类分类能力的机制。此外，已经讨论了潜在语义信息中的自然/有生命体和人工/非生命体呈现在不同子系统和解剖位置中。这些理论中的子系统已经通过 fMRI、PET 和通过 EEG 或 MEG 测量的事件相关电位（ERP）等实现了可视化。

后一种技术也与 TMS 结合使用可以显示两个半球在生物和非生物方面分类的功能。2009 年，Fuggetta 等人通过用 rTMS 抑制 Wernicke 区域能够削弱对人工/非生物事物的分类能力，这支持不同概念的语义信息基于功能连接皮质独立系统所构成的网络的理论。Passeri 等人还将 rTMS 应用于 Wernicke 区及其右侧的对应区域，以研究两个半球对语义分类过程的贡献。他们使用了一个口头分类任务，包括指代典型和非典型例子的单词，并且可以显示两个半球如何参与典型例子的分类过程，而右侧半球参与非典型例子的分类。因此，他们证实了 Jung-Beeman 理论，该理论描述了与左侧半球相比较，右侧半球主要进行粗略的语义处理。另一组研究用 nrTMS 定位分类功能皮质。他们的任务中包括了 80 个生物和非生物的例子，并在两个半球上刺激了 52 个预定的皮质位点（图 11-3）。在 Maurer 的研究中，左半球最高的 ER 位于 MFG 和 SMG 内。右半球顶叶内也发现了最高的 ER。总之，他们表明通过 nrTMS 可以成功地干扰分类过程，以及可以获得与当前文献一致的结果。

表 11-4 所展示的是过去使用过的几个用以定位分类功能皮质的任务。由于分类过程很复杂，因此很难建议最有效的参数。然而，大多数研究人员使用频率为 5~10 Hz 的重复脉冲以及同时进行脉冲和任务（PTI=0ms）。

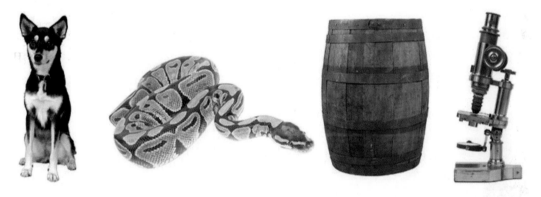

图 11-3　分类任务。该图显示了生物和非生物分类的例子。该任务可用于分类功能皮质的定位

11.3.2　展望未来

除了运动和语言功能之外，上述用于定位脑功能的研究和方法对于神经外科学和基础神经科学研究起着同样重要的作用。特别是 nrTMS 能够在健康受试者中定位更多脑功能皮质（如算术处理和视觉空间注意），同样也精准呈现了基础研究中的技术细节。因此，用于术前定位能够使患者获益，并且使神经外科医生能够将术前 nrTMS 数据结合到手术室的实际操作中。这可能会缩短术中 DES 定位时间从而减轻患者的身体及经济负担。此外，它能够在术前评估不同任务，以便在术中能更好地选择最有效的任务。

然而，正如肿瘤切除率和临床经验所示，要保存功能完整性的话，皮质下纤维的保存同样重要。因此，基于 nrTMS 的 DTI-FT 的方法能更好地与这些数据组合。

使用基于 nrTMS 的 DTI-FT 可以呈现皮质下纤维网络的组成及走向，它们同时还有可能参与除语言功能之外的其他皮质功能。通过将 DTI-FT 数据整合到神经导航系统，它们能更好地帮助医生制定术前计划和进行术中指导（图 11-4）。

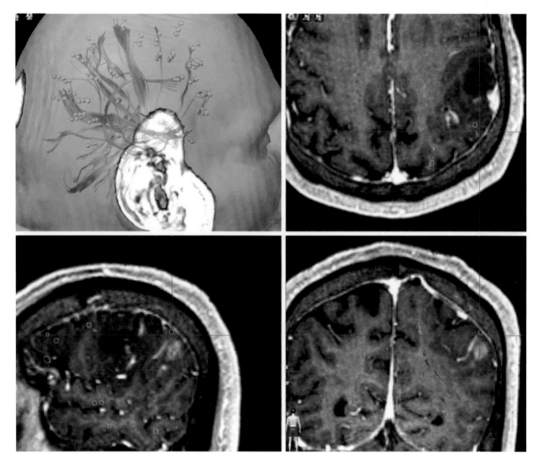

图 11-4　基于 nrTMS 的 DTI-FT。该图显示了 nrTMS 将计算功能皮质的术前定位结果整合到术中神经导航系统（iPlan Net Cranial 3.0.1，Brainlab AG，慕尼黑，德国）。就 nrTMS 而言，计算功能的阳性皮质位点被用作 nrTMS-DTI-FT 的 ROI。该图显示了一名患有右侧顶叶内胶质母细胞瘤的 76 岁男性患者的术前神经导航图

诚然，该技术仍有待进一步完善。到目前为止，nrTMS 的研究除了语言之外还有神经心理学相关的其他脑功能，通常使用 5~10Hz 的刺激频率（表 11-1~ 表 11-4）。这些参数的选择是基于语言功能定位的经验。尽管如此，早期的研究仍然显示出使用不同的刺激频率会影响语言阳性位点的分布，如 Hauck 等的研究。同样，选择适当的任务对于在定位皮质功能（如语言）中获得相关结果也至关重要。对于神经心理学脑功能的定位，这两个问题也值得注意。特别是任务的选择似乎更重要。为了进一步研究，必须确认在神经外科患者中定位这些功能皮质的可靠性和临床实用性。

如上所述，nrTMS 对其他皮质功能的定位为神经外科医生提供了众多可以进行术前功能定位的选择。然而，在临床上对每个患者的每个可能的脑功能都进行定位是难以实现的。术前和术中定位的任务选择要因时因地因人来决定，充分考虑在当时情况下需要为该患者保留哪些功能。因此，必须根据每个患者的个体情况、职业状况、颅内损伤或占位的位置和病理类型等进行调整。如果能在这些前提下进行nrTMS，必将有助于实现有临床价值的神经认知评估。

原文参考

Andres M, Pelgrims B, Michaux N, Olivier E, Pesenti M. Role of distinct parietal areas in arithmetic: an fMRI-guided TMS study. Neuroimage. 2011;54(4):3048-56. doi:10.1016/j. neuroimage.2010.11.009.

Atkinson AP, Adolphs R. The neuropsychology of face perception: beyond simple dissociations and functional selectivity. Philos Trans R Soc Lond B Biol Sci. 2011;366(1571):1726-38. doi:10.1098/rstb.2010.0349.

Bagattini C, Mele S, Brignani D, Savazzi S. No causal effect of left hemisphere hyperactivity in the genesis of neglect-like behavior. Neuropsychologia. 2015;72:12-21. doi:10.1016/j. neuropsychologia.2015.04.010.

Bartolomeo P, Thiebaut de Schotten M, Duffau H. Mapping of visuospatial functions during brain surgery: A new tool to prevent unilateral spatial neglect [Letter to the editor]. Neurosurgery. 2007;61(6):E1340.

Barton JJ. Higher cortical visual deficits. Continuum (Minneap Minn). 2014;20(4 Neuro- ophthalmology):922-41. doi:10.1212/01.con.0000453311.29519.67.

Bjoertomt O, Cowey A, Walsh V. Spatial neglect in near and far space investigated by repetitive transcranial magnetic stimulation. Brain. 2002;125(Pt 9):2012-22.

Blankenburg F, Ruff CC, Bestmann S, Bjoertomt O, Josephs O, Deichmann R, et al. Studying the role of human parietal cortex in visuospatial attention with concurrent TMS-fMRI. Cereb Cortex. 2010;20(11):2702-11. doi:10.1093/cercor/bhq015.

Bona S, Cattaneo Z, Silvanto J. The causal role of the occipital face area (OFA) and lateral occipital (LO) cortex in symmetry perception. J Neurosci. 2015;35(2):731-8. doi:10.1523/ jneurosci.3733-14.2015.

Bonato M. Neglect and extinction depend greatly on task demands: a review. Front Hum Neurosci. 2012;6:195. doi:10.3389/fnhum.2012.00195.

Brandling-Bennett EM, Bookheimer SY, Horsfall JL, Moftakhar P, Sedrak M, Barkulis CT, et al. A paradigm for awake intraoperative memory mapping during forniceal stimulation. Neurocase. 2012;18(1):26-38. doi:10.1080/ 13554794.2010.547509.

Burbaud P, Camus O, Guehl D, Bioulac B, Caille JM, Allard M. A functional magnetic resonance imaging study of mental subtraction in human subjects. Neurosci Lett. 1999;273(3):195-9.

Busigny T, Van Belle G, Jemel B, Hosein A, Joubert S, Rossion B. Face-specific impairment in holistic perception following focal lesion of the right anterior temporal lobe. Neuropsychologia. 2014;56:312-33. doi:10.1016/ j.neuropsychologia.2014.01.018.

Campanella S, Joassin F, Rossion B, De Volder A, Bruyer R, Crommelinck M. Association of the distinct visual representations of faces and names: a PET activation study. Neuroimage. 2001;14(4):873-82. doi:10.1006/ nimg.2001.0877.

Caramazza A, Mahon BZ. The organization of conceptual knowledge: the evidence from category-specific semantic deficits. Trends Cogn Sci. 2003;7(8):354-61.

Caramazza A, Shelton JR. Domain-specific knowledge systems in the brain the animate-inanimatedistinction. J Cogn Neurosci. 1998;10(1):1-34.

Cattaneo Z, Silvanto J, Pascual-Leone A, Battelli L. The role of the angular gyrus in the modula-tion of visuospatial attention by the mental number line. Neuroimage. 2009;44(2):563-8.doi:10.1016/j.neuroimage.2008.09.003.

Cattaneo Z, Devlin JT, Salvini F, Vecchi T, Silvanto J. The causal role of category-specific neuro-nal representations in the left ventral premotor cortex (PMv) in semantic processing. Neuroimage. 2010;49(3):2728-34. doi:10.1016/j.neuroimage.2009.10.048.

Chambers CD, Payne JM, Stokes MG, Mattingley JB. Fast and slow parietal pathways mediate spatial attention. Nat Neurosci. 2004;7(3):217-8. doi:10.1038/nn1203.

Chao LL, Haxby JV, Martin A. Attribute-based neural substrates in temporal cortex for perceiving and knowing about objects. Nat Neurosci. 1999;2(10):913-9. doi:10.1038/13217.

Coello AF, Moritz-Gasser S, Martino J, Martinoni M, Matsuda R, Duffau H. Selection of intraop- erative tasks for awake mapping based on relationships between tumor location and functional networks. J Neurosurg. 2013; doi:10.3171/2013.6.JNS122470.

Cohen Kadosh R, Cohen Kadosh K, Schuhmann T, Kaas A, Goebel R, Henik A, et al. Virtual dyscalculia induced by parietal-lobe TMS impairs automatic magnitude processing. Curr Biol. 2007;17(8):689-93. doi:10.1016/j.cub.2007.02.056.

Cohen L, Dehaene S, Chochon F, Lehericy S, Naccache L. Language and calculation within the parietal lobe: a combined cognitive, anatomical and fMRI study. Neuropsychologia.2000;38(10):1426-40.

Corbetta M, Kincade MJ, Lewis C, Snyder AZ, Sapir A. Neural basis and recovery of spatial atten-tion deficits in spatial neglect. Nat Neurosci. 2005;8(11):1603-10. doi:10.1038/nn1574.

Corrivetti F, Herbet G, Moritz-Gasser S, Duffau H. Prosopagnosia induced by a left anterior tem- poral lobectomy following a right temporo-occipital resection in a multicentric diffuse low-grade glioma. World Neurosurg. 2016; doi:10.1016/j.wneu.2016.10.025.

Cowell SF, Egan GF, Code C, Harasty J, Watson JD. The functional neuroanatomy of simple cal- culation and number repetition: a parametric PET activation study. Neuroimage. 2000;12(5):565-73. doi:10.1006/nimg.2000.0640.

Damasio H, Grabowski TJ, Tranel D, Hichwa RD, Damasio AR. A neural basis for lexical retrieval. Nature. 1996;380(6574):499-505. doi:10.1038/380499a0.

Dambeck N, Sparing R, Meister IG, Wienemann M, Weidemann J, Topper R, et al. Interhemispheric imbalance during visuospatial attention investigated by unilateral and bilateral TMS over human parietal cortices. Brain Res. 2006;1072(1):194-9. doi:10.1016/j.brainres.2005.05.075.

De Benedictis A, Duffau H. Brain hodotopy: from esoteric concept to practical surgical applications. Neurosurgery. 2011;68(6):1709-1723.; discussion 1723. doi:10.1227/NEU.0b013e3182124690.

De Benedictis A, Duffau H, Paradiso B, Grandi E, Balbi S, Granieri E, et al. Anatomo-functional study of the temporo-parieto-occipital region: dissection, tractographic and brain mapping evi- dence from a neurosurgical perspective. J Anat. 2014;225(2):132-51. doi:10.1111/joa.12204.

De Witt Hamer PC, Robles SG, Zwinderman AH, Duffau H, Berger MS. Impact of intraoperative stimulation brain mapping on glioma surgery outcome: a meta-analysis. J Clin Oncol. 2012;30(20):2559-65. doi:10.1200/JCO.2011.38.4818.

De Witt Hamer PC, Hendriks EJ, Mandonnet E, Barkhof F, Zwinderman AH, Duffau H. Resection probability maps for quality assessment of glioma surgery without brain location bias. PLoS One. 2013;8(9):e73353. doi:10.1371/journal.pone.0073353.

Dehaene S. Electrophysiological evidence for category-specific word processing in the normal human brain. Neuroreport. 1995;6(16):2153-7.

Dehaene S, Tzourio N, Frak V, Raynaud L, Cohen L, Mehler J, et al. Cerebral activations during number multiplication and comparison: a PET study. Neuropsychologia. 1996; 34(11):1097-106.

Della Puppa A, De Pellegrin S, d'Avella E, Gioffre G, Munari M, Saladini M, et al. Right parietal cortex and calculation processing: intraoperative functional mapping of multiplication and addition in patients affected by a brain tumor. J Neurosurg. 2013;119(5):1107-11. doi:10.3171 /2013.6.JNS122445.

Della Puppa A, De Pellegrin S, Lazzarini A, Gioffre G, Rustemi O, Cagnin A, et al. Subcortical mapping of calculation processing in the right parietal lobe. J Neurosurg. 2015a;122(5): 1038-41. doi:10.3171/2014.10.jns14261.

Della Puppa A, De Pellegrin S, Rossetto M, Rustemi O, Saladini M, Munari M, et al. Intraoperative functional mapping of calculation in parietal surgery. New insights and clinical implications. Acta Neurochir (Wien). 2015b;157(6):971-977.; discussion 977. doi:10.1007/s00701-015-2426-4.

Devlin JT, Gonnerman LM, Andersen ES, Seidenberg MS. Category-specific semantic deficits in focal and widespread brain damage: a computational account. J Cogn Neurosci. 1998; 10(1):77-94.

Druzgal TJ, D'Esposito M. Dissecting contributions of prefrontal cortex and fusiform face area to faceworkingmemory. JCognNeurosci. 2003;15(6):771-84.doi:10.1162/089892903322370708.

Duecker F, Sack AT. The hybrid model of attentional control: new insights into hemispheric asymmetries inferred from TMS research. Neuropsychologia. 2014; doi:10.1016/j.neuropsychologia.2014.11.023.

Duffau H. Cognitive assessment in glioma patients. J Neurosurg. 2013;119(5):1348-9. doi:10.3171/2012.2.JNS112372.

Duffau H. The huge plastic potential of adult brain and the role of connectomics: new insights provided by serial mappings in glioma surgery. Cortex. 2014;58:325-37. doi:10.1016/j.cortex.2013.08.005.

Duffau H, Denvil D, Lopes M, Gasparini F, Cohen L, Capelle L, et al. Intraoperative mapping ofthe cortical areas involved in multiplication and subtraction: an electrostimulation study in apatient with a left parietal glioma. J Neurol Neurosurg Psychiatry. 2002;73(6):733-8.

Dzhelyova MP, Ellison A, Atkinson AP. Event-related repetitive TMS reveals distinct, critical roles for right OFA and bilateral posterior STS in judging the sex and trustworthiness of faces.J Cogn Neurosci. 2011;23(10):2782-96. doi:10.1162/jocn.2011.21604.

Ellison A, Schindler I, Pattison LL, Milner AD. An exploration of the role of the superior temporal gyrus in visual search and spatial perception using TMS. Brain. 2004;127(Pt 10):2307-15.doi:10.1093/brain/awh244.

Ferrari C, Lega C, Vernice M, Tamietto M, Mende-Siedlecki P, Vecchi T, et al. The dorsomedialprefrontal cortex plays a causal role in integrating social impressions from faces and verbal descriptions. Cereb Cortex. 2016;26(1):156-65. doi:10.1093/cercor/bhu186.

Fierro B, Brighina F, Oliveri M, Piazza A, La Bua V, Buffa D et al. Contralateral neglect induced by right posterior parietal rTMS in healthy subjects. Neuroreport. 2000;11(7):1519-21.

Fierro B, Brighina F, Piazza A, Oliveri M, Bisiach E. Timing of right parietal and frontal cortex activity in visuospatial perception: a TMS study in normal individuals. Neuroreport. 2001;12(11):2605-7.

Fruhholz S, Godde B, Lewicki P, Herzmann C, Herrmann M. Face recognition under ambiguous visual stimulation: fMRI correlates of "encoding styles". Hum Brain Mapp. 2011;32(10): 1750-61. doi:10.1002/hbm.21144.

Fuggetta G, Rizzo S, Pobric G, Lavidor M, Walsh V. Functional representation of living and nonliving domains across the cerebral hemispheres: a combined event-related potential/transcra- nial magnetic stimulation study. J Cogn Neurosci. 2009;21(2):403-14. doi:10.1162/ jocn.2008.21030.

Fusar-Poli P, Placentino A, Carletti F, Landi P, Allen P, Surguladze S, et al. Functional atlas of emotional faces processing: a voxel-based meta-analysis of 105 functional magnetic resonance imaging studies. J Psychiatry Neurosci. 2009;34(6):418-32.

Gainotti G, Marra C. Differential contribution of right and left temporo-occipital and anterior temporal lesions to face recognition disorders. Front Hum Neurosci. 2011;5:55. doi:10.3389/ fnhum.2011.00055.

Gamond L, Cattaneo Z. The dorsomedial prefrontal cortex plays a causal role in mediating in- group advantage in emotion recognition: a TMS study. Neuropsychologia. 2016;93(Pt A):312- 7. doi:10.1016/ j.neuropsychologia.2016.11.011.

Gauthier I, Tarr MJ, Moylan J, Skudlarski P, Gore JC, Anderson AW. The fusiform "face area" is part of a network that processes faces at the individual level. J Cogn Neurosci. 2000;12(3):495-504.

Giglhuber K, Maurer S, Zimmer C, Meyer B, Krieg SM. Evoking visual neglect-like deficits in healthy volunteers- an investigation by repetitive navigated transcranial magnetic stimulation. Brain Imaging Behav. 2016; doi:10.1007/s11682-016-9506-9.

Giglhuber K, Maurer S, Zimmer C, Meyer B, Krieg SM. Mapping visuospatial attention-the greyscales task in combination with repetitive navigated transcranial magnetic stimulation. submitted for publication.

Giussani C, Pirillo D, Roux FE. Mirror of the soul: a cortical stimulation study on recognition of facial emotions. J Neurosurg. 2010a;112(3):520-7. doi:10.3171/2009.5.jns081522.

Giussani C, Roux FE, Ojemann J, Sganzerla EP, Pirillo D, Papagno C. Is preoperative functional magnetic resonance imaging reliable for language areas mapping in brain tumor surgery? Review of language functional magnetic resonance imaging and direct cortical stimulation correlation studies. Neurosurgery. 2010b;66(1):113-20. doi:10.1227/01.NEU.0000360392.15450.C9.

Gobel S, Walsh V, Rushworth MF. The mental number line and the human angular gyrus. Neuroimage. 2001;14(6):1278-89. doi:10.1006/nimg.2001.0927.

Gobel SM, Calabria M, Farnè A, Rossetti Y. Parietal rTMS distorts the mental number line: simu- lating 'spatial' neglect in healthy subjects. Neuropsychologia. 2006a;44(6):860-8. doi:10.1016/j.neuropsychologia.2005.09.007.

Gobel SM, Rushworth MF, Walsh V. Inferior parietal rtms affects performance in an addition task. Cortex. 2006b;42(5):774-81.

Gomez J, Pestilli F, Witthoft N, Golarai G, Liberman A, Poltoratski S, et al. Functionally defined white matter reveals segregated pathways in human ventral temporal cortex associated with category-specific processing. Neuron. 2015;85(1):216-27. doi:10.1016/j.neuron.2014.12.027.

Gothard KM, Battaglia FP, Erickson CA, Spitler KM, Amaral DG. Neural responses to facial expression and face identity in the monkey amygdala. J Neurophysiol. 2007;97(2):1671-83. doi:10.1152/jn.00714.2006.

de Graaf TA, Jacobs C, Roebroeck A, Sack AT. FMRI effective connectivity and TMS chronom- etry: complementary accounts of causality in the visuospatial judgment network. PLoS One. 2009;4(12):e8307. doi:10.1371/journal.pone.0008307.

Grafton ST, Fadiga L, Arbib MA, Rizzolatti G. Premotor cortex activation during observation and naming of familiar tools. Neuroimage. 1997;6(4):231-6. doi:10.1006/nimg.1997.0293.

Hadjikhani N, de Gelder B. Neural basis of prosopagnosia: an fMRI study. Hum Brain Mapp. 2002;16(3):176-82. doi:10.1002/hbm.10043.

Haglund MM, Berger MS, Shamseldin M, Lettich E, Ojemann GA. Cortical localization of tem- poral lobe language sites in patients with gliomas. Neurosurgery. 1994;34(4):567-76. discussion 576

Harris JA, Clifford CW, Miniussi C. The functional effect of transcranial magnetic stimulation: signal suppression or neural noise generation? J Cogn Neurosci. 2008;20(4):734-40. doi:10.1162/jocn.2008.20048.

Hauck T, Tanigawa N, Probst M, Wohlschlaeger A, Ille S, Sollmann N, et al. Stimulation fre- quency determines the distribution of language positive cortical regions during navigated tran- scranial magnetic brain stimulation. BMC Neurosci. 2015a;16:5. doi:10.1186/ s12868-015-0143-9.

Hauck T, Tanigawa N, Probst M, Wohlschlaeger A, Ille S, Sollmann N, et al. Task type affects location of language-positive cortical regions by repetitive navigated transcranial magnetic stimulation mapping. PLoS One. 2015b;10(4):e0125298. doi:10.1371/journal.pone.0125298.

Hayashi N, Ishii K, Kitagaki H, Kazui H. Regional differences in cerebral blood flow during recita- tion of the multiplication table and actual calculation: a positron emission tomography study. J Neurol Sci. 2000;176(2):102-8.

Heilman KM. Right hemisphere dominance for attention: the mechanism underlying hemispheric asymmetries of inattention (neglect). Neurology. 1980;30(3):327. doi:10.1212/wnl.30.3.327.

Heinen K, Ruff CC, Bjoertomt O, Schenkluhn B, Bestmann S, Blankenburg F, et al. Concurrent TMS-fMRI reveals dynamic interhemispheric influences of the right parietal cortex during exogenously cued visuospatial attention. Eur J Neurosci. 2011;33(5):991-1000. doi:10.1111/j.1460-9568.2010.07580.x.

Hier DB, Mondlock J, Caplan LR. Recovery of behavioral abnormalities after right hemisphere stroke. Neurology. 1983;33(3):345-50.

Hilgetag CC, Theoret H, Pascual-Leone A. Enhanced visual spatial attention ipsilateral to rTMS- induced 'virtual lesions' of human parietal cortex. Nat Neurosci. 2001;4(9):953-7. doi:10.1038/ nn0901-953.

Hommet C, Bardet F, de Toffol B, Perrier D, Biraben A, Vignal JP, et al. Unilateral spatial neglect following right inferior parietal cortectomy. Epilepsy Behav. 2004;5(3):416-9. doi:10.1016/j. yebeh.2004.02.008.

Humphreys GW, Forde EM. Hierarchies, similarity, and interactivity in object recognition: "category-specific" neuropsychological deficits. Behav Brain Sci. 2001;24(3):453-76. discus- sion 476-509

Hung J, Driver J, Walsh V. Visual selection and posterior parietal cortex: effects of repetitive tran- scranial magnetic stimulation on partial report analyzed by Bundesen's theory of visual atten- tion. J Neurosci. 2005;25(42):9602-12. doi:10.1523/jneurosci.0879-05.2005.

Ille S, Sollmann N, Hauck T, Maurer S, Tanigawa N, Obermueller T, et al. Impairment of preoperative language mapping by lesion location: a functional magnetic resonance imaging, navigated transcranial magnetic stimulation, and direct cortical stimulation study. J Neurosurg. 2015:1- 11. doi:10.3171/2014.10.JNS141582.

Jacquet PO, Avenanti A. Perturbing the action observation network during perception and catego- rization of actions' goals and grips: state-dependency and virtual lesion TMS effects. Cereb Cortex. 2015;25(3):598-608. doi:10.1093/cercor/bht242.

Jehkonen M, Ahonen JP, Dastidar P, Koivisto AM, Laippala P, Vilkki J, et al. Visual neglect as a predictor of functional outcome one year after stroke. Acta Neurol Scand. 2000;101(3):195-201.

Jehkonen, M., Laihosalo, M., & Kettunen, J. E. (2006). Impact of neglect on functional outcome after stroke-a review of methodological issues and recent research findings. Restor Neurol Neurosci. 24(4-6):209-15

Jung-Beeman M. Bilateral brain processes for comprehending natural language. Trends Cogn Sci. 2005;9(11):512-8. doi:10.1016/j.tics.2005.09.009.

Kadosh KC, Walsh V, Kadosh RC. Investigating face-property specific processing in the right OFA. Soc Cogn Affect Neurosci. 2011;6(1):58-65. doi:10.1093/scan/nsq015.

Katz N, Hartman-Maeir A, Ring H, Soroker N. Functional disability and rehabilitation outcome in right hemisphere damaged patients with and without unilateral spatial neglect. Arch Phys Med Rehabil. 1999;80(4):379-84.

Keenan JP, Wheeler MA, Gallup GG Jr, Pascual-Leone A. Self-recognition and the right prefrontal cortex. Trends Cogn Sci. 2000;4(9):338-44. doi:10.1016/S1364-6613(00)01521-7.

Kiefer M. Perceptual and semantic sources of category-specific effects: event-related potentials during picture and word categorization. Mem Cognit. 2001;29(1):100-16.

Kiefer M. Repetition-priming modulates category-related effects on event-related potentials: further evidence for multiple cortical semantic systems. J Cogn Neurosci. 2005;17(2):199-211. doi:10.1162/0898929053124938.

Kim YH, Min SJ, Ko MH, Park JW, Jang SH, Lee PK. Facilitating visuospatial attention for the contralateral hemifield by repetitive TMS on the posterior parietal cortex. Neurosci Lett. 2005;382(3):280-5. doi:10.1016/j.neulet.2005.03.043.

Kinsbourne M. Hemi-neglect and hemisphere rivalry. Adv Neurol. 1977;18:41-9.

Kitada R, Johnsrude IS, Kochiyama T, Lederman SJ. Functional specialization and convergence in the occipito-temporal cortex supporting haptic and visual identification of human faces and body parts: an fMRI study. J Cogn Neurosci. 2009;21(10):2027-45. doi:10.1162/jocn.2009.21115.

Koch G, Oliveri M, Torriero S, Caltagirone C. Modulation of excitatory and inhibitory circuits for visual awareness in the human right parietal cortex. Exp Brain Res. 2005;160(4):510-6. doi:10.1007/s00221-004-2039-2.

Koch G, Bonni S, Giacobbe V, Bucchi G, Basile B, Lupo F, et al. Theta-burst stimulation of the left hemisphere accelerates recovery of hemispatial neglect. Neurology. 2012;78(1):24-30. doi:10.1212/WNL.0b013e31823ed08f.

Kurimoto M, Asahi T, Shibata T, Takahashi C, Nagai S, Hayashi N, et al. Safe removal of glioblastoma near the angular gyrus by awake surgery preserving calculation ability—case report. Neurol Med Chir (Tokyo). 2006;46(1):46-50.

Landis T, Cummings JL, Christen L, Bogen JE, Imhof HG. Are unilateral right posterior cerebral lesions sufficient to cause prosopagnosia? Clinical and radiological findings in six additional patients. Cortex. 1986;22(2):243-52.

Lee KM. Cortical areas differentially involved in multiplication and subtraction: a functional magnetic resonance imaging study and correlation with a case of selective acalculia. Ann Neurol. 2000;48(4):657-61.

Leonard CM, Rolls ET, Wilson FA, Baylis GC. Neurons in the amygdala of the monkey with responses selective for faces. Behav Brain Res. 1985;15(2):159-76.

Lunven M, Thiebaut De Schotten M, Bourlon C, Duret C, Migliaccio R, Rode G, et al. White matter lesional predictors of chronic visual neglect: a longitudinal study. Brain. 2015;138(Pt3):746-60. doi:10.1093/brain/awu389.

Mahayana IT, Liu CL, Chang CF, Hung DL, Tzeng OJ, Juan CH, et al. Far-space neglect in conjunction but not feature search following transcranial magnetic stimulation over right posterior parietal cortex. J Neurophysiol. 2014a;111(4):705-14. doi:10.1152/jn.00492.2013.

Mahayana IT, Tcheang L, Chen CY, Juan CH, Muggleton NG. The precuneus and visuospatial attention in near and far space: a transcranial magnetic stimulation study. Brain Stimul. 2014b;7(5):673-9. doi:10.1016/j.brs.2014.06.012.

Maldonado IL, Moritz-Gasser S, de Champfleur NM, Bertram L, Moulinie G, Duffau H. Surgery for gliomas involving the left inferior parietal lobule: new insights into the functional anatomy provided by stimulation mapping in awake patients. J Neurosurg. 2011;115(4):770-9. doi:10.3 171/2011.5.jns112.

Martin A, Wiggs CL, Ungerleider LG, Haxby JV. Neural correlates of category-specific knowl- edge. Nature. 1996;379(6566):649-52. doi:10.1038/379649a0.

Martins IP, Ferreira J, Borges L. Acquired procedural dyscalculia associated to a left parietal lesion in a child. Child Neuropsychol. 1999;5(4):265-73. doi:10.1076/0929-7049(199912)05:04;1-r;ft265.

Mattavelli G, Cattaneo Z, Papagno C. Transcranial magnetic stimulation of medial prefrontal cortex modulates face expressions processing in a priming task. Neuropsychologia. 2011;49(5):992-8. doi:10.1016/j.neuropsychologia.2011.01.038.

Mattavelli G, Rosanova M, Casali AG, Papagno C, Romero Lauro LJ. Top-down interference and cortical responsiveness in face processing: a TMS-EEG study. Neuroimage. 2013;76:24-32. doi:10.1016/j.neuroimage.2013.03.020.

Maurer S, Tanigawa N, Sollmann N, Hauck T, Ille S, Boeckh-Behrens T, et al. Non-invasive map-ping of calculation function by repetitive navigated transcranial magnetic stimulation. Brain Struct Funct. 2016;221(8):3927-47. doi:10.1007/s00429-015-1136-2.

Maurer S, Giglhuber K, Sollmann N, Kelm A, Ille S, Hauck T, et al. Non-invasive mapping of face processing by navigated transcranial magnetic stimulation [Original Research]. Front Hum Neurosci. 2017;11:4.

Maurer S, Giglhuber K, Sollmann N, Hauck T, Ille S, Boeckh-Behrens T, et al. Non-invasive map- ping of categorization by repetitive navigated transcranial magnetic stimulation. in preparation.

Mayer E, Martory MD, Pegna AJ, Landis T, Delavelle J, Annoni JM. A pure case of Gerstmann syndrome with a subangular lesion. Brain. 1999;122(Pt 6):1107-20.

McGraw P, Mathews VP, Wang Y, Phillips MD. Approach to functional magnetic resonance imag- ing of language based on models of language organization. Neuroimaging Clin N Am. 2001;11(2):343-53.

Meister IG, Wienemann M, Buelte D, Grunewald C, Sparing R, Dambeck N, et al. Hemiextinction induced by transcranial magnetic stimulation over the right temporo-parietal junction. Neuroscience. 2006;142(1):119-23. doi:10.1016/j.neuroscience.2006.06.023.

Mevorach C, Humphreys GW, Shalev L. Attending to local form while ignoring global aspects depends on handedness: evidence from TMS. Nat Neurosci. 2005;8(3):276-7. doi:10.1038/ nn1400.

Miniussi C, Ruzzoli M, Walsh V. The mechanism of transcranial magnetic stimulation in cogni- tion. Cortex. 2010;46(1):128-30. doi:10.1016/j.cortex.2009.03.004.

Moore CJ, Price CJ. A functional neuroimaging study of the variables that generate category- specific object processing differences. Brain. 1999;122(Pt 5):943-62.

Muggleton NG, Postma P, Moutsopoulou K, Nimmo-Smith I, Marcel A, Walsh V. TMS over right posterior parietal cortex induces neglect in a scene-based frame of reference. Neuropsychologia. 2006;44(7):1222-9. doi:10.1016/j.neuropsychologia.2005.10.004.

Muri RM, Buhler R, Heinemann D, Mosimann UP, Felblinger J, Schlaepfer TE, et al. Hemispheric asymmetry in visuospatial attention assessed with transcranial magnetic stimulation. Exp Brain Res. 2002;143(4):426-30. doi:10.1007/s00221-002 1009-9.

Neggers SF, Huijbers W, Vrijlandt CM, Vlaskamp BN, Schutter DJ, Kenemans JL. TMS pulses on the frontal eye fields break coupling between visuospatial attention and eye movements. J Neurophysiol. 2007;98(5):2765-78. doi:10.1152/jn.00357.2007.

Nyffeler T, Cazzoli D, Wurtz P, Luthi M, von Wartburg R, Chaves S, et al. Neglect-like visual exploration behaviour after theta burst transcranial magnetic stimulation of the right posterior parietal cortex. Eur J Neurosci. 2008;27(7):1809-13. doi:10.1111/j.1460-9568.2008.06154.x.

Ojemann GA, Whitaker HA. Language localization and variability. Brain Lang. 1978; 6(2):239-60.

Ojemann G, Ojemann J, Lettich E, Berger M. Cortical language localization in left, dominant hemisphere. An electrical stimulation mapping investigation in 117 patients. J Neurosurg. 1989;71(3):316-26. doi:10.3171/ jns.1989.71.3.0316.

Oliver R, Bjoertomt O, Driver J, Greenwood R, Rothwell J. Novel 'hunting' method using tran- scranial magnetic stimulation over parietal cortex disrupts visuospatial sensitivity in relation to motor thresholds. Neuropsychologia. 2009;47(14):3152-61. doi:10.1016/j. neuropsychologia.2009.07.017.

Pascual-Leone A, Gates JR, Dhuna A. Induction of speech arrest and counting errors with rapid- rate transcranial magnetic stimulation. Neurology. 1991;41(5):697-702.

Pascual-Leone A, Gomez-Tortosa E, Grafman J, Alway D, Nichelli P, Hallett M. Induction of visual extinction by rapid-rate transcranial magnetic stimulation of parietal lobe. Neurology. 1994;44(3 Pt 1):494-8.

Passeri A, Capotosto P, Di Matteo R. The right hemisphere contribution to semantic categoriza- tion: a TMS study. Cortex. 2015;64:318-26. doi:10.1016/j.cortex.2014.11.014.

Paz-Caballero D, Cuetos F, Dobarro A. Electrophysiological evidence for a natural/artifactual dissociation. Brain Res. 2006;1067(1):189-200. doi:10.1016/j.brainres.2005.10.046.

Perani D, Cappa SF, Bettinardi V, Bressi S, Gorno-Tempini M, Matarrese M, et al. Different neural systems for the recognition of animals and man-made tools. Neuroreport. 1995;6(12): 1637-41.

Picht T, Krieg SM, Sollmann N, Rosler J, Niraula B, Neuvonen T, et al. A comparison of language mapping by preoperative navigated transcranial magnetic stimulation and direct cortical stimu- lation during awake surgery. Neurosurgery. 2013;72(5):808-19. doi:10.1227/ NEU.0b013e3182889e01.

Pitcher D. Facial expression recognition takes longer in the posterior superior temporal sulcus than in the occipital face area. J Neurosci. 2014;34(27):9173-7. doi:10.1523/jneurosci.5038-13.2014.

Pitcher D, Walsh V, Yovel G, Duchaine B. TMS evidence for the involvement of the right occipital face area in early face processing. Curr Biol. 2007;17(18):1568-73. doi:10.1016/j. cub.2007.07.063.

Pitcher D, Garrido L, Walsh V, Duchaine BC. Transcranial magnetic stimulation disrupts the per- ception and embodiment of facial expressions. J Neurosci. 2008;28(36):8929-33. doi:10.1523/ jneurosci.1450-08.2008.

Pitcher D, Charles L, Devlin JT, Walsh V, Duchaine B. Triple dissociation of faces, bodies, and objects in extrastriate cortex. Curr Biol. 2009;19(4):319-24. doi:10.1016/j.cub.2009.01.007.

Pitcher D, Duchaine B, Walsh V, Yovel G, Kanwisher N. The role of lateral occipital face and object areas in the face inversion effect. Neuropsychologia. 2011;49(12):3448-53. doi:10.1016/j.neuropsychologia.2011.08.020.

Plaza M, Gatignol P, Cohen H, Berger B, Duffau H. A discrete area within the left dorsolateral prefrontal cortex involved in visual-verbal incongruence judgment. Cereb Cortex. 2008;18(6):1253-9. doi:10.1093/cercor/ bhm169.

Plow EB, Cattaneo Z, Carlson TA, Alvarez GA, Pascual-Leone A, Battelli L. The compensatory dynamic of inter- hemispheric interactions in visuospatial attention revealed using rTMS and fMRI. Front Hum Neurosci. 2014;8:226. doi:10.3389/fnhum.2014.00226.

Pourtois G, Sander D, Andres M, Grandjean D, Reveret L, Olivier E, et al. Dissociable roles of the human somatosensory and superior temporal cortices for processing social face signals. Eur J Neurosci. 2004;20(12):3507-15. doi:10.1111/j.1460-9568.2004.03794.x.

Pu S, Li YN, Wu CX, Wang YZ, Zhou XL, Jiang T. Cortical areas involved in numerical process- ing: an intraoperative electrostimulation study. Stereotact Funct Neurosurg. 2011;89(1):42-7. doi:10.1159/000321186.

Rapcsak SZ. Face memory and its disorders. Curr Neurol Neurosci Rep. 2003;3(6):494-501.

Rapcsak SZ, Nielsen L, Littrell LD, Glisky EL, Kaszniak AW, Laguna JF. Face memory impairments in patients with frontal lobe damage. Neurology. 2001;57(7):1168-75.

Renzi C, Schiavi S, Carbon CC, Vecchi T, Silvanto J, Cattaneo Z. Processing of featural and configural aspects of faces is lateralized in dorsolateral prefrontal cortex: a TMS study. Neuroimage. 2013;74:45-51. doi:10.1016/ j.neuroimage.2013.02.015.

Ricci R, Salatino A, Li X, Funk AP, Logan SL, Mu Q, et al. Imaging the neural mechanisms of TMS neglect- like bias in healthy volunteers with the interleaved TMS/fMRI technique: preliminary evidence. Front Hum Neurosci. 2012;6:326. doi:10.3389/fnhum.2012.00326.

Rochas V, Gelmini L, Krolak-Salmon P, Poulet E, Saoud M, Brunelin J, et al. Disrupting pre-SMA activity impairs facial happiness recognition: an event-related TMS study. Cereb Cortex. 2013;23(7):1517-25. doi:10.1093/ cercor/bhs133.

Roux FE, Boetto S, Sacko O, Chollet F, Tremoulet M. Writing, calculating, and finger recognition in the region of the angular gyrus: a cortical stimulation study of Gerstmann syndrome. J Neurosurg. 2003;99(4):716-27. doi:10.3171/jns.2003.99.4.0716.

Roux FE, Borsa S, Demonet JF. "The mute who can sing": a cortical stimulation study on singing. J Neurosurg. 2009a;110(2):282-8. doi:10.3171/2007.9.17565.

Roux FE, Boukhatem L, Draper L, Sacko O, Demonet JF. Cortical calculation localization using electrostimulation. J Neurosurg. 2009b;110(6):1291-9. doi:10.3171/2008.8.jns17649.

Roux FE, Dufor O, Lauwers-Cances V, Boukhatem L, Brauge D, Draper L, et al. Electrosti- mulation mapping of spatial neglect. Neurosurgery. 2011;69(6):1218-31. doi:10.1227/NEU.0b013e31822aefd2.

Rusconi E, Walsh V, Butterworth B. Dexterity with numbers: rTMS over left angular gyrus disrupts finger gnosis and number processing. Neuropsychologia. 2005;43(11):1609-24. doi:10.1016/j.neuropsychologia.2005.01.009.

Russell SM, Elliott R, Forshaw D, Kelly PJ, Golfinos JG. Resection of parietal lobe gliomas: inci- dence and evolution of neurological deficits in 28 consecutive patients correlated to the loca- tion and morphological characteristics of the tumor. J Neurosurg. 2005;103(6):1010-7. doi:10.3171/jns.2005.103.6.1010.

Ruzzoli M, Marzi CA, Miniussi C. The neural mechanisms of the effects of transcranial magnetic stimulation on perception. J Neurophysiol. 2010;103(6):2982-9. doi:10.1152/jn.01096.2009.

Sack AT. Using non-invasive brain interference as a tool for mimicking spatial neglect in healthy volunteers. Restor Neurol Neurosci. 2010;28(4):485-97. doi:10.3233/rnn-2010-0568.

Sack AT, Kohler A, Bestmann S, Linden DE, Dechent P, Goebel R, et al. Imaging the brain activity changes underlying impaired visuospatial judgments: simultaneous FMRI, TMS, and behav- ioral studies. Cereb Cortex. 2007;17(12):2841-52. doi:10.1093/cercor/bhm013.

Salatino A, Poncini M, George MS, Ricci R. Hunting for right and left parietal hot spots using single-pulse TMS: modulation of visuospatial perception during line bisection judgment in the healthy brain. Front Psychol. 2014;5:1238. doi:10.3389/fpsyg.2014.01238.

Sanai N, Mirzadeh Z, Berger MS. Functional outcome after language mapping for glioma resec- tion. N Engl J Med. 2008;358(1):18-27. doi:10.1056/NEJMoa067819. 358/1/18 [pii]

Sanai N, Martino J, Berger MS. Morbidity profile following aggressive resection of parietal lobe gliomas. J Neurosurg. 2012;116(6):1182-6. doi:10.3171/2012.2.JNS111228.

Sandrini M, Rossini PM, Miniussi C. The differential involvement of inferior parietal lobule in number comparison: a rTMS study. Neuropsychologia. 2004;42(14):1902-9. doi:10.1016/j. neuropsychologia.2004.05.005.

Sauseng P, Feldheim JF, Freunberger R, Hummel FC. Right prefrontal TMS disrupts interregional anticipatory EEG alpha activity during shifting of visuospatial attention. Front Psychol. 2011;2:241. doi:10.3389/fpsyg.2011.00241.

Siebner HR, Hartwigsen G, Kassuba T, Rothwell JC. How does transcranial magnetic stimulation modify neuronal activity in the brain? Implications for studies of cognition. Cortex. 2009;45(9):1035-42. doi:10.1016/j.cortex.2009.02.007.

Sim EJ, Kiefer M. Category-related brain activity to natural categories is associated with the retrieval of visual features: evidence from repetition effects during visual and functional judgments. Brain Res Cogn Brain Res. 2005;24(2):260-73. doi:10.1016/j.cogbrainres.2005.02.006.

Sollmann N, Ille S, Hauck T, Maurer S, Negwer C, Zimmer C, et al. The impact of preoperative language mapping by repetitive navigated transcranial magnetic stimulation on the clinical course of brain tumor patients. BMC Cancer. 2015;15:261. doi:10.1186/s12885-015-1299-5.

Solomon-Harris LM, Rafique SA, Steeves JK. Consecutive TMS-fMRI reveals remote effects of neural noise to the "occipital face area". Brain Res. 2016;1650:134-41. doi:10.1016/j. brainres.2016.08.043.

Studer B, Cen D, Walsh V. The angular gyrus and visuospatial attention in decision-making under risk. Neuroimage. 2014;103:75-80. doi:10.1016/j.neuroimage.2014.09.003.

Suchan J, Umarova R, Schnell S, Himmelbach M, Weiller C, Karnath HO, et al. Fiber pathways connecting cortical areas relevant for spatial orienting and exploration. Hum Brain Mapp. 2014;35(3):1031-43. doi:10.1002/hbm.22232.

Tarapore PE, Findlay AM, Honma SM, Mizuiri D, Houde JF, Berger MS, et al. Language mapping with navigated repetitive TMS: proof of technique and validation. Neuroimage. 2013;82:260- 72. doi:10.1016/j.neuroimage.2013.05.018. S1053-8119(13)00512-0 [pii]

Thiebaut de Schotten M, Urbanski M, Duffau H, Volle E, Levy R, Dubois B, et al. Direct evidence for a parietal- frontal pathway subserving spatial awareness in humans. Science. 2005;309(5744):2226-8. doi:10.1126/science.1116251.

Thut G, Nietzel A, Pascual-Leone A. Dorsal posterior parietal rTMS affects voluntary orienting of visuospatial attention. Cereb Cortex. 2005;15(5):628-38. doi:10.1093/cercor/bhh164.

Umarova RM, Reisert M, Beier TU, Kiselev VG, Kloppel S, Kaller CP, et al. Attention-network specific alterations of structural connectivity in the undamaged white matter in acute neglect. Hum Brain Mapp. 2014;35(9):4678-92. doi:10.1002/hbm.22503.

Valero-Cabre A, Rushmore RJ, Payne BR. Low frequency transcranial magnetic stimulation on the posterior parietal cortex induces visuotopically specific neglect-like syndrome. Exp Brain Res. 2006;172(1):14-21. doi:10.1007/s00221-005-0307-4.

Van Ettinger-Veenstra HM, Huijbers W, Gutteling TP, Vink M, Kenemans JL, Neggers SF. fMRI- guided TMS on cortical eye fields: the frontal but not intraparietal eye fields regulate the cou- pling between visuospatial attention and eye movements. J Neurophysiol. 2009;102(6):3469-80. doi:10.1152/jn.00350.2009.

Walsh V, Cowey A. Transcranial magnetic stimulation and cognitive neuroscience. Nat Rev Neurosci. 2000;1(1):73-9. doi:10.1038/35036239.

Wang J, Tian Y, Wang M, Cao L, Wu H, Zhang Y, et al. A lateralized top-down network for visuo- spatial attention and neglect. Brain Imaging Behav. 2016;10(4):1029-37. doi:10.1007/ s11682-015-9460-y.

Warrington EK, Shallice T. Category specific semantic impairments. Brain. 1984;107(Pt 3): 829-54.

Whalen J, McCloskey M, Lesser RP, Gordon B. Localizing arithmetic processes in the brain: evi- dence from a transient deficit during cortical stimulation. J Cogn Neurosci. 1997;9(3):409-17. doi:10.1162/jocn.1997.9.3.409.

Wu Y, Wang J, Zhang Y, Zheng D, Zhang J, Rong M, et al. The neuroanatomical basis for posterior superior parietal lobule control lateralization of visuospatial attention. Front Neuroanat. 2016;10:32. doi:10.3389/fnana.2016.00032.

Yang H, Susilo T, Duchaine B. The anterior temporal face area contains invariant representations of face identity that can persist despite the loss of right FFA and OFA. Cereb Cortex. 2014; doi:10.1093/cercor/bhu289.

Young AW, Newcombe F, de Haan EH, Small M, Hay DC. Face perception after brain injury. Selective impairments affecting identity and expression. Brain. 1993;116(Pt 4):941-59.

Yu X, Chen C, Pu S, Wu C, Li Y, Jiang T, et al. Dissociation of subtraction and multiplication in the right parietal cortex: evidence from intraoperative cortical electrostimulation. Neuropsychologia. 2011;49(10):2889-95. doi:10.1016/j.neuropsychologia.2011.06.015.

Zachariou V, Nikas CV, Safiullah ZN, Gotts SJ, Ungerleider LG. Spatial mechanisms within the dorsal visual pathway contribute to the configural processing of faces. Cereb Cortex. 2016; doi:10.1093/cercor/bhw224.

Zago L, Pesenti M, Mellet E, Crivello F, Mazoyer B, Tzourio-Mazoyer N. Neural correlates of simple and complex mental calculation. Neuroimage. 2001;13(2):314-27. doi:10.1006/ nimg.2000.0697.

12 儿科 nTMS 应用中的特殊问题和解决方案

Harper Lee Kaye, Alexander Rotenberg

12.1 简介

nTMS 是一种可以针对儿童运动和语言功能皮质进行定位的安全可靠且耐受良好的非侵入性方法。目前的一些用于术前计划的检查如 Wada 试验和 fMRI，通常很难在儿童中进行。然而，很多情况下，需要在儿童的功能新皮质区域手术切除病理组织。因此，nTMS 技术为儿童的神经内科和神经外科中心提供了一种很实用的选择，特别是针对患有脑肿瘤和 / 或难治性癫痫的儿童。

12.2 流行病学

新皮质手术在儿童中相对普遍，需要对这些儿童患者进行无创的术前功能定位。例如，局灶性难治性癫痫，其中癫痫发作来自皮质凸面而非颞叶，此现象在儿童中较成人更普遍。这部分归咎于儿童患有与难治性癫痫发作相关的综合征，如皮质发育畸形和结节性硬化症，这些疾病往往更容易产生临床症状，需要在早期进行手术以切除癫痫灶。同样，一系列神经综合征如围产期卒中后遗症、Sturge-Weber 综合征和 Rasmussen 脑炎等在儿科人群中更为常见，亦有可能是因为这些疾病容易诱发癫痫而在早期就得以确诊。

儿童幕上脑疾病发病率虽低于成人，但儿童新皮质手术和顽固性癫痫也占相当一部分。虽然只有 1% 的儿童癫痫与脑肿瘤有关，但幕上肿瘤患儿中有很大比例（约 50%）存在癫痫发作。

12.3　常规术前功能定位方法：Wada 试验和 fMRI

幼龄儿科患者通常无法遵嘱执行传统的定位方案——特别是对于相对侵入性的临床金标准和非侵入性功能神经成像技术，这些技术更适合成年人群。Wada 博士的颈总动脉窦内异戊巴比妥试验（intracarotid amobarbital procedure，IAP）通常用于对成人和青少年患者语言和记忆功能的半球优势进行术前评估。由于担心辐射暴露和其中中度风险的潜在并发症（0.3% 对比剂过敏反应、0.1% 导管插入部位出血、0.1% 感染）以及重度风险并发症（7.2% 脑病、1.2% 癫痫、0.6% 脑卒中、0.6% 短暂性脑缺血发作、0.6% 导管插入部位出血、0.4% 颈动脉夹层），术前 IAP 在小儿神经外科评估中的使用频率较低。IAP 也存在行为管理问题以及需要针对年龄采用适当的测试项目，包括简化儿童测试项目、降低异戊巴比妥的剂量等，这些都会影响 IAP 的结果。因此，IAP 只在 2/3 不到的青春期前儿童中发现存在语言优势半球。

语言功能定位的临床 fMRI 检测得出的半球优势结果类似于金标准，如 Wada 测试或类似于皮质 DES 定位。传统的用于语言定位的任务，如反义词生成或接收整个语言任务，如听觉反应命名，显示在成人和年龄较大儿童的额叶和颞叶内有强烈激活现象。然而，获得这些有明显表现的激活区域的过程中需要受试者在 MRI 扫描仪内部进行任务执行，这就需要受试者的密切合作；然而儿童较差的依从性或额外的运动会干扰检查结果。

fMRI 运动功能皮质的定位方案也受此影响。例如，在没有身体约束下的主动运动任务中无法确定运动开始的速度、力量、幅度或持续时间。

使用镇静剂有时可以抵消 fMRI 扫描期间儿童行为失调所产生的影响。但在镇静时，操作者手动来运动受试儿童的关节，并在这种被动运动期间进行运动功能皮质的定位。类似地，在镇静的儿童中使用被动语言任务，因为不需要确定患儿是否参与，并且可以在短时间内（约 7min）获得结果。然而，在年轻患者年龄组中，对被动 / 镇静下所得的运动和语言定位结果的探讨都带有很明显的主观成分。

12.4　儿童 nTMS 中的特殊考虑因素

考虑到儿童患者发育和认知限制是 nTMS 定位成功的相关因素。在儿科 nTMS 应用期间应综合考虑头围、颅骨密度、髓鞘形成程度、肢体长度以及其他因素。然而，应着重分析其中儿科的特有因素从而使 nTMS 在该群体中能进行实际应用，如遵嘱合作的程度，适合儿科患者的 nTMS 椅子尺寸，或根据患儿肢体尺寸设计相对应的 EMG 电极贴片等。幸运的是，这些都是不难解决的问题。

其中常见的问题是要让基于成人体格设计的 nTMS 配件去适应儿童。椅子的机械装置本身是适用于较成熟的成人患者，所以在儿童中使用时显得不那么理想。出于这个原因，必须在测试期间安装紧紧贴合椅子的支撑垫，以使儿童保持适当的位置及姿势，以防止儿童在刺激期间过度的位置移动或运动，这是一种具有良好可用性的必要工具。在应对年幼患儿（<3 岁）时，其家庭成员可以坐在椅子上并将他或她的孩子抱在腿上。

在儿科的 nTMS 应用中，另一个困难是儿童可能会在检查期间自己把 EMG 电极贴片撕下。这样，就需要使用足够量的医用胶带来固定电极以避免儿童在检查期间撕扯电极。如果胶带粘贴的皮肤上有毛发，那撕下胶带的过程将会是一种痛苦的体验，并可能导致短暂性红斑。

在一些 nTMS 模型中，儿童必须佩戴头部反射器，这样可以通过立体相机进行位置追踪来确保准确定位。该反射器通过松紧带固定于头部，一旦 nTMS 配准完成，该头部跟踪器必须在刺激期间保持在前额正中位置以确保神经导航的准确性。由于弹性带的张力和对前额部的压力，儿童经常在 nTMS 期间抱怨头部不适。为了解除绷带带来的不适和头痛，可以用蜡笔来标记反射器的精确位置，如果患儿表达不适则可将这些绷带移除一段时间，然后在不必重新配准头皮标志相对位置的情况下再次进行定位。该标记有助于确保操作员可以在检查期间及时察觉儿童头部反射器标记点的任何细小移动并及时进行校正。

在 nTMS 因为行为失调而被干扰的情况下，研究团队的创造力就显得非常必要了。通常，团队的成员或患儿的家庭成员会在儿童面前拿着平板电脑或手机，播放他们喜欢的视频以吸引其注意，激励儿童在 nTMS 会话期间面朝用于定位的立体相机。当面对以上情况或当患儿难以完成检查时，将单个任务分成多个任务通常很有用。这需要医院的管理人员和患儿家庭之间进行额外的协调安排，但由此获得完整的运动和 / 或语言定位为患儿带来的好处是十分值得的。

12.5　刺激参数

12.5.1　年龄和运动阈值

正如 Eyre 等在 2001 年的研究中所表明的，TMS 定位新生儿运动皮质的年龄限制可能是最低的。然而，发育中的大脑生物学反应可能会对 TMS，特别是 nTMS 有一定的限制。例如，在儿童中通过与成年人一样的定位操作，发现了年龄与 rMT

存在显著的负相关（图 12-1）（如最小刺激器输出是在 ≥ 50% 的刺激中能诱发来自受刺激半球对侧的手部肌肉反应，是电场强度的量化，约 50 μV）。根据作者的经验，年龄小于 4 岁的患儿很可能需要用 100% 的刺激输出来进行刺激，以便可靠地从目标肌肉中诱发 MEP——特别是在定位上肢近端肌肉和下肢时。

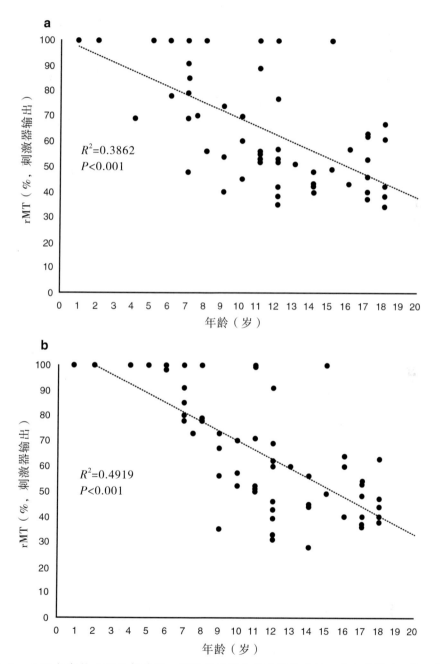

图 12-1 rMT 与年龄之间的相关性。通过对癫痫患儿数据的分析，其中年龄（x 轴：岁）与 rMT 负相关；左右手部肌肉的（b）右半球（% 刺激输出）（a）左半球（% 刺激输出）（d）右半球（V / m）和（c）左半球（V / m）。场强范围很宽：117.35±40.80 V / m（平均值 ± 标准差）。年龄小于 4 岁的患儿需要在 100% 的刺激输出下进行刺激

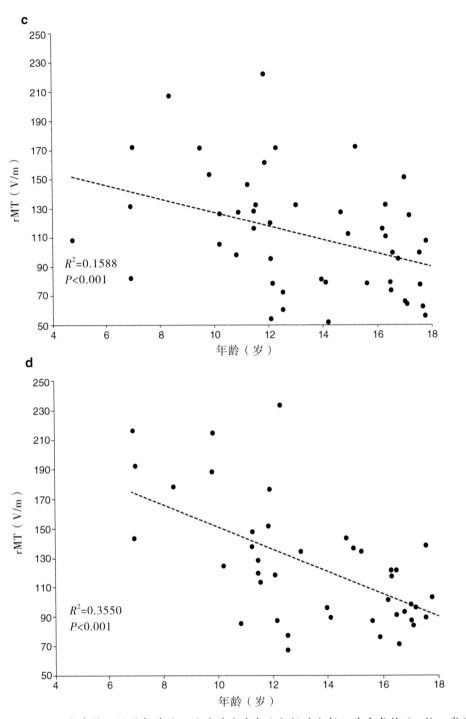

续图 12-1　rMT 与年龄之间的相关性。通过对癫痫患儿数据的分析，其中年龄（x 轴：岁）与 rMT 负相关；左右手部肌肉的（b）右半球（％刺激输出）（a）左半球（％刺激输出）（d）右半球（V／m）和（c）左半球（V／m）。场强范围很宽：117.35±40.80 V／m（平均值 ± 标准差）。年龄小于 4 岁的患儿需要在 100％的刺激输出下进行刺激

12.5.2 用于语言映射的 nrTMS

需要专门针对儿童开发 nrTMS 语言定位方案。在本文作者的临床操作中，使用的是 NexSpeech® 软件（Nexstim Plc®，赫尔辛基，芬兰）进行语言定位。儿童中使用的常见语言任务是对象命名，其中，在无 TMS 下进行基础的语言任务测试，限时呈现视觉图片，然后与重复刺激（通常为 5Hz）相结合进行测试，呈现时间是 1s。儿童语言定位的刺激强度从 120% rMT 为起始量到能承受的最大刺激器输出，通常到最后都低于 rMT。此任务通过评价单词生成和对象命名的准确性来衡量结果。然而，需要在任务设置等方面具有明显的灵活性，以适应儿科患者。大多数情况下，在对象命名任务中视觉刺激的时间与语言响应的长潜伏期有关，需要延长连续的图像显示之间的时间间隔或延长刺激时间。儿科患者对呈现的视觉刺激的语言反应相对缓慢，这也会影响之后的分析过程，使得难以解释反应延迟的原因。在作者的实践中，仅对语言中止或者错语症进行评分以生成婴幼儿的儿童语言功能定位图谱。

儿科语言定位的另一个客观限制是儿童具有相对较高的 rMT，这使得刺激强度超过许多患儿的耐受阈值。与成人相比，儿童头部尺寸较小，rTMS 刺激额叶下部的时候可能会引起面部肌肉抽搐，并且适度的刺激强度也可能会引起不适和语言中止，这种现象的起源现在尚不清楚。

12.6 特殊人群：癫痫患儿

如上所述，大量患有难治性癫痫的儿童将会从神经外科手术和 nTMS 结合应用中获益，大多数顽固性癫痫患儿在 nTMS 使用时已经接受了一种或多种抗癫痫药物治疗，这通常被认为会改变 rMT。例如，在作者研究的患儿群体中常使用电压门控钠通道阻滞剂如奥卡西平、拉莫三嗪和拉科酰胺，这可能会导致患儿的 rMT 增加。值得注意的是，尽管已经发现许多常见的中枢神经系统药物对 TMS 指标有影响，但这些药物对结果的影响与发育调节对结果的影响之间的生理学相互作用仍是未知的。

12.7 在儿童中安全使用 nTMS

TMS 的使用，特别是在导航下语言定位中应用 rTMS，可能会诱发某些受试者的癫痫发作。这可能是儿科应用中更为引人关注的问题，儿童的癫痫发作阈值可能低于成年人。令人鼓舞的是，在接受 nTMS 治疗的儿童中，癫痫发作的次数非常少。在作者的癫痫患儿群体中，根据定义癫痫发作的人中仅有 2% ~3%（超过 150 名患儿中有 4 名）在使用 nTMS 的运动图谱中癫痫发作，并且约 2%（超过 40 名患儿中仅有 1 例）发生在使用 nrTMS 进行语言定位期间。然而，所有观察到的癫痫发作都与患儿既往的癫痫发作类型相同。目前尚不清楚这些是由 nTMS / nrTMS 引起的还是在定位期间偶然自发的。值得注意的是，所有接受 nTMS 的儿童均未出现非典型癫痫发作或癫痫持续状态。

12.8　nTMS 与 fMRI 的差异

第 2 章详细介绍了 nTMS 与其他非侵入性技术（如 MEG 和 fMRI）的异同。

根据作者的经验，同时目前也已经得到很多文献数据的证实，由 fMRI 产生的运动图和由 nTMS 运动绘制的运动功能皮质定位图之间有时会产生不一致的结果。例如，Zostor 的团队在准备进行脑手术的患儿中在术前进行 fMRI 和 nTMS 评估感觉运动系统皮质定位。受损半球的 nTMS 没有引起手部 MEP，但是对侧半球的 nTMS 可以诱发双侧手部 MEP；然而在受影响的手（受损皮质的对侧）进行运动任务期间，fMRI 在癫痫病灶所在半球中检测到功能信号。因此，该队列中的 fMRI 分析表明在癫痫半球中有运动神经元的激活，而 nTMS 表明在病灶所在半球中没有发现皮质脊髓束的神经纤维。值得注意的是，在这个小队列研究的所有患者中，手术（大脑半球切除术）中保留了 fMRI 检测到的手部运动功能区域。因此，在某些情况下，受损半球内有运动任务相关的 fMRI 信号，通过 nTMS 却没有发现皮质脊髓纤维存在的信号，后者可以更好地预测术后是否会出现新发的运动缺陷。

12.9　结论

在功能皮质附近进行皮质切除手术带来的挑战是独一无二的。某些疾病如局灶性顽固性癫痫，注定要在其患儿群中切除一部分新皮质。在这种情况下，定位负责运动和语言处理功能的脑区对于神经外科手术规划和操作是至关重要的。使用 nTMS / nrTMS 定位运动和语言功能皮质在成人神经内科和神经外科的术前计划中越来越受到重视，并且也成为儿科术前检查中的一种有价值的工具。nTMS / nrTMS

技术被证明具有很好的实用性，用于在儿科人群中定位运动和语言功能皮质，对儿童的相关健康风险最小，并且设备的操作困难很少。与术中 DES 或类似的侵入性皮质刺激技术相比，nTMS 的无创性和安全性使其能够在受影响和未受影响的半球中使用。由于作者的患儿群体主要是癫痫耐药的患儿，我们机构的 nTMS/nrTMS 能同时为研究皮质功能重组提供关键信息，脑功能重塑现象在早发性癫痫患儿发育中的大脑内并不罕见。在早期活动性脑疾病患儿中，使用 nTMS / nrTMS 定位可以很容易地观察到在发育不良的皮质、非典型的运动和 / 或语言代表区以及受影响区域外功能重组等存在于皮质中的功能保护现象。为了神经外科手术术中以及术后的良好治疗效果，通过促进对这种功能皮质重组的了解，都有力地支持了在儿童神经外科术前计划中扩展使用 nTMS / nrTMS。

原文参考

Bahn MM, et al. Localization of language cortices by functional MR imaging compared with intracarotid amobarbital hemispheric sedation. AJR. American journal of roentgenology 1997;169(2):575-79.

Beers CA, Federico P. Functional MRI applications in epilepsy surgery. Can J Neurol Sci 2012;39(3):271-85.

Berg AT, et al. Age at onset of epilepsy, pharmacoresistance, and cognitive outcomes a prospective cohort study. Neurology. 2012;79(13):1384-91.

Branco DM, et al. Functional MRI of memory in the hippocampus: Laterality indices may be more meaningful if calculated from whole voxel distributions. Neuroimage 2006;32(2):592-602.

Clusmann H, et al. Analysis of different types of resection for pediatric patients with temporal lobe epilepsy. Neurosurgery. 2004;54(4):847-60.

Dorfmüller G, et al. Outcome of surgery in children with focal cortical dysplasia younger than 5 years explored by stereo-electroencephalography. Childs Nerv Syst. 2014;30(11):1875-83.

Duchowny MS. Surgery for intractable epilepsy: issues and outcome. Pediatrics. 1989;84(5):886-94.

Eyre JA, et al. Evidence of activity-dependent withdrawal of corticospinal projections during human development. Neurology. 2001;57(9):1543-54.

Garrett MC, Nader P, Linda ML. Use of language mapping to aid in resection of gliomas in eloquent brain regions. Neurosurgery clinics of North America 2012;23(3):497-506.

Giulioni M, et al. Seizure outcome of epilepsy surgery in focal epilepsies associated with tem- poromesial glioneuronal tumors: lesionectomy compared with tailored resection: Clinical article. J Neurosurg. 2009;111(6):1275-82.

Griessenauer CJ, Salam S, Hendrix P, et al. Hemispherectomy for treatment of refractory epilepsy in the pediatric age group: a systematic review. J Neurosurg Pediatr. 2015;15:34-44.

Hertz-Pannier L, et al. Noninvasive assessment of language dominance in children and adolescents with functional MRI A preliminary study. Neurology. 1997;48(4):1003-12.

Holmes GL. Intractable epilepsy in children. Epilepsia 1996;37(s3):14-27.

Kaye HL, et al. Neurophysiological evidence of preserved connectivity in tuber tissue. Epilepsy Behav Case Rep. 2016.

Kaye HL, Gersner R, Pascual-Leone A, Boes A, Peters JM, Rotenberg A. Motor mapping by transcranial magnetic stimulation reveals a pathologically preserved immature motor lateralization in patients with intractable focal epilepsy. In: American academy of neurology annual meeting. 2017.

Koh TH, Eyre JA. Maturation of corticospinal tracts assessed by electromagnetic stimulation of the motor cortex. Arch Dis Child. 1988;63(11):1347-52.

Kwan A, Ng WH, Otsubo H, Ochi A, Snead OC III, Tamber MS, et al. Hemispherectomy for the control of intractable epilepsy in childhood: comparison of 2 surgical techniques in a single institution. Neurosurgery. 2010;67(2 Suppl Operative):429-36.

Lin K-L, Pascual-Leone A. Transcranial magnetic stimulation and its applications in children. Chang Gung Med J. 2002;25(7):424-36.

Loddenkemper T, Harold HM, and Gabriel M. Complications during the Wada test. Epilepsy & Behavior 2008;13(3):551-53.

Loring DW, Meador KJ, Lee GP, King DW. Amobarbital effects and lateralized brain function: the Wada test. New York: Springer-Verlag; 1992.

Loring DW, Meador KJ, Lee GP, et al. Wada memory performance predicts seizure outcome fol- lowing anterior temporal lobectomy. Neurology. 1994;44:2322-4.

Macedoni-Lukšič M, Jereb B, Todorovski L. Long-term sequelae in children treated for brain tumors: impairments, disability, and handicap. Pediatr Hematol Oncol. 2003;20(2):89-101.

Paulus W, et al. State of the art: pharmacologic effects on cortical excitability measures tested by transcranial magnetic stimulation. Brain stimulation 2008;1(3):151-63.

Perry MS, Duchowny M. Surgical management of intractable childhood epilepsy: curative and palliative procedures. Semin Pediatr Neurol. 2011;18(3):195-202.

Pohlmann-Eden B, et al. The first seizure and its management in adults and children. BMJ. 2006;332(7537):339.

Price CJ, Crinion J, Friston KJ. Design and analysis of fMRI studies with neurologically impaired patients. J Magn Reson Imaging. 2006;23(6):816-26.

Saneto RP, Elaine W. Surgically treatable epilepsy syndromes in infancy and childhood. Epilepsy Surgery: Principles and Controversies. CRC Press, 2005;121-41.

Souweidane MM, et al. Brain mapping in sedated infants and young children with passive functional magnetic resonance imaging. Pediatr Neurosurg. 1999;30(2):86-92.

Spencer DC, Morrell MJ, Risinger MW. The role of the intracarotid amobarbital procedure in evaluation of patients for epilepsy surgery. Epilepsia. 2000;41(3):320-5.

Sperling MR, Saykin AJ, Glosser G, et al. Predictors of outcome after anterior temporal lobectomy: the intracarotid amobarbital test. Neurology. 1994;44:2325-30.

Szaflarski JP, et al. Practice guideline summary: use of fMRI in the presurgical evaluation of patients with epilepsy: Report of the Guideline Development, Dissemination, and Implementation

Subcommittee of the American Academy of Neurology. Neurology. 2017;88(4):395-402. Weiner HL, et al. Epilepsy surgery for children with tuberous sclerosis complex. J Child Neurol. 2004;19(9):687-9.

第五篇　nTMS 在神经外科中的治疗应用

13 疼痛治疗中的导航 rTMS 应用

Jean-Pascal Lefaucheur, Alaa Mhalla, Moussa A. Chalah,

Veit Mylius, Samar S. Ayache

13.1 简介

神经性痛起源于中枢或外周躯体感觉系统，并且在普通人群中发病率高达 8%。对于该疾病，药物治疗功效是有限的，仅 30% ~ 40% 的患者达到令人满意的缓解程度。1990 年代早期开发了手术植入电极对 M1 的表面进行刺激，此方法在大约一半药物治疗无效的慢性神经性痛患者中有长期镇痛效果。自 1990 年代末以来，使用 rTMS 对 M1 进行无创刺激治疗已成功地应用于此类患者。

13.2 临床证据

一组国际专家研究发现的 A 级证据表明：使用 HF（即 5 ~ 20Hz）rTMS 刺激疼痛侧对侧的 M1 时可以治疗神经性痛，并且发现刺激频率是确保镇痛效果中最关键的 rTMS 参数之一。在患有慢性神经性痛的患者中，通过在 M1 上进行 HF rTMS（5~20Hz）而不是 LF rTMS（0.5~1Hz）可以产生镇痛效果。此外，另一项研究表明，10 Hz rTMS 比 5 Hz rTMS 更有效，从而支持在该治疗中优先使用 10Hz 或 20 Hz 的刺激频率。

考虑到需要使用安慰剂进行对照研究（使用交叉或平行设计），需要纳入至少 10 名至少进行了连续 5 天刺激的患者，很多研究已经报道了 HF rTMS 刺激 M1 对神经性痛的治疗效果，甚至出现了中等持续时间（超过刺激时间 1~6 周）。无论神经性痛的解剖学起源是中枢还是外周，都可以取得良好的治疗效果。在所有情况下都应使用 8 字形线圈，其可以在运动皮质内诱发聚焦电场。同时也发现使用可以产生更大电场的圆形和双锥形线圈是无效的。其他类型的线圈如 H 线圈，可以产生更广泛和更深的皮质刺激，可能对镇痛有一定价值，但这仍有待证实。

13.3 方法概述

由于使用聚焦刺激，确保刺激线圈的位置精度是一个重要的方法学问题。从解剖学的角度来看，必须解决两个不同的问题，是考虑延喙尾轴还是考虑内侧轴。首先，延喙尾轴和中央前回和中央沟有关，针对 M1 和皮质刺激位点的相应位置，能够产生最佳的镇痛效果。其次，内侧轴运动皮质上的刺激影响是否为躯体性的。

关于延喙尾轴，M1 占据中央沟前壁并且仅是中央前回表面暴露的有限部分。这一事实表明刺激中央前回后壁以及为此目的使用导航系统的合理性。实际上，另一种靶向刺激（"标准"）方法是基于运动热点来确定的。根据定义，运动热点是对单脉冲 TMS 诱发给定肌肉中最大 MEP 的刺激靶点位置。目前已经证明，至少一半受试者的运动热点位于中央前回，靠近中央前沟，因此离中央沟很远。有多项研究报道了这种前移现象，可以通过两个方面来解释：①在运动前区皮质内的 CST 起始处存在锥体神经元；② M1 中 CST 的间接激活是通过 PMC 和 M1 的连接神经纤维。无论其根本原因是什么，可以肯定的是，热点的位置不能被认为是在中央沟水平精确定位 M1 的可靠标记。而且，在病理条件下，这种解剖关系会变得更加复杂。疾病引起的皮质可塑性变化可以通过如术前皮质运动定位来发现。因此，如果目标是精确定位中央沟，则必须使用导航系统。

13.4 神经导航的作用

使用解剖定位（中央沟前壁）而不是功能定位（运动热点位置）来靶向刺激运动皮质是基于以下事实，即镇痛作用与锥体神经元的激活以及运动皮质信号输出之间没有直接关系。模型研究表明，镇痛作用与神经轴突激活有关，轴突在中央前回冠顶部的浅层皮质中，与皮质表面相切并靠近中央沟。因此，使用 8 字形线圈更容易刺激那些纤维以产生镇痛效果，线圈的手柄必须沿前后方向进行定向，平行于大脑纵裂。刺激期间，使用导航系统可以保持方向稳定。在延喙尾轴的刺激靶点上，有观点支持针对中央前回后部（中央沟的前壁）。这需要通过 nTMS 实现精确的定位，因为基于 MEP 的靶向定位在运动输出功能方面是可靠的。然而，这种靶向定位的优势仍有待临床证明。

目前在内侧轴上用于缓解疼痛的线圈最佳位置仍然还在推测中。其中，主要问题在于刺激的镇痛作用是否是躯体性的（即根据疼痛部位相关的精确靶向皮质定位）。此外，即使刺激的镇痛作用是躯体性的，仍然需要明白它们是否是等位的（即对疼痛位置的皮质代表区的精确刺激是不是能真的起到镇痛作用）。例如，可以通过刺激手部代表区而不是面部代表区来改善患有面部疼痛的患者，而通过刺激面部代表区而不是手部代表区来改善患有手部疼痛的患者。尽管这一结果并未在所有研究中得到重现，尤其是在 nrTMS 的研究中仍未得以再现，对于刺激疼痛部位皮质代表区的必要性仍然需要进一步研究。此外，即使我们对侵入性或非侵入性运动皮质刺激的躯体镇痛作用的研究是在临床实践中获得的经验，并且对其作用有信心，但这并不能被视为可以应对所有情况，确实有证据表明这些镇痛作用并不总是躯体性的。应特别提及的是，运动皮质的局灶性刺激对弥漫性疼痛综合征是有效的，如可用于纤维肌痛的患者。

在大多数基于运动热点的靶向 rTMS 研究中，无论疼痛位置在哪里，都可以通过对疼痛对侧的手部代表区进行刺激来获得镇痛效果。另一项 nrTMS 研究也发现了这个结果。然而，如果运动皮质 rTMS 的结果会受到躯体拓扑的影响，至少在某些患者中应考虑皮质运动代表区的解剖结构。朝向 SFG（=F1）的中央沟部位为下肢运动代表区，MFG（=F2）对应上肢，IFG（=F3）对应面部（图 13-1）。很少有研究使用图像引导的导航系统进行 rTMS 运动皮质刺激来治疗疼痛。在其中一项针对镇痛效果的研究中，将 nrTMS 刺激运动皮质上疼痛部位的代表区的疗效和非导航的 rTMS 刺激手部运动皮质热点（无论疼痛部位在那里）的疗效进行了比较。通过两种治疗均可以产生单侧上肢或下肢痛的短暂镇痛效果，但在疼痛肢体皮质运动代表区的 nrTMS 刺激之后产生的治疗效果会更长。目前的研究表明，无论疼痛位置在哪里，nrTMS 针对疼痛部位的皮质代表区而不是临近的运动皮质或者皮质手部运动代表区，其能产生更好的治疗结果，但这仍有待更多的研究证实。

13.5 作用机制

rTMS 镇痛作用真正的机制尚不清楚。它们可能涉及对疼痛控制中各种环节的调节。实际上，由于 rTMS 感应电流更容易激活轴突而不是胞体，皮质刺激作用机制的模型应当是基于神经通路而不是基于局部大脑活动变化。因此，通过与 DTI 纤维束成像数据的多模态整合可能会在 nrTMS 疼痛治疗机制方面有更多令人兴奋的发现。在这方面，已经有 2 项研究通过结合纤维束成像数据显示丘脑 – 皮质束的

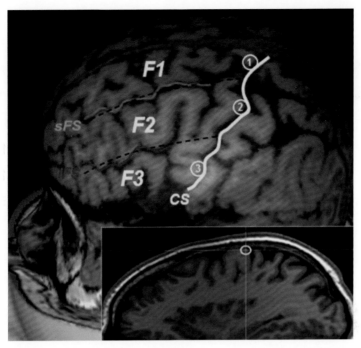

图 13-1　nrTMS 疼痛治疗中使用的运动皮质刺激靶点。nrTMS 疼痛治疗时使用的运动皮质靶点，解剖学位置是中央沟的前部。在中侧轴：① F1（=SFG）针对的是下肢，额上沟的水平以上（sFS）；② F2（=MFG）针对的是上肢，高于额下沟（iFS）的水平；③ F3（=IFG）针对是面部，低于 iFS 的水平。在延喙尾轴（矢状视图，右下角）：目标位于中央沟的前壁顶部，即在中央前回后缘

完整性可以预测在脑卒中后疼痛患者的 M1 上进行 HF rTMS 有利于缓解症状，他们的发现支持了这样一个假设：运动皮质靶向刺激的镇痛作用是通过丘脑皮质通路的逆向调节。

需要补充的是，当作用于 M1 外脑区的时候，例如 DLPFC，导航系统能提供极大的便利。实际上，鉴于 rTMS 抗抑郁治疗作用的经验，部分 rTMS 研究使用 HF（10 Hz）刺激左 DLPFC 或 LF（1 Hz）刺激右 DLPFC 可以产生镇痛作用。研究表明，这两种类型的前额叶刺激对以下两种情况有治疗效果：①神经性痛，尽管仍有争议；②非神经性疼痛综合征，包括弥漫性疼痛综合征，如纤维肌痛）。然而，DLPFC 的皮质区域宽泛，它的位置没有精确的定义。因此，与传统的基于运动功能定位热点的靶向刺激相比，导航下解剖学定位辅助的前额靶向刺激是否真的可以产生临床获益仍然需要进一步的研究。

使用导航系统的优势在于可以重复以及长期使用 rTMS 进行靶向疼痛治疗。事实上，每日 rTMS 的重复刺激，每次至少 1000 次脉冲，持续 1 周或 2 周（分 5 次或 10 次），能够产生累积效应，并在刺激后超过 2 周的时间将疼痛评分降低 20% ~45%。治疗有效者的总体比率估计在 35% ~ 60%。然而，为了在临床治

疗中使 rTMS 产生长效的镇痛作用，需要定期进行重复治疗（维持治疗）。在这些情况下，已有研究表明 HF rTMS 对纤维肌痛、顽固性面部疼痛以及中枢神经性疼痛患者的治疗效果持续时间超过 6 个月。通过使用导航系统可以维持长时间重复 rTMS 的治疗方案，该导航系统可以存储患者的最佳刺激定位点的特定坐标。显然，与基于头部解剖标记的定位方法相比，导航系统可以实时改善刺激疗程内和疗程之间精确线圈位置的可重复性。

13.6　nrTMS 用于术前检查

手术植入电极进行侵入性慢性硬膜外运动皮质刺激的术前检查中可使用 nrTMS。据报道，M1 上 HF rTMS 的临床反应与外科治疗预后相关。术前 nrTMS 没有反应与慢性运动皮质持续刺激治疗效果不佳是相关的。此外，rTMS 和硬膜外运动皮质刺激可能存在共同的作用机制。因此，可以设想在外科手术过程中使用 nrTMS 定位靶向刺激点坐标将是十分有用的。遗憾的是，目前很多研究中的数据是基于非导航 rTMS 技术的。

13.7　结论

使用基于脑解剖学或功能性成像的图像导航系统将有利于提高运动皮质 rTMS 的镇痛功效，但这仍需要更多的研究来进一步证实。迄今为止，虽然 rTMS 已经成为临床日常工作的一部分，特别是在可重复性操作方面，但是导航方法与 rTMS 疼痛临床治疗效果的直接相关性并不能完全确定。在疼痛治疗的运动皮质 rTMS 的优化上仍有两个问题需要解决：①中央沟前壁的解剖定位是否优于运动热点的靶向定位，而此位置在受试者间有何差异？②无论疼痛部位在哪里，刺激疼痛区域的解剖或功能定位靶点是否优于直接刺激手部代表区？在对这两个问题回答前，我们需要对患者的多个运动皮质靶点进行相关镇痛效果的评估，例如手部运动的皮质代表区、手的运动热点，如果疼痛区域不在手上，则选择疼痛区域的解剖代表区或运动热点。在 rTMS 疼痛治疗的临床实践中，使用图像引导的导航操作是为患者定制个体化刺激方案的恰当策略。

原文参考

Ahdab R, Ayache SS, Brugières P, Goujon C, Lefaucheur J-P. Comparison of "standard" and "navigated" procedures of TMS coil positioning over motor, premotor and prefrontal targets in patients with chronic pain and depression. Neurophysiol Clin. 2010;40:27-36.

Ahdab R, Ayache SS, Farhat WH, Mylius V, Schmidt S, Brugières P, Lefaucheur J-P. Reappraisal of the anatomical landmarks of motor and premotor cortical regions for image-guided brain navigation in TMS practice. Hum Brain Mapp. 2014;35:2435-47.

Ahdab R, Ayache SS, Brugières P, Farhat WH, Lefaucheur J-P. The hand motor hotspot is not always located in the hand knob: a neuronavigated transcranial magnetic stimulation study. Brain Topogr. 2016;29:590-7.

Ahmed MA, Mohamed SA, Sayed D. Long-term antalgic effects of repetitive transcranial mag- netic stimulation of motor cortex and serum beta-endorphin in patients with phantom pain. Neurol Res. 2011;33:953-8.

André-Obadia N, Peyron R, Mertens P, Mauguière F, Laurent B, Garcia-Larrea L. Transcranial magnetic stimulation for pain control. Double-blind study of different frequencies against placebo, and correlation with motor cortex stimulation efficacy. Clin Neurophysiol. 2006;117: 1536-44.

André-Obadia N, Mertens P, Gueguen A, Peyron R, Garcia-Larrea L. Pain relief by rTMS: differential effect of current flow but no specific action on pain subtypes. Neurology. 2008; 71:833-40.

André-Obadia N, Magnin M, Garcia-Larrea L. On the importance of placebo timing in rTMS stud- ies for pain relief. Pain. 2011;152:1233-7.

André-Obadia N, Mertens P, Lelekov-Boissard T, Afif A, Magnin M, Garcia-Larrea L. Is life better after motor cortex stimulation for pain control? Results at long-term and their prediction by preoperative rTMS. Pain Physician. 2014;17:53-62.

Attal N, Cruccu G, Haanpää M, Hansson P, Jensen TS, Nurmikko T, Sampaio C, Sindrup S, Wiffen P, EFNS Task Force. EFNS guidelines on pharmacological treatment of neuropathic pain. Eur J Neurol. 2006;13:1153-69.

Ayache SS, Ahdab R, Chalah MA, Farhat WH, Mylius V, Goujon C, Sorel M, Lefaucheur J-P. Analgesic effects of navigated motor cortex rTMS in patients with chronic neuropathic pain. Eur J Pain. 2016;20:1413-22.

Borckardt JJ, Smith AR, Reeves ST, Madan A, Shelley N, Branham R, Nahas Z, George MS. A pilot study investigating the effects of fast left prefrontal rTMS on chronic neuropathic pain. Pain Med. 2009;10:840-9.

Bouhassira D, Lanteri-Minet M, Attal N, Laurent B, Touboul C. Prevalence of chronic pain with neuropathic characteristics in the general population. Pain. 2008;136:380-7.

Boyer L, Dousset A, Roussel P, Dossetto N, Cammilleri S, Piano V, Khalfa S, Mundler O, Donnet A, Guedj E. rTMS in fibromyalgia: a randomized trial evaluating QoL and its brain metabolic substrate. Neurology. 2014;82:1231-8.

Cruccu G, Aziz T, Garcia-Larrea L, Hansson P, Jensen TS, Lefaucheur J-P, Simpson BA, Taylor RS. EFNS guidelines on neurostimulation therapy for neuropathic pain. Eur J Neurol. 2007;14:952-70.

Cruccu G, Garcia-Larrea L, Hansson P, Keindl M, Lefaucheur J-P, Paulus W, Taylor R, Tronnier V, Truini A, Attal N. EAN guidelines on central neurostimulation therapy in chronic pain con- ditions. Eur J Neurol. 2016;23:1489-99.

Denslow S, Bohning DE, Bohning PA, Lomarev MP, George MS. An increased precision compari- son of TMS-induced motor cortex BOLD fMRI response for image-guided versus function- guided coil placement. Cogn Behav Neurol. 2005;18:119-26.

Diekhoff S, Uludağ K, Sparing R, Tittgemeyer M, Cavuşoğlu M, von Cramon DY, Grefkes C. Functional localization in the human brain: gradient-echo, spin-echo, and arterial spin- labeling fMRI compared with neuronavigated TMS. Hum Brain Mapp. 2011;32:341-57.

Fontaine D, Hamani C, Lozano A. Efficacy and safety of motor cortex stimulation for chronic neuropathic pain: critical review of the literature. J Neurosurg. 2009;110:251-6.

Fricová J, Klírová M, Masopust V, Novák T, Vérebová K, Rokyta R. Repetitive transcranial mag- netic stimulation in the treatment of chronic orofacial pain. Physiol Res. 2013;62(Suppl 1): S125-34.

Geyer S, Matelli M, Luppino G, Zilles K. Functional neuroanatomy of the primate isocortical motor system. Anat Embryol. 2000;202:443-74.

Ghosh S, Porter R. Corticocortical synaptic influences on morphologically identified pyramidal neurones in the motor cortex of the monkey. J Physiol (Lond). 1988;400:617-29.

Goto T, Saitoh Y, Hashimoto N, Hirata M, Kishima H, Oshino S, Tani N, Hosomi K, Kakigi R, Yoshimine T. Diffusion tensor fiber tracking in patients with central post-stroke pain; correla- tion with efficacy of repetitive transcranial magnetic stimulation. Pain. 2008;140:509-18.

He SQ, Dum RP, Strick PL. Topographic organization of corticospinal projections from the frontal lobe: motor areas on the lateral surface of the hemisphere. J Neurosci. 1993;13:952-80.

He SQ, Dum RP, Strick PL. Topographic organization of corticospinal projections from the frontal lobe: motor areas on the medial surface of the hemisphere. J Neurosci. 1995;15:3284-306.

Hirayama A, Saitoh Y, Kishima H, Shimokawa T, Oshino S, Hirata M, Kato A, Yoshimine T. Reduction of intractable deafferentation pain by navigation-guided repetitive transcranial magnetic stimulation of the primary motor cortex. Pain. 2006;122:22-7.

Hodaj H, Alibeu J-P, Payen J-F, Lefaucheur J-P. Treatment of chronic facial pain including cluster headache by repetitive transcranial magnetic stimulation of the motor cortex with maintenance sessions: a naturalistic study. Brain Stimul. 2015;8:801-7.

Holsheimer J, Lefaucheur J-P, Buitenweg JR, Goujon C, Nineb A, Nguyen J-P. The role of intra-operative motor evoked potentials in the optimization of chronic cortical stimulation for the treatment of neuropathic pain. Clin Neurophysiol. 2007a;118:2287-96.

Holsheimer J, Nguyen J-P, Lefaucheur J-P, Manola L. Cathodal, anodal or bifocal stimulation of the motor cortex in the management of chronic pain. Acta Neurochir Suppl. 2007b;97:57-66.

Hosomi K, Saitoh Y, Kishima H, Oshino S, Hirata M, Tani N, Shimokawa T, Yoshimine T. Electrical stimulation of primary motor cortex within the central sulcus for intractable neuropathic pain. Clin Neurophysiol. 2008;119:993-1001.

Hosomi K, Shimokawa T, Ikoma K, Nakamura Y, Sugiyama K, Ugawa Y, Uozumi T, Yamamoto T, Saitoh Y. Daily repetitive transcranial magnetic stimulation of primary motor cortex for neuropathic pain: a randomized, multicenter, double-blind, crossover, sham-controlled trial. Pain. 2013;154:1065-72.

Julkunen P, Ruohonen J, Sääskilahti S, Säisänen L, Karhu J. Threshold curves for transcranial magnetic stimulation to improve reliability of motor pathway status assessment. Clin Neurophysiol. 2011;122:975-83.

Kang BS, Shin HI, Bang MS. Effect of repetitive transcranial magnetic stimulation over the hand motor cortical area on central pain after spinal cord injury. Arch Phys Med Rehabil. 2009;90:1766-71.

Khedr EM, Kotb H, Kamel NF, Ahmed MA, Sadek R, Rothwell JC. Longlasting antalgic effects of daily sessions of repetitive transcranial magnetic stimulation in central and peripheral neu- ropathic pain. J Neurol Neurosurg Psychiatry. 2005;76:833-8.

Khedr EM, Kotb HI, Mostafa MG, Mohamad MF, Amr SA, Ahmed MA, Karim AA, Kamal SM. Repetitive transcranial magnetic stimulation in neuropathic pain secondary to malignancy: a randomized clinical trial. Eur J Pain. 2015;19:519-27.

Klein MM, Treister R, Raij T, Pascual-Leone A, Park L, Nurmikko T, Lenz F, Lefaucheur J-P, Lang M, Hallett M, Fox M, Cudkowicz M, Costello A, Carr DB, Ayache SS, Oaklander AL. Transcranial magnetic stimulation of the brain: guidelines for pain treatment research. Pain. 2015;156:1601-14.

Lee SJ, Kim DY, Chun MH, Kim YG. The effect of repetitive transcranial magnetic stimulation on fibromyalgia: a randomized sham-controlled trial with 1-mo follow-up. Am J Phys Med Rehabil. 2012;91:1077-85.

Lefaucheur J-P. The use of repetitive transcranial magnetic stimulation (rTMS) in chronic neuropathic pain. Neurophysiol Clin. 2006;36:117-24.

Lefaucheur J-P. Why image-guided navigation becomes essential in the practice of transcranial magnetic stimulation. Neurophysiol Clin. 2010;40:1-5.

Lefaucheur J-P. Cortical neurostimulation for neuropathic pain: state of the art and perspectives. Pain. 2016;157(Suppl 1):S81-9.

Lefaucheur J-P, Picht T. The value of preoperative functional cortical mapping using navigated TMS. Neurophysiol Clin. 2016;46:125-33.

Lefaucheur J-P, Nguyen J-P, Drouot X, Pollin B, Keravel Y, Harf A. Chronic pain treated by rTMS of motor cortex. Electroencephalogr Clin Neurophysiol. 1998;107:92.

Lefaucheur J-P, Drouot X, Keravel Y, Nguyen J-P. Pain relief induced by repetitive transcranial magnetic stimulation of precentral cortex. Neuroreport. 2001a;12:2963-5.

Lefaucheur J-P, Drouot X, Nguyen J-P. Interventional neurophysiology for pain control: duration of pain relief following repetitive transcranial magnetic stimulation of the motor cortex. Neurophysiol Clin. 2001b;31:247-52.

Lefaucheur J-P, Drouot X, Ménard-Lefaucheur I, Nguyen J-P. Neuropathic pain controlled for more than a year by monthly sessions of repetitive transcranial magnetic cortical stimulation. Neurophysiol Clin. 2004a;34:91-5.

Lefaucheur J-P, Drouot X, Menard-Lefaucheur I, Zerah F, Bendib B, Cesaro P, Keravel Y, Nguyen J-P. Neurogenic pain relief by repetitive transcranial magnetic cortical stimulation depends on the origin and the site of pain. J Neurol Neurosurg Psychiatry. 2004b;75:612-6.

Lefaucheur J-P, Hatem S, Nineb A, Ménard-Lefaucheur I, Wendling S, Keravel Y, Nguyen J-P. Somatotopic organization of the analgesic effects of motor cortex rTMS in neuropathic pain. Neurology. 2006;67:1998-2004.

Lefaucheur J-P, Antal A, Ahdab R, Ciampi de Andrade D, Fregni F, Khedr EM, Nitsche M, Paulus W. The use of repetitive transcranial magnetic stimulation (rTMS) and transcranial direct cur- rent stimulation (tDCS) to relieve pain. Brain Stimul. 2008a;1:337-44.

Lefaucheur J-P, Drouot X, Ménard-Lefaucheur I, Keravel Y, Nguyen J-P. Motor cortex rTMS in chronic neuropathic pain: pain relief is associated with thermal sensory perception improve- ment. J Neurol Neurosurg Psychiatry. 2008b;79:1044-9.

Lefaucheur J-P, Holsheimer J, Goujon C, Keravel Y, Nguyen J-P. Descending volleys generated by efficacious epidural motor cortex stimulation in patients with chronic neuropathic pain. Exp Neurol. 2010;223:609-14.

Lefaucheur J-P, Ménard-Lefaucheur I, Goujon C, Keravel Y, Nguyen J-P. Predictive value of rTMS in the identification of responders to epidural motor cortex stimulation therapy for pain. J Pain. 2011;12:1102-11.

Lefaucheur J-P, Ayache SS, Sorel M, Farhat WH, Zouari HG, Ciampi de Andrade D, Ahdab R, Ménard-Lefaucheur I, Brugières P, Goujon C. Analgesic effects of repetitive transcranial mag- netic stimulation of the motor cortex in neuropathic pain: influence of theta burst stimulation priming. Eur J Pain. 2012;16:1403-13.

Lefaucheur J-P, André-Obadia N, Antal A, Ayache SS, Baeken C, Benninger DH, Cantello RM, Cincotta M, de Carvalho M, De Ridder D, Devanne H, Di Lazzaro V, Filipović SR, Hummel FC, Jääskeläinen SK, Kimiskidis VK, Koch G, Langguth B, Nyffeler T, Oliviero A, Padberg F, Poulet E, Rossi S, Rossini PM, Rothwell JC, Schönfeldt-Lecuona C, Siebner HR, Slotema CW, Stagg CJ, Valls-Sole J, Ziemann U, Paulus W, Garcia-Larrea L. Evidence-based guidelines on the therapeutic use of repetitive transcranial magnetic stimulation (rTMS). Clin Neurophysiol. 2014;125:2150-206.

Leung A, Donohue M, Xu R, Lee R, Lefaucheur J-P, Khedr EM, Saitoh Y, André-Obadia N, Rollnik J, Wallace M, Chen R. rTMS for suppressing neuropathic pain: a meta-analysis. J Pain. 2009;10:1205-16.

Manola L, Holsheimer J, Veltink P, Buitenweg JR. Anodal vs cathodal stimulation of motor cortex: a modeling study. Clin Neurophysiol. 2007;118:464-74.

Matsumura Y, Hirayama T, Yamamoto T. Comparison between pharmacologic evaluation and repetitive transcranial magnetic stimulation-induced analgesia in poststroke pain patients. Neuromodulation. 2013;16:349-54.

Mhalla A, Baudic S, Ciampi de Andrade D, Gautron M, Perrot S, Teixeira MJ, Attal N, Bouhassira D. Long-term maintenance of the analgesic effects of transcranial magnetic stimulation in fibromyalgia. Pain. 2011;152:1478-85.

Mylius V, Ayache SS, Ahdab R, Farhat WH, Zouari HG, Belke M, Brugières P, Wehrmann E, Krakow K, Timmesfeld N, Schmidt S, Oertel WH, Knake S, Lefaucheur J-P. Definition of DLPFC and M1 according to anatomical landmarks for navigated brain stimulation: inter-rater reliability, accuracy, and influence of gender and age. Neuroimage. 2013;78:224-32.

Nardone R, Höller Y, Langthaler PB, Lochner P, Golaszewski S, Schwenker K, Brigo F, Trinka E. rTMS of the prefrontal cortex has analgesic effects on neuropathic pain in subjects with spinal cord injury. Spinal Cord. 2017;55:20-5.

Nauczyciel C, Hellier P, Morandi X, Blestel S, Drapier D, Ferre J-C, Barillot C, Millet B. Assessment of standard coil positioning in transcranial magnetic stimulation in depression. Psychiatry Res. 2011;186:232-8.

Nguyen J-P, Lefaucheur J-P, Decq P, Uchiyama T, Carpentier A, Fontaine D, Brugières P, Pollin B, Fève A, Rostaing S, Cesaro P, Keravel Y. Chronic motor cortex stimulation in the treatment of central and neuropathic pain. Correlations between clinical, electrophysiological and anatomi- cal data. Pain. 1999;82:245-51.

Nguyen J-P, Lefaucheur J-P, Raoul S, Roualdès V, Péréon Y, Keravel Y. Motor cortex stimulation for the treatment of neuropathic pain. In: Krames ES, Hunter Peckham P, Rezai AR, editors. Neuromodulation. Amsterdam: Elsevier; 2009. p. 515-26.

Nguyen J-P, Nizard J, Keravel Y, Lefaucheur J-P. Invasive brain stimulation for the treatment of neuropathic pain. Nat Rev Neurol. 2011;7:699-709.

Nowak LG, Bullier J. Axons, but not cell bodies, are activated by electrical stimulation in cortical gray matter. I. Evidence from chronaxie measurements. Exp Brain Res. 1998a;118:477-88. Nowak LG, Bullier J. Axons, but not cell bodies, are activated by electrical stimulation in cortical gray matter. II. Evidence from selective inactivation of cell bodies and axon initial segments. Exp Brain Res. 1998b;118:489-500.

Ohn SH, Chang WH, Park CH, Kim ST, Lee JI, Pascual-Leone A, Kim YH. Neural correlates of the antinociceptive effects of repetitive transcranial magnetic stimulation on central pain after stroke. Neurorehabil Neural Repair. 2012;26:344-52.

de Oliveira RA, de Andrade DC, Mendonça M, Barros R, Luvisoto T, Myczkowski ML, Marcolin MA, Teixeira MJ. Repetitive transcranial magnetic stimulation of the left premotor/dorsolateral prefrontal cortex does not have analgesic effect on central poststroke pain. J Pain. 2014;15:1271-81.

Onesti E, Gabriele M, Cambieri C, Ceccanti M, Raccah R, Di Stefano G, Biasiotta A, Truini A, Zangen A, Inghilleri M. H-coil repetitive transcranial magnetic stimulation for pain relief in patients with diabetic neuropathy. Eur J Pain. 2013;17:1347-56.

Passard A, Attal N, Benadhira R, Brasseur L, Saba G, Sichere P, Perrot S, Januel D, Bouhassira D. Effects of unilateral repetitive transcranial magnetic stimulation of the motor cortex on chronic widespread pain in fibromyalgia. Brain. 2007;130:2661-70.

Penfield W, Boldrey E. Somatic motor and sensory representation in the cerebral cortex of man as studied by electrical stimulation. Brain. 1937;60:389-443.

Pommier B, Créac'h C, Beauvieux V, Nuti C, Vassal F, Peyron R. Robot-guided neuronavigated rTMS as an alternative therapy for central (neuropathic) pain: clinical experience and long- term follow-up. Eur J Pain. 2016;20:907-16.

Pommier B, Vassal F, Boutet C, Jeannin S, Peyron R, Faillenot I. Easy methods to make the neu- ronavigated targeting of DLPFC accurate and routinely accessible for rTMS. Neurophysiol Clin. 2017;47(1):35-46.

Rademacher J, Burgel U, Geyer S, Schormann T, Schleicher A, Freund HJ, Zilles K. Variability and asymmetry in the human precentral motor system. A cytoarchitectonic and myeloarchitec- tonic brain mapping study. Brain. 2001;124:2232-58.

Rollnik JD, Wüstefeld S, Däuper J, Karst M, Fink M, Kossev A, Dengler R. Repetitive transcranial magnetic stimulation for the treatment of chronic pain-a pilot study. Eur Neurol. 2002; 48:6-10.

Saitoh Y, Hirayama A, Kishima H, Shimokawa T, Oshino S, Hirata M, Tani N, Kato A, Yoshimine T. Reduction of intractable deafferentation pain due to spinal cord or peripheral lesion by high- frequency repetitive transcranial magnetic stimulation of the primary motor cortex. J Neurosurg. 2007;107:555-9.

Sampson SM, Rome JD, Rummans TA. Slow-frequency rTMS reduces fibromyalgia pain. Pain Med. 2006;7:115-8.

Sampson SM, Kung S, McAlpine DE, Sandroni P. The use of slow-frequency prefrontal repetitive transcranial magnetic stimulation in refractory neuropathic pain. J ECT. 2011;27:33-7.

Shimazu H, Maier MA, Cerri G, Kirkwood PA, Lemon RN. Macaque ventral premotor cortex exerts powerful facilitation of motor cortex outputs to upper limb motoneurons. J Neurosci. 2004;24:1200-11.

Short EB, Borckardt JJ, Anderson BS, Frohman H, Beam W, Reeves ST, George MS. Ten sessions of adjunctive left prefrontal rTMS significantly reduces fibromyalgia pain: a randomized, con- trolled pilot study. Pain. 2011;152:2477-84.

Teitti S, Määttä S, Säisänen L, Könönen M, Vanninen R, Hannula H, Mervaala E, Karhu J. Non- primary motor areas in the human frontal lobe are connected directly to hand muscles. Neuroimage. 2008;40:1243-50.

Treede RD, Jensen TS, Campbell JN, Cruccu G, Dostrovsky JO, Griffin JW, Hansson P, Hughes R, Nurmikko T, Serra J. Neuropathic pain: redefinition and a grading system for clinical and research purposes. Neurology. 2008;70:1630-5.

Tsubokawa T, Katayama Y, Yamamoto T, Hirayama T, Koyama S. Chronic motor cortex stimula- tion for the treatment of central pain. Acta Neurochir Suppl. 1991a;52:137-9.

Tsubokawa T, Katayama Y, Yamamoto T, Hirayama T, Koyama S. Treatment of thalamic pain by chronic motor cortex stimulation. Pacing Clin Electrophysiol. 1991b;14:131-4.

Umezaki Y, Badran BW, DeVries WH, Moss J, Gonzales T, George MS. The efficacy of daily prefrontal repetitive transcranial magnetic stimulation (rTMS) for burning mouth syndrome (BMS): a randomized controlled single-blind study. Brain Stimul. 2016;9:234-42.

Yılmaz B, Kesikburun S, Yaşar E, Tan AK. Effect of repetitive transcranial magnetic stimulation on refractory neuropathic pain in spinal cord injury. J Spinal Cord Med. 2014;37:397-400.

瘫痪治疗

14

Jari Karhu, Petro Julkunen

14.1 当前瘫痪治疗方法的背景

本章中对瘫痪治疗和康复的讨论基本来源于脑卒中后康复治疗的规范和实践；迄今为止，导致瘫痪最普遍的原因是脑卒中，并且在约50%的患者中会造成运动功能的永久性损伤。尽管如此，仍有充分的证据表明，通过侧重于重复性和熟练性锻炼的康复治疗（任务导向治疗）可以促进功能的长期恢复。两个动物实验和人体临床试验都支持任务导向性治疗、神经可塑性和功能表现三者之间的关系。然而，在临床康复中，仅约50%的患者在脑卒中后有手臂和手功能的恢复，并且仅不到20%的患者实现完全恢复。有趣的是，现在尚没有明确证据表明某种标准化治疗方案或某一治疗强度优越于其他类型的康复治疗。重要的是，美国最近的一项多中心试验证实了3种不同类型作业治疗（OT）的长期治疗效果之间没有差异。

最近一项运动康复研究使用 rTMS 调节运动皮质的区域兴奋性并诱导时间上的可塑性变化，目的在于提高标准临床治疗方案的有效率。抑制性 1Hz rTMS 可用于抑制未损伤的半球，目的是通过减少半球间抑制性信号的传导以提高受损半球活性来改善康复运动训练的效果。在脑卒中恢复期间，rTMS 有两个潜在的作用：①抑制，即下调未受损的一侧半球活性（使用 1 Hz rTMS）；②提高受损半球活性（使用 10Hz rTMS 或个体化的 α 频率 rTMS）。

刺激大脑促进神经可塑性似乎可以增强瘫痪患者任务导向治疗的康复潜力。到目前为止，在所有研究中 M1 都被作为刺激靶点。然而，我们可能过度估计了其潜力。从理论和经验上看，假设 M1 尚有存活的组织，即神经元储备，M1 确实可以作为调节运动系统损伤后适应性中有潜力的最佳靶点。然而，对于有严重病变和损伤的患者，M1 及其 CST 都可能会受损且无法修复。如果 M1 和 CST 内的细胞死亡且无法自我修复时，则神经调节治疗也无法恢复其原有功能，那么我们就必须绕过它们。

- 在这些患者中，皮质刺激目标应该是内部损伤后有很高概率保持活性的组织，并且存在有大量的下行神经纤维投射和适应性潜力，严重的功能受损者如要恢复，上述都是必需的前提。

- 在促进运动功能恢复的神经调节方面，例如促进其他下行纤维投射的可塑性变化、恢复半球间平衡并建立绕过病变的广泛神经连接，科学家可能需要主动去寻找其他可替代的靶向刺激部位。

- 虽然目前很难预测不同患者中 M1 的替代区域，但根据目前的经验，这些部位必须存在从皮质水平到个体肌肉神经纤维的连接。

目前神经影像学研究的一致结果是，功能恢复的最佳预测因素是在恢复前期刺激的结果，即对（瘫痪）肢体对侧皮质的运动代表区活动的侧向化。虽然 M1 的刺激可能使那些具有最大恢复潜力的人受益，但针对运动网络替代部位的新型神经调节方法可能对那些 M1 刺激治疗无效的患者有一定疗效。

14.2 康复治疗中的神经调节性 TMS 概念

rTMS 的重复脉冲序列通过上调或下调皮质兴奋性来调节皮质活性，这取决于所使用的 rTMS 参数。使用约 1Hz 频率的重复 TMS 脉冲会引起皮质兴奋性的改变，这种改变具有延迟效应，持续的时间将远远超过刺激时间。HF rTMS ≥ 3Hz 被证明可以诱发皮质兴奋，TMS 诱导 MEP 升高证明了这一点，而 LF rTMS（即脉冲频率约为 1Hz）会引起皮质抑制，这一点可以通过其诱导 MEP 降低而得以证明。刺激后的皮质状态由激发或抑制的局部净效应来决定；然而，相互连接的运动网络中所存在的远隔效应可能是完全相反的。

动物实验中观察到的现象可能是对高频和低频反向调节效应的一种解释。Moliadze 等人用单脉冲 TMS 刺激了被麻醉的猫的视觉皮质，同时用皮质内微电极记录时间锁定的神经活动。每个 TMS 脉冲引起的神经元活动最初升高达 500ms，然后出现持续抑制。结果表明，用频率 >2Hz 的 rTMS 延长刺激一段时间可以使神经元处于兴奋状态，每个后续脉冲可以减少或覆盖掉前一脉冲后的抑制期。相反，用 0.2~1Hz 频率进行刺激可能会通过维持长时程抑制而导致皮质神经活动的抑制。

rTMS 的调节后效应具有基本的自适应可塑性机制、长时程增强（long-term potentiation，LTP）和长时程抑制（long-term depression，LTD）的许多特征，从而人们推测其作用机制类似细胞机制。rTMS 后的细胞内反应可能包括基因表达和神经递质水平的改变。用20Hz rTMS 在 2 周时间里以每天 10s 的频率刺激健康大鼠，显示顶叶皮质和海马中的 c-Fos 水平增加。此外，rTMS 诱导的神经递质水平如谷氨酸和 GABA 的变化也可能导致调节后效应。

用 HF rTMS 刺激受损的 M1 来治疗瘫痪患者具有一定的合理性。在 Nudo 等人的一项关键性研究中揭示了局灶性皮质脑梗死后手部运动的康复训练可以预防梗死灶附近手部代表区功能的进一步丢失。在某些情况下，手部代表区可以扩展到以前肘部和 / 或肩部的功能代表区。未受损运动皮质中的功能重组常伴随着手部功能的恢复。作者提出，在运动皮质局部损伤后，康复训练可以诱导相邻完整皮质后续的功能重组，未受损的运动皮质可能在运动恢复过程中起着重要作用（图 14-1）。

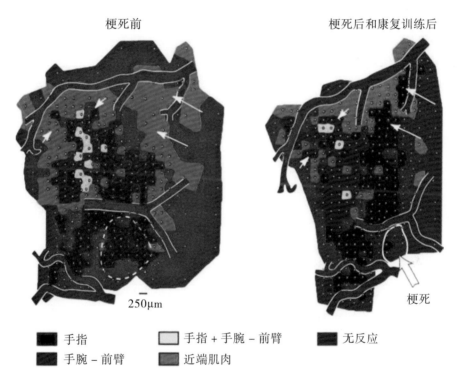

梗死前   梗死后和康复训练后

250μm

梗死

■ 手指　　　　　□ 手指＋手腕－前臂　　　■ 无反应
■ 手腕－前臂　　■ 近端肌肉

图 14-1　初级运动皮质中手部功能代表区重组。在梗死前（左侧）和局灶性缺血梗死患者接受康复训练后（右侧）重建初级运动皮质中的手部功能代表区。在每个微电极刺激部位（小白点），使用皮质内微刺激（ICMS）技术以靠近阈值的电刺激来诱发运动。在动物体内，梗死破坏了21.6%的手指功能代表区和4.1%的手腕－前臂功能代表区。在脑梗死的康复训练后，手指功能代表区增加了14.9%，手腕－前臂功能代表区增加了58.5%。梗死前脑图中的虚线圆圈包含了缺血性梗死灶所在的皮质区域，在梗死后脑图中的白色大箭头表示梗死区域。梗死区域的减小可归功于康复期间的组织坏死。细长箭头指向相邻的未受损皮质，其中手指功能代表区（红色）似乎进入了之前的肘部和肩部功能代表区（蓝色）。短细箭头指向手腕－前臂功能代表区（绿色）似乎已进入手指、肘部和肩部功能代表区（经 AAAS 许可引自 Nudo RJ, Wise BM, SiFuentes F, Milliken GW. Neural substrates for the effects of rehabilitative training on motor recovery after ischemic infarct. Science. 1996; 272: 1791-4）

　　脑卒中患者的神经功能影像显示，受损的 M1 区域周围的神经元在预后良好的患者中起到一定作用，该过程有时也被称为代理。在脑卒中急性期，这些病灶周围的神经元活动减少。因此，兴奋性 HF rTMS 可使周围神经元对治疗更敏感，加速受损功能转移到附近神经元的进程。通过分析 M1 网络可以获得相同的结果，M1 网络能够接管受损的行为功能。

　　对损伤对侧进行抑制性 1Hz 刺激的方法是基于半球间连通性的存在。LF rTMS 刺激损伤对侧 M1 可以恢复两个大脑半球之间的平衡。在静息状态下的健康个体中，运动皮质通过经胼胝体抑制（transcallosal inhibition，TCI，也称为半球间抑制）相互作用。如果一侧受损，则对另一侧的调节抑制作用降低，这会导致未损伤侧的活动增加。未损伤侧通过其完整的皮质系统仍然继续向病变侧发出抑制性信号，甚至比在健康的平衡状态下有更多的抑制性信号输出。在行为上，当健康受试者运动单侧肢体时，在肢体运动开始之前 TCI 信号减少，这种机制可以促进精确的单侧运动。然而，在脑卒中的情况下，来自损伤对侧 M1 的 TCI 不会因肢体运动而减少，这不利于运动功能的恢复。

　　使用 LF rTMS 在损伤对侧的 M1 中进行抑制性调节可能导致皮质原有的抑制性信号输出减少，从而恢复两个半球之间的平衡并改善损伤 M1 周围部位的神经可塑性。总的来说，将机体从病变或由病变引起的损伤或不适当的反馈导致运动系统整体抑制状态下进行 "释放"，无论是对感觉还是对运动功能来说，似乎都有益于其行为状态的恢复（图 14-2）。

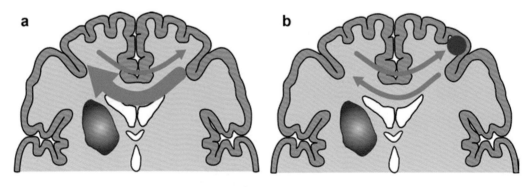

图 14-2　半球间抑制的平衡被破坏。中枢神经系统损伤后，半球间抑制的平衡被破坏。（a）来自未损伤半球侧的过度抑制不能被损伤侧半球控制，并且会干扰病变侧的恢复。（b）在健康半球的运动皮质上的抑制性 1Hz rTMS（蓝色）刺激使半球间平衡恢复正常，并促进损伤侧对随后的运动训练产生反应。然后，电场导航有助于准确和可重复地刺激目标肌肉的皮质代表区

14.3　康复治疗中神经调节研究的现状

在 2005—2016 年，针对超过 2000 名脑卒中患者进行了至少 27 项关于在损伤对侧上施加 1 Hz rTMS 以研究其对初级运动皮质功能影响的研究。此外，最近的一项荟萃分析收录了 18 个随机对照试验，共包括 392 名患者，发现 rTMS 治疗对脑卒中患者的运动功能有积极作用。该荟萃分析发现运动结果的影响大小为 0.55（95％CI 0.37~0.72）。进一步的亚组分析表明，其在皮质下卒中（平均影响大小为 0.73，95％ CI 0.44~1.02）以及 LF（1Hz）rTMS（平均影响大小为 0.69，95％ CI 0.42~0.95）的研究中显示出更好的作用。荟萃分析得出结论，rTMS 对脑卒中患者的运动恢复有积极作用，特别是对于皮质下卒中的患者。

14.4　对当前康复治疗中一些注意事项的考虑

到目前为止（2017 年初），已发表的研究中尚没有证明临床相关疗效，只有一些研究是将 rTMS 与特定的康复训练相结合。重要的是，大多数研究都是在没有神经导航的情况下使用研究用的 rTMS 装置来进行。因此，治疗刺激的施加是"盲目"进行的，仅仅是依赖于观察到的运动反应。设备操作员无法确认将刺激定位到与受损运动皮质相对应的特定神经解剖部位，也无法监测持续数分钟的治疗的稳定性。

14.4.1　皮质脊髓的完整性经常被忽视

由于 TMS 只是需要受试者被动参与，因此该方法不会受到其他功能性脑成像方法中固有混杂因素的影响。此外，在临床上，TMS 在瘫痪、镇静或不合作的患者中都能顺利实施。通过非侵入性地探测大脑皮质和皮质脊髓束不仅能够直接作为临床诊断方法（最近经常被忽略），也可以用于通过 TMS 针对康复情况进行靶点分层的研究。

TMS 引起的运动反应可通过 EMG 检测，并能为运动系统成像提供独特的方法。只有在皮质功能正常并有神经纤维连接皮质下层和远端相关肌肉的情况下，皮质上刺激引起的生理反应才可以被测量。皮质激活和肌肉运动之间存在因果关系；换言之，受刺激的皮质区域引发运动是强制性的。与在人脑中建立新连接相比，保护和加强剩下的和现有的连接总是相对更容易的。

14.4.2　不能活动的肢体是否就是瘫痪了

最近，在一项研究中比较了在反应不佳的慢性脑卒中患者中使用导航 TMS 和非导航 TMS 诱发的肌肉反应，显示出导航 TMS 在相当比例的看似瘫痪的手臂中可以诱发皮质刺激相关的 MEP（32 名脑卒中患者，中位年龄为 62.5 岁，其中 15 名存在功能低下）（ARAT=0）。在 15 名低功能受试者中，5 名（31.3％）使用 nTMS 和 TMS 都没发现 MEPs，6 名（37.5％）使用 nTMS 和标准 TMS 都能诱导出 MEPs，5 名（31.3％）使用 nTMS 的显示 MEPs，但在非导航 TMS 刺激时却没有反应。不同导航方法刺激之间的振幅或潜伏期没有显著差异。然而，在健康成人中，nTMS 引发的 MEPs 比非导航 TMS 具有更大的振幅和更短的潜伏期。

由此 Tanksley 等得出结论，与标准 TMS 相比，nTMS 在低功能受试者中有很大比例能诱发产生肌肉 MEP，可能是因为导航提供的精确度提高以及对损伤皮质及其周围脑区进行更系统的刺激覆盖。因此，nTMS 可能是一种评估和／或预测损伤后功能恢复的好方法，特别是在受损较严重的受试者中。

14.4.3　通过 nTMS 定位对患者对神经调节进行分级

与非导航的 TMS 相比，nTMS 之所以能够在功能损伤者中引发 MEP，可能的几个原因在于：首先，因为主要的潜在原因是 rMT／MEP 引发的反应存在由于头骨到皮质的距离不同而引起的个体间差异，需要把这种差异考虑在内。此外，严重损伤的个体在功能性任务运动期间，第二躯体运动区的参与和活性增加可能导致皮质运动靶点移位，这就导致在没有导航 TMS 下难以确定 MEP 热点位置。使用 nTMS 在功能反应较低的受试者中可以诱发可靠 MEP 的另一个潜在原因可能是它能够对刺激开始的热点位置进行精确定位；然而，有两个原因导致这种情况不太可能发生。首先，rMT 在导航和非导航 TMS 在定位热点中未发现显著差异，这表明它们的皮质活动相似。其次，发现低功能和高功能状态受试者的热点位置存在差异，这表明热点位置可能不如系统精确定位和功能解剖呈现的那么重要。

由于无法仅从临床观察中了解结构解剖或功能的变化，而且个体 MRI 优于头皮定位方法。例如，通过 3D 重建可以看到初级运动皮质内的大病灶。这让研究者能够系统地在病变边缘进行检测。在具有相同刺激相对数和实验时间的情况下，使用基于头皮的网格能更好地探测在有效 TMS 刺激深度下有没有重要的脑组织。

14.4.4　皮质脊髓束的可塑性

随着脑损伤的自发恢复，CST 和存活的运动皮质信号输出会逐步增大，从而使兴奋性增高、诱发瘫痪肌肉中产生更大的运动电位并诱发其他更广泛的反应。以下证据支持了这一观点：在灵长类动物的中央前回有脑卒中时，SMA 结构可塑性可以促进精细运动功能的恢复。在 M1 功能定位失败的情况下，PMC 相连的 CST 会表现出反应增加；举例来说，就是在刺激抑制了 M1 活性之后，可以观察到 PMC 反应增高。

然而，在健康的灵长类动物中，PMC 上的刺激对脊髓神经反应的诱发减少，并且比 M1 传播到上肢肌肉的信号更少。尽管解剖学上 CST 的连接普遍存在，但它们与远端肌肉脊髓神经元的关系不如 M1 那么紧密。虽然在健康的灵长类动物中，PMC 的皮质脊髓神经束不能直接控制激活手指功能的脊髓运动神经元，损伤后的灵长类动物实验表明，来自 PMC 的 CST 可能参与调节 CST 的可塑性（参见上文）。

14.4.5　适应不良的损伤后强直痉挛

中枢神经系统损伤后的痉挛状态归因于脊髓反射失去了抑制而出现受累肢体对应的控制皮质的失衡。感觉运动皮质损伤后的过度兴奋将最终导致 rTMS 适应不良的结果：①过多的兴奋性 rTMS，② rTMS 错误时程（当患者肢体功能恢复时，受损半球自然恢复活性，过多的兴奋活动可能导致痉挛加重），以及③错误的刺激靶点。

现在，可以使用局部刺激技术（如 nrTMS）来对受损 M1 中特定区域进行兴奋刺激，并对皮质痉挛相关的脑区进行抑制性刺激，例如 S1 中的 Brodmann 区（BA）3b 或由于网络可塑性变化而变得过度活跃的远隔皮质区域。未来的研究可以关注受损 M1 的活性恢复，同时通过改变脑刺激时程来阻止痉挛相关皮质的可塑性形成。例如，可以研究偶联治疗效果，即脑卒中后急性期对受损的 M1 施予兴奋性脑刺激，以及在亚急性期到慢性期痉挛开始形成的过程中，对损伤的 M1 和 / 或 S1 进行抑制性刺激。

显然，需要对急性、亚急性和慢性恢复阶段进行更多的纵向研究，以研究术后痉挛状态下结构性连接的动态变化。对于测量皮质活动变化的纵向研究，这可能是一个重要的考虑因素，因为精确的热点位置对于准确的功能定位至关重要。此外，当使用 rTMS 时，热点的精确定位是关键的，因为该治疗技术的功效依赖于精确识别个别肌肉代表区或局部脑区。事实上，最近的一项研究表明，LF nrTMS（与非导航的 rTMS 相比，可以促进 M1 的生理和行为反应，这表明通过精确且一致的刺激能够有效提高半球间调节的效果。

14.5　在临床神经调节中需要个体化导航 rTMS 的原因

rTMS 的临床应用将对其方法的准确性和可重复性提出严格要求。头部和大脑的大小和形状、刺激线圈和神经组织之间的距离，以及解剖位置和方向都是需要根据每个患者的个体情况来确定的；根据颅骨体表解剖标记或者线性导航来定位线圈的方法无论在可靠性还是在可重复性上都存在不足。

脑内解剖结构的解剖学显微测量表明，中央沟相对于 Talairach 坐标系的位置的前后变化为 ±1.5~2cm，那么对于颅骨外的定位标记而言，实际误差可能要大得多。这些发现表明，大脑表面的个体解剖标记不能通过任何比例坐标来解释，当然也不能通过任何形态学解剖标记来解释。当解剖结构完整性被脑部疾病损害时，如肿瘤、水肿、出血和血管病，那么需要根据个体化的脑结构模式来评估和调节脑功能的变化。

即使个体解剖标记易于识别，根据它们进行定量分析的作用是很有限的，如躯体功能的脑内代表区。一个著名的解剖标记——"pli de passage frontopopariétal moyen"（PPFM），表现为其中点位于脑沟底部水平，目前被认为用于定位躯体手部代表区，通常可以清晰地显示皮质表面的 "omega" 或 "hand knob"。然而，现在还没有 PPFM 相对于中央沟的功能性皮质功能代表区的定量参考分析。实际上，即使是在健康的大脑中，我们也不知道 PMC 和 SMA 的精确位置和确切的功能变化及其程度。

除了需要皮质上功能代表区的准确空间信息之外，神经调节方案中还需要有关 rTMS 的 "剂量" 信息。显然，刺激磁脉冲的强度，即以机器最大输出的百分比代表的简单测量并不足以解释 MEP 巨大的个体差异。确定刺激强度的普遍方法是将其与 rMT 联系起来。rMT 是针对每位患者单独测量的，即当刺激作用于外周特定肌肉的颅内代表区时，足以激活相关肌肉的最低刺激强度。然而实际上，这种方法在所有患者中有几个注意事项：①在损伤的皮质上难以确定刺激线圈的最佳位置；②在测量 rMT 时，如果没有视觉辅助，实际上很难进行重复；③实际上不同肌肉的 rMT，甚至是相邻肌肉的 rMT 都有可能不同；④发现最佳的肌肉代表区，预测其在恢复期间的位置在损伤运动皮质区域内还是在周围；⑤此外，在萎缩 / 水肿的运动皮质区域内，刺激到达皮质的真实强度是完全未知的。因此，如果刺激强度没有根据运动反应强度阈值调整到该水平或略高于该水平，那么 rTMS 的神经调节可能是无效的。

目前的 TMS 或 nTMS 方法尚不能解释皮质神经解剖中各向异性的结构差异。因此，通常假设 rMT 代表皮质兴奋性的基础水平，这样就可以在个体的所有皮质上基于 rMT 来估计 rTMS 的应用强度。该假设并不能确定皮质上 rTMS 刺激强度足以在没有即时反应的皮质上能够发挥作用，如在前额叶区域。除了前面提到的实际注意事项之外，局部神经元组织的各向异性可能在各皮质内有所不同。从理论上讲，TMS 可以在神经轴突的弯曲处或终点位置对其进行激活。考虑到要激活的神经元，TMS 需要根据所诱发的电场进行适当定向——沿神经元走行方向进行激活而不是垂直——如果同时激活几个神经元，那么需要对所有神经元进行定向以便能更好地被 TMS 激活。在这种情况下，受刺激范围内的神经元具有很高的结构各向异性。但是，这种理想的结构是不太可能存在的。皮质发育异常和脑卒中引起的结构损伤等都会改变皮质结构的各向异性，这意味着单个皮质组织内的神经元由于较低的各向异性而不易发生被 TMS 引起反应。这可能会导致 rMT 明显上升。因此，皮质神经元各向异性和 TMS 诱导的激活之间相关联，高各向异性的情况下更容易被 TMS 引起反应，而低神经元各向异性可能反映出对 TMS 刺激的低反应性。如果在皮质内从一个点移动到另一个点时，神经元各向异性水平发生变化，则 TMS 诱导激活的阈值水平也可能会改变。这种简单的想法倾向于将 TMS 激活的神经元群体大小进行区分。

方法学因素可能严重阻碍了对潜在皮质位点的检测和定量，并会干扰 rTMS 的临床应用。根据个体患者的大脑解剖结构，使用基于图像导航的刺激可以解决许多基本问题。确定目标解剖结构的最佳刺激位点和方向，以及在重复靶向刺激中保持稳定，这些是诱导刺激产生所期望的神经调节效应的先决条件。

14.6　方法：导航引导的是脑中的电场，而不是头皮上的设备

个体化的导航和定位解决了许多康复中 TMS 可重复性和可靠性方面的关键问题。导航将解剖结构数据与已知的刺激输出相结合，从而为定量刺激和靶向输出奠定基础。尽管名为"经颅磁刺激"，但无论是单脉冲还是神经调节 rTMS 模式，来自 TMS 线圈的磁场本身对人体神经元是没有直接影响的。然而，TMS 的作用是直接影响神经元的膜电位。

电场和磁场的关系是自然界的一个主要规律，即任何随时间变化的磁场都会产生电场（见第 1 章）。虽然许多文献中交替地使用术语"电流"和"电场"，但它们不是等价的：电流是电场作用下迫使组织中带电离子移动时产生的副产物。例如，在没有电流的情况下，电场可以存在，其中细胞膜阻止离子流动因此阻止电流形成。当刺激线圈中铜线圈的形状和大小、磁头的大小和形状、刺激器的电学特点以及线圈相对于头部的位置和方向都确定时，就可以估算电场的相关参数了。虽然颅内病变确实会对电场有一定的影响，但即便如此，电场形成的主要因素还是取决于线圈到头部距离、线圈方向以及局部颅骨形状。

14.7 nTMS 与 DES 电场的相似性

在概念上，nTMS 在大脑中形成"虚拟电极"，从而能够激发个体神经元和神经元群体。实际上，两种方法的作用机制是相同的：组织中的电位差能使带电荷的物质（粒子、离子、分子）产生移动的力。因为神经元细胞膜本身对沿其轴突方向电势的局部变化较为敏感，电场只要具有足够的强度和合适的方向，无论何时它都将激发神经元并触发动作电位。

激发神经元需要电场，而电刺激和磁刺激本质上是刺激神经元的一种技术。在将电极直接放置在大脑中的情况下，可以假设该电场在电极附近是最强的。然而，来自电极的电场传播本身非常复杂，因为电流（和电场）将遵循组织中阻抗最小的路径，这会受到宏观因素（如脑沟和脑脊液）和微观因素（如皮质层、细胞排列方向、神经纤维的投射长度）等的影响。在 TMS 中，这种相互作用相对简单：来自线圈的磁场完全不受任何组织变化的干扰。在每个颅内位置，磁场将产生感应电场。宏观因素（如颅骨形状）和微观因素（如沿着电场路径的电阻率的变化）也会影响 TMS 中的电场，但是大部分电场是由未受干扰的主磁场产生的。这就是为什么 TMS 可以被用于精确建模，在数字化的模拟分析上甚至可能比 DES 更为准确。

14.8 运动网络神经调节的基本生理学

对于电刺激，历史上已经确定当施加的电压产生感应电流是沿轴突纵向方向而不是横向穿过轴突时，神经元在较低阈值处就可以被激活。当所施加的电流具有与突触后电流在去极化期间正常流动方向和时间相同时，电刺激的作用是最有效的：

从树突经过细胞体到轴突。早期的 TMS 研究表明，兴奋性阈值对刺激方向敏感，当感应电流的方向在冠状面向内侧为 45° 的时候，可获得最佳的刺激效应。虽然早期 TMS 研究没有使用导航方法来确认潜在的表面解剖结构，但是这种方向被认为可以表明当感应电流垂直于中央沟时能够实现 M1 的最佳刺激，这在随后的许多研究中得到了证实。

TMS 线圈是扁平的，可以放置在与头皮相切的位置；感应电场也与头皮相切。因此，在脑回的顶部，电场在与皮质柱径向对齐的平面中。Day 等人推测 TMS 刺激足以激活灰质冠上的切线方向神经元，如水平中间神经元或锥体束轴突的水平侧支，因为线圈的接近程度是其中很重要的一个因素。由于大脑中的电场对线圈与目标区域之间的距离敏感，因此这一假设明显不同于 Brasil-Neto 等人和米尔斯等人观察到的明确的方向选择性。水平纤维在平行于皮质表面平面的方向上均匀延伸，因此感应电场应该可以在任何方向上激发等比例的神经纤维群。

然而，单脉冲 nTMS 效应对线圈方向很敏感表明，主要的激活机制与锥体束轴突的路径和皮质柱的方向有关，这在最近的与颅内 DES 进行比较的研究中得以证实。阈上刺激明显可以诱导跨突触通路的激活和直接刺激灰质深部轴突通路或白质结构的弯曲 / 逐渐变细处。当 TMS 引起足够大的感应电场导致膜去极化时，可以在整个受刺激的神经元中产生动作电位，导致突触传导和兴奋性或抑制性突触后电位（分别为 EPSP 或 IPSP）。生理学原理指出，将电场定向为纵向和顺向于感兴趣区的大部分神经元时，将能更好地发挥 nTMS 的效应。

14.9　电场导航的临床应用效果

在比较 nTMS 与神经外科患者术中 DES 的研究中，电场导航的个体临床准确性已得到了充分验证。在 8 篇文献中报道了在 81 名患者中 nTMS 和 DES 之间的平均误差距离为 6.18mm。临床上，这种低误差水平可以使 TMS 足以应对在损伤皮质中进行靶向定位时所遇到的种种空间准确度方面的问题，因此特别适用于损伤后重复刺激的日常治疗。

在健康受试者和慢性脑卒中患者中，当使用 nrTMS 靶向刺激 M1 中最佳皮质位点时，1Hz rTMS 会产生更大的作用。此外，在最近一项 30 名患者的 II 期临床试验中，84% 的亚急性脑卒中患者的损伤对侧皮质接受了 1 Hz nrTMS 作为任务导向康复治疗的辅助手段，在上肢 Fugl-Meyer 量表上获得至少 5 分的临床状况改善，而在 sham-nTMS 组中仅 50% 的人获得了此改善效果（图 14-3）。

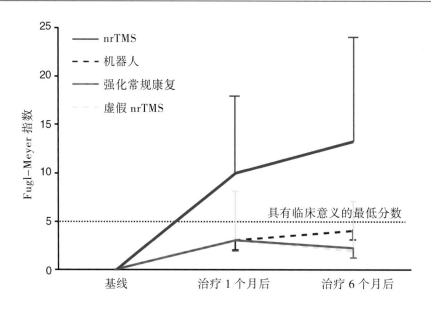

图14-3　在损伤对侧皮质上使用1 Hz nrTMS刺激治疗后，Fugl-Meyer评分得到改善。在这项研究中，29名亚急性脑卒中患者（脑卒中后3~9个月，恢复不完全）被随机分配到试验组（19名患者，他们接受1 Hz nrTMS，针对非损伤半球的腕伸肌运动功能代表区进行OT）或安慰剂组（10名患者，未接受TMS治疗但以其他方式让患者有相同的体验，参见图14-2）。在神经功能和兴奋性的基线评估之后，受试者每周接受3次刺激，持续6周，包括20min的预功能性OT，1Hz nrTMS和60min的上肢任务导向OT。然后对受试者进行为期1周，1个月和6个月的随访。在接受nrTMS治疗的组中，84%的患者显示明显的临床改善（Fugl-Meyer评分超过4.5分）（源自Harvey et al. Stroke 2014；45：A152，Robot-assisted therapy for long-term upper-limb impairment after strok . Lo et al. N Engl J Med. 2010 May 13；362（19）：1772−83）

　　我们在本书中关于可塑性的一章（见第16章）中引用了典型的Hebb原则：Hebb描述了可以参与相互激发的两个相邻神经元，随着生长或代谢变化细胞间的激发效率会增加，以此来描述神经可塑性。这种最初的组织形式现在经常被描述为"相互刺激而相互联系"；尽管这样描述，但Hebb原则很好地描述了网络突触可塑性的原理。此外，它和之前LTP研究的基本经验相对应；LTP是在哺乳动物大脑中最著名且被研究最多的神经元适应性调节的机制。目前用于治疗瘫痪的神经调节方案严重依赖于人类运动系统中自适应可塑性原理。当在运动网络中促进神经调节时，每天使用nrTMS稳定的且可重复进行的刺激是获得临床改善中至关重要的因素。

14.10　瘫痪治疗中的刺激替代方法

14.10.1　针对非主要运动区（M1 外的区域）进行治疗性神经调节

正如本章前面所讨论的，促进 M1 周围梗死灶的自发性重组是近几十年来神经康复中的主要方法。然而动物模型显示，即使 M1 的大多数手部功能代表区被破坏，PMC 也可以将其近 50％ 的功能重新建立。功能性神经影像学提供了人类运动功能重构的证据。损伤同侧的 PMC 在瘫痪手运动期间被激活，并且这种活性的增长与 M1 及其 CST 的损伤成比例。PMC 的适应性功能重构被认为是源自其解剖基础的产物，其包括与对应肌肉、"替代 CST" 以及灵活的躯体定位构成之间功能和解剖上的直接相连。

在人类以外的灵长类动物中已经证实，M1 手部功能代表区完全损伤后，PMC 的手部功能代表区可以在其他皮质区域上进行重构，而不是局限在病变 M1 中的非手部功能代表区。TMS 应用于损伤同侧的背侧前运动皮质（PMd）可以延长 M1 或 CST 脑梗死患者移动瘫痪手指的反应时间。当损伤对侧的 PMd 被抑制的时候，也会诱导同样的反应延迟。

运动前区中包含有组织的神经元成分，其可以代偿受损的 M1 和 CST，特别是在大多数行为受损的患者中。调节性 nTMS 的确切靶向位点尚未有定论。潜在的有效部位可能是一些非主要的皮质区域（如 M2），其可以被 nTMS 激活并有 CST 连接作为代偿，可以在外周肌肉中诱发与 M1 相当的 MEP 潜伏期。顶内沟上更远但紧密相连的区域也可能是抑制潜在适应不良感觉的备选位置（图 14-4）。

14.10.2　脊髓配对的关联刺激

PAS 是一种 TMS 与周围神经刺激（PNS）同步的一种技术。最初，顺向和逆向信号之间的 ISI 时间长短已经被确定，以在皮质的突触水平的重新整合而增强 CSE。在脊髓 PAS 中，信号在脊髓水平上被定时整合。PAS 的一个重要缺点是，为了促进长期康复，对于最初计算得到的 ISI 需要不断进行调整，因为 CST 完整性在受伤后恢复期间会发生变化。此外，神经系统疾病患者的其余神经通路可能由于部分受损而使电导率范围较宽，这会导致无法确定准确的 PAS 时间。

最近的策略是当 LTP 诱导和 LTD 诱导时间同时交互发生时，可以通过增加共刺激数目来增加突触前和突触后之间相互作用的数量。通过提高 TMS 强度可以增

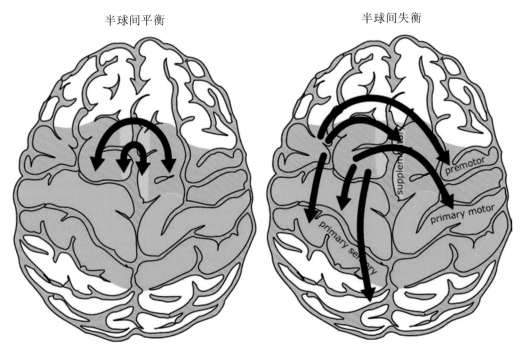

半球间平衡　　　　　　　　　　　半球间失衡

图 14-4　运动前区——nrTMS 的备选目标？ PMC（肉色，运动前区侧面；绿色，SMA；以及扣带运动区域，这里不可见）。PMC 构成了向脊髓投射的额叶皮质的 60% 以上。内侧壁，如 SMA 和内侧 PMC，接受的动脉供应来源不同于供应 M1 梗死中最常见的大脑中动脉。因此，PMC 比 M1 有更高的存活概率。PMC 中有可用于调节的神经解剖学和生理学连接基础：①皮质脊髓可塑性，②恢复损伤同侧和对侧运动区域之间的兴奋性平衡，以及③大面积的额叶和顶叶协同区域的广泛代偿。 PMC 具有直接的、平行的脊髓输出，这与 M1 无关。在脑卒中患者中，它们的 CST 可以通过轴突出芽和 / 或来自 M1 的 CST 皮质——皮质易化来呈现可塑性。PMC 还具有丰富的胼胝体连接，同伦和异位远远超过 M1 及其同源物，并且与同侧后顶叶皮质之间存在广泛的功能连接

加顺向共刺激的数量；高强度 TMS 脉冲将导致皮质脊髓神经元的重复 HF 放电。为了增加逆向共刺激数量，可以使用 PNS 的 HF 刺激序列。这些方案理论上可以在 ISI 大范围内促进皮质脊髓传导。

　　峰时相关突触可塑性（Spike-timing-dependent plasticity，STDP）取决于许多因素：激发率、共激活突触输入的数量、突触后网络电压以及输入时间等。这些有希望实际应用于临床的神经康复方法，体外研究已经证明，当多重相互作用同时发生时，峰值 – 时间关系中产生 LTP 的"胜过"那些导致产生 LTD 的作用。根据推测，最近两例不完全脊髓损伤患者的病例报告显示多阶段脊柱 PAS 的初步的长期积极效应，包括单个高强度 TMS 脉冲和 50 Hz PNS 序列。

14.10.3　θ 脉冲刺激（50 Hz）

　　本章前面描述的大多数脑损伤 / 脑卒中相关研究在概念上或多或少地与提倡尝

试使用 TBS 进行运动功能恢复是相同的。它们基于一个功能性简单的概念，即疾病导致的半球间失衡：①损伤同侧半球中的兴奋性降低；②损伤对侧半球中的兴奋性增加；③损伤对侧半球对损伤侧半球的过度抑制。TBS 研究已经证明了提高损伤同侧 θ 脉冲刺激（iTBS，可能在初级运动网络中诱导类似 LTD 的现象）或抑制损伤对侧 θ 脉冲刺激（cTBS，可能主要是诱发 LTP 样效应，但取决于刺激量）是相同的概念，它们与运动康复练习同时使用可以改善运动技能和运动学习。最初认为 TBS 可以在更短的时间内产生比其他 rTMS 方法更强大和一致性更好的效果，遗憾的是，迄今为止尚未得到证实。

在皮质下卒中慢性期患者中，在损伤同侧的 M1 使用 iTBS 或对侧 M1 进行 cTBS（15min）后，瘫痪手的握持——提举功能训练得到改善；但在 TBS 安慰剂组内并没有产生此类结果。然而，令人沮丧的是，TBS 无法改变老年人的 M1 的可塑性，这可能限制了其在老年人常见神经系统疾病中的治疗应用。

目前在脑卒中的研究中，正在广泛探索如何在脑损伤后的无序网络活动中应用最近创造的术语"超可塑性"。超可塑性的定义为通过先前相同的突触后神经元或神经网络中的活动调整可塑性的方向、大小和/或持续时间。任何给定突触的可塑性都是双向性的，即可以诱导 LTP 或 LTD，并且已经注意到诱导 LTP/LTD 在时间上可能是不稳定的，但依赖于稳定的突触后神经元的活动史。动物实验表明，可塑性在神经网络功能和行为的调节中起着重要作用。许多研究已经在探索应用在 M1 上的 TBS 中的超可塑性过程；然而，到目前为止这些都没有得出临床可用的数据。然而，超可塑性概念为 TMS 促进可塑性以及为诱导神经调节的"动作锁定"或"闭环"方法提供了理论框架。

14.10.4 脑状态和动作驱动的 TMS：闭环

TMS 等脑刺激后反应可变性的一个可能起源是：在刺激时候，瞬时脑状态的可变性。EEG 是最为人所知的和最广泛使用的测量大脑状态及其在神经元网络水平上改变的方法，其可以达到微秒级别的时间精确度，足以追踪大脑中正在进行的神经元信号处理过程。脑电图及 MEG 将 10Hz 的自发振荡作为特定的模式，具有视觉、感觉运动和听觉振荡的丘脑神经元环中各自的独立成分。Gastaut 最早发现了感觉运动 μ 节律，其主要位于初级运动感觉脑区，含有 10Hz 和 20Hz 成分并且得到 MEG 的验证，包含具有不同活性的初级感觉和运动成分。为了定义与当前讨论最相关的感觉运动系统的持续状态的特征，使用 10Hz μ 节律是一种容易获得的且非侵入性的大脑生物状态标记物。通过 EEG 和 TMS 的组合并结合低成本实时处理器的解决方案，有潜力实现无创闭环脑刺激。将 EEG 信号概念性地视为低维度的瞬时脑状态的反映，其可以触发 TMS / nTMS 脉冲的应用，例如，在自发性的（或运动活动诱发的）振荡中引发神经调节作用中最强的 LTP / LTD 类型。换句话说，外部刺激的发生基于瞬时局部大脑状态，在大脑最容易接受外部功能干预的状态下，使用外部 TMS 刺激（或刺激序列）可以很容易地在神经网络中加强现有的功能连接或构建新功能连接。

因此在功能脑网络中，无创的脑刺激或行为 – 神经反馈可以实时耦合到内源性大脑活动中。对于瘫痪的治疗，这种“神经反馈”能够：

1. 在个体运动感觉网络的各种状态下实现个体化神经调节。

2. 考虑到网络重组期间的动态变化过程，如脑卒中康复期间。 在此条件下，神经元和网络根据最近的活动（超可塑性）进行调节，这可能是决定 TMS 神经调节作用的方向、程度和持续时间的关键因素。

14.11　结论

瘫痪的辅助治疗（如 nTMS）的最终目标是提供最佳的神经元刺激环境，以此来促进损伤后的自然恢复并且可以更好地接受行为治疗。在实践中，大多数方法学上的问题在于：

- 最大限度地减少 rTMS 刺激剂量和定位的不准确性。
- 保持神经调节的 rTMS 输出在时间上的稳定性。

目前，利用 nTMS 可以显著改善刺激个体化输出的问题。需要进一步研究以下问题来改善神经调节治疗：

- 根据疾病损伤的功能性生物标志物对患者进行分层。
- 当个体解剖结构不清楚或无法呈现可靠的定位来解释临床观察到的行为缺陷时，需要进一步寻找和测试皮质上最有效的靶点和 nrTMS 方案。
- 改善治疗瘫痪的非传统方法，因为目前我们对 rTMS 神经调节在网络层面上的影响知之甚少。

目前迫切需要专注于不同级别患者群体的多中心研究，以及关于检测和治疗方案的共识。我们必须要获得足够多的可用的数据库来研究神经调节，从而弥补临床神经康复中被忽视的环节。

1962 年 2 月，加州大学洛杉矶分校的哲学教授 Abraham Kaplan 在美国教育研究协会的会议上发表了致辞。该演讲的相关摘录中有一句目前众所周知的格言：Kaplan 倡议科学家应当训练为具备在遇到选择适当的研究方法的问题时能够做出良好判断的能力。仅仅因为某些方法恰好是唾手可得的或者某个人已经接受过某种特定使用方法的训练，就将其用于所有问题的研究中，这显然是不对的，因为这种方法无法保证适用于所有问题。他当时引用了 Kaplan 的工具定律："给一个男孩一把锤子，他会砸毁遇到的一切。"现在轮到康复医学了。

原文参考

Abraham WC. Metaplasticity: tuning synapses and networks for plasticity. Nat Rev Neurosci. 2008;9(5):387.

Ackerley SJ, Stinear CM, Barber PA, Byblow WD. Priming sensorimotor cortex to enhance task- specific training after subcortical stroke. Clin Neurophysiol. 2014;125(7):1451-8.

Bashir S, Edwards D, Pascual-Leone A. Neuronavigation increases the physiologic and behavioral effects of low-frequency rTMS of primary motor cortex in healthy subjects. Brain Topogr. 2011;24(1):54-64.

Bashir S, Vernet M, Najib U, Perez J, Alonso-Alonso M, Knobel M, Yoo WK, Edwards D, Pascual- Leone A. Enhanced motor function and its neurophysiological correlates after navigated low- frequency repetitive transcranial magnetic stimulation over the contralesional motor cortex in stroke. Restor Neurol Neurosci. 2016;34(4):677-89.

Bolognini N, Pascual-Leone A, Fregni F. Using non-invasive brain stimulation to augment motor training-induced plasticity. J Neuroeng Rehabil. 2009;6:8.

Boudrias MH, McPherson RL, Frost SB, Cheney PD. Output properties and organization of the forelimb representation of motor areas on the lateral aspect of the hemisphere in rhesus macaques. Cereb Cortex. 2010;20(1):169-86.

Brasil-Neto JP, McShane LM, Fuhr P, Hallett M, Cohen LG. Topographic mapping of the human motor cortex with magnetic stimulation: factors affecting accuracy and reproducibility. Electroencephalogr clin neurophysiol. 1992;85:9-16.

Broca P. Mémoires d'anthropologie. Paris: Reinwald; 1888.

Brown P. Pathophysiology of spasticity. J Neurol Neurosurg Psychiatry. 1994;57(7):773-7.

Carey LM, Abbott DF, Puce A, Jackson GD, Syngeniotis A, Donnan GA. Reemergence of activation with poststroke somatosensory recovery: a serial fMRI case study. Neurology. 2002;59(5):749-52.

Chen R, Classen J, Gerloff C, Celnik P, Wassermann EM, Hallett M, Cohen LG. Depression of motor cortex excitability by low-frequency transcranial magnetic stimulation. Neurology. 1997;48(5):1398-403.

Cortes M, Thickbroom GW, Valls-Sole J, Pascual-Leone A, Edwards DJ. Spinal associative stimulation: a non-invasive stimulation paradigm to modulate spinal excitability. Clin Neurophysiol. 2011;122:2254-9.

Coupar F, Pollock A, Rowe P, Weir C, Langhorne P. Predictors of upper limb recovery after stroke: a systematic review and meta-analysis. Clin Rehabil. 2012;26(4):291-313.

Cunningham DA, Machado A, Yue GH, Carey JR, Plow EB. Functional somatotopy revealed across multiple cortical regions using a model of complex motor task. Brain Res. 2013;1531:25-36.

Cykowski MD, Coulon O, Kochunov PV, Amunts K, Lancaster JL, Laird AR, Glahn DC, Fox PT. The central sulcus: an observer-independent characterization of sulcal landmarks and depth asymmetry. Cereb Cortex. 2008;18:1999-2009.

Day BL, Dressler D, Maertens de Noordhout A, Marsden CD, Nakashima K, Rothwell JC, Thompson PD. Electric and magnetic stimulation of human motor cortex: surface EMG and single motor unit responses. J Physiol. 1989;412:449-73.

Dum RP, Strick PL. The origin of corticospinal projections from the premotor areas in the frontal lobe. J Neurosci. 1991;11(3):667-89.

Feldman DE. The spike-timing dependence of plasticity. Neuron. 2012;75:556-71.

Ferbert A, Priori A, Rothwell JC, Day BL, Colebatch JG, Marsden CD. Interhemispheric inhibition of the human motor cortex. J Physiol. 1992;453:525-46.

Fridman EA1, Hanakawa T, Chung M, Hummel F, Leiguarda RC, Cohen LG. Reorganization of the human ipsilesional premotor cortex after stroke. Brain. 2004;127(Pt4):747-58.

Frost SB, Barbay S, Friel KM, Plautz EJ, Nudo RJ. Reorganization of remote cortical regions after ischemic brain injury: a potential substrate for stroke recovery. J Neurophysiol. 2003;89(6):3205-14.

Gastaut H. Electrocorticographic study of the reactivity of rolandic rhythm. Rev Neurol (Paris). 1952;87(2):176-82.

Grefkes C, Ward NS. Cortical reorganization after stroke: how much and how functional? Neuroscientist. 2014;20(1):56-70.

Grefkes C, Eickhoff SB, Nowak DA, Dafotakis M, Fink GR. Dynamic intra- and interhemispheric interactions during unilateral and bilateral hand movements assessed with fMRI and DCM. Neuroimage. 2008;41(4):1382-94.

Harvey R, Roth H, Tappan, Kermen R, Laine J, Stinear J, Rogers L. The Contrastim Stroke Study: Improving Hand and Arm Function After Stroke With Combined Non-Invasive Brain Stimulation and Task-Oriented Therapy-A Pilot Study. Stroke. 2014;45:A152.

Hausmann A, Weis C, Marksteiner J, Hinterhuber H, Humpel C. Chronic repetitive transcranial magnetic stimulation enhances c-fos in the parietal cortex and hippocampus. Brain Res Mol Brain Res. 2000;76(2):355-62.

Hebb DO. Organization of behavior. New York: John Wiley & Sons, Inc.; 1949.

Hsu WY, Cheng CH, Liao KK, Lee IH, Lin YY. Effects of repetitive transcranial magnetic stimulation on motor functions in patients with stroke: a meta-analysis. Stroke. 2012;43(7):1849-57.

Hummel FC, Cohen LG. Non-invasive brain stimulation. Lancet Neurol. 2006;5(8):708-12.

Ilmoniemi RJ, Ruohonen J, Karhu J. Transcranial magnetic stimulation-a new tool for functionalimaging of the brain. Crit Rev Biomed Eng. 1999;27(3-5):241-84.

Ilmoniemi RJ, Kicić D. Methodology for combined TMS and EEG. Brain Topogr. 2010;22(4):233-48.

Ilmoniemi RJ, Virtanen J, Ruohonen J, Karhu J, Aronen HJ, Näätänen R, Katila T. Neuronal responses to magnetic stimulation reveal cortical reactivity and connectivity. Neuroreport. 1997;8(16):3537-40.

Johansen-Berg H, Rushworth MF, Bogdanovic MD, Kischka U, Wimalaratna S, Matthews PM. The role of ipsilateral premotor cortex in hand movement after stroke. Proc Natl Acad Sci U S A. 2002;99(22):14518-23.

Julkunen P, Säisänen L, Danner N, Niskanen E, Hukkanen T, Mervaala E, Könönen M. Comparison of navigated and non-navigated transcranial magnetic stimulation for motor cortex mapping, motor threshold and motor evoked potentials. Neuroimage. 2009;44(3):790-5.

Julkunen P, Säisänen L, Danner N, Awiszus F, Könönen M. Within-subject effect of coil-to-cortex distance on cortical electric field threshold and motor evoked potentials in transcranial magnetic stimulation. J Neurosci Methods. 2012;206(2):158-64.

Julkunen P, Määttä S, Säisänen L, Kallioniemi E, Könönen M, Jäkälä P, Vanninen R, Vaalto S. Functional and structural cortical characteristics after restricted focal motor cortical infarc- tion evaluated at chronic stage-indications from a preliminary study. Clin Neurophysiol. 2016;127(8):2775-84.

Kallioniemi E, Könönen M, Julkunen P. Repeatability of functional anisotropy in navigated tran- scranial magnetic stimulation—coil-orientation versus response. Neuroreport. 2015a; 26(9):515-21.

Kallioniemi E, Könönen M, Säisänen L, Gröhn H, Julkunen P. Functional neuronal anisotropy assessed with neuronavigated transcranial magnetic stimulation. J Neurosci Methods. 2015b;256:82-90.

Karhu J, Hari R, Paetau R, Kajola M, Mervaala E. Cortical reactivity in progressive myoclonus epilepsy. Electroencephalogr Clin Neurophysiol. 1994;90(2):93-102.

Kleim JA, Jones TA. Principles of experience-dependent neural plasticity: implications for reha- bilitation after brain damage. J Speech Lang Hear Res. 2008;51(1):S225-39.

Krieg SM, Shiban E, Buchmann N, Gempt J, Foerschler A, Meyer B, Ringel F. Utility of presurgi- cal navigated transcranial magnetic brain stimulation for the resection of tumors in eloquent motor areas. J Neurosurg. 2012;116(5):994-1001.

Kwakkel G, Kollen BJ, van der Grond J, Prevo AJ. Probability of regaining dexterity in the flaccid upper limb: impact of severity of paresis and time since onset in acute stroke. Stroke. 2003;34(9):2181-6.

Lang CE, Macdonald JR, Reisman DS, Boyd L, Jacobson Kimberley T, Schindler-Ivens SM, Hornby TG, Ross SA, Scheets PL. Observation of amounts of movement practice provided during stroke rehabilitation. Arch Phys Med Rehabil. 2009;90(10):1692-8.

di Lazzaro V, Ziemann U, Lemon RN. State of the art: physiology of transcranial motor cortex stimulation. Brain Stimul. 2008;1:345-62.

Liepert J, Bauder H, Wolfgang HR, Miltner WH, Taub E, Weiller C. Treatment-induced cortical reorganization after stroke in humans. Stroke. 2000;31(6):1210-6.

Lindberg PG, Gäverth J, Fagergren A, Fransson P, Forssberg H, Borg J. Cortical activity in relation to velocity dependent movement resistance in the flexor muscles of the hand after stroke. Neurorehabil Neural Repair. 2009;23(8):800-10.

Lindenberg R, Renga V, Zhu LL, Betzler F, Alsop D, Schlaug G. Structural integrity of cortico- spinal motor fibers predicts motor impairment in chronic stroke. Neurology. 2010;74(4): 280-7.

Liu Y, Rouiller EM. Mechanisms of recovery of dexterity following unilateral lesion of the senso- rimotor cortex in adult monkeys. Exp Brain Res. 1999;128(1-2):149-59.

McNeal DW, Darling WG, Ge J, Stilwell-Morecraft KS, Solon KM, Hynes SM, Pizzimenti MA, Rotella DL, Vanadurongvan T, Morecraft RJ. Selective long-term reorganization of the cortico- spinal projection from the supplementary motor cortex following recovery from lateral motor cortex injury. J Comp Neurol. 2010;518(5):586-621.

Mills KR, Boniface SJ, Schubert M. Magnetic brain stimulation with a double coil: the importance of coil orientation. Electroencephalogr Clin Neurophysiol. 1992;85:17-21.

Moliadze V, Zhao Y, Eysel U, Funke K. Effect of transcranial magnetic stimulation on single-unit activity in the cat primary visual cortex. J Physiol. 2003;553(Pt 2):665-79.

Müller-Dahlhaus F, Ziemann U. Metaplasticity in human cortex. Neuroscientist. 2015;21(2):185-202. Murase N, Duque J, Mazzocchio R, Cohen LG. Influence of interhemispheric interactions on motor function in chronic stroke. Ann Neurol. 2004;55(3):400-9.

Nudo RJ, Wise BM, SiFuentes F, Milliken GW. Neural substrates for the effects of rehabilitative training on motor recovery after ischemic infarct. Science. 1996;272:1791-4.

Pascual-Leone A, Valls-Solé J, Wassermann EM, Hallett M. Responses to rapid-rate transcranial magnetic stimulation of the human motor cortex. Brain. 1994;117(Pt 4):847-58.

Picht T, Kombos T, Vajkoczy P, Süss O. TMS in neurosurgery: one year experience with navigated TMS for preoperative analysis. Clin Neurophysiol. 2009a;120:e18.

Picht T, Mularski S, Kuehn B, Vajkoczy P, Kombos T, Suess O. Navigated transcranial magnetic stimulation for preoperative functional diagnostics in brain tumor surgery. Neurosurgery. 2009b;65(6 Suppl):93-8.

Pollock A, Baer G, Campbell P, Choo PL, Forster A, Morris J, Pomeroy VM, Langhorne P. Physical rehabilitation approaches for the recovery of function and mobility following stroke. Cochrane Database Syst Rev. 2014;22(4). https://www.ncbi.nlm.nih.gov/pubmed/24756870.

Ranck JB Jr. Which elements are excited in electrical stimulations of mammalian central nervous system: a review. Brain Res. 1975;98:417-40.

Ravazzani P, Ruohonen J, Grandori F, Tognola G. Magnetic stimulation of the nervous system: induced electric field in unbounded, semi-infinite, spherical, and cylindrical media. Ann Biomed Eng. 1996;24:606-16.

Ridding MC, Ziemann U. Determinants of the induction of cortical plasticity by non-invasive brain stimulation in Healthy subjects. J Physiol. 2010;588(Pt 13):2291-304.

Roth BJ. Mechanisms for electrical stimulation of excitable tissue. Crit Rev Biomed Eng.1994;22(3-4):253-305.

Ruohonen J, Ilmoniemi RJ. Modeling of the stimulating field generation in TMS. Electroencephalogr Clin Neurophysiol Suppl. 1999;51:30-40.

Ruohonen J, Ilmoniemi RJ. Basic physics and design of TMS devices and coils. In: Hallett M, Chokroverty S, editors. Magnetic stimulation in clinical neurophysiology. Boston: Butterworth; 2005. p. 17-30.

Ruohonen J, Karhu J. tDCS possibly stimulates glial cells. Clin Neurophysiol. 2012;123(10):2006-9.

Rushton WA. Effect upon the threshold for nervous excitation of the length of nerve exposed and the angle between current and nerve. J Physiol. 1927;63:357-77.

Schmidt S, Cichy RM, Kraft A, Brocke J, Irlbacher K, Brandt SA. An initial transient-state and reliable measures of corticospinal excitability in TMS studies. Clin Neurophysiol. 2009;120:987-93.

Schmidt S, Fleischmann R, Bathe-Peters R, Irlbacher K, Brandt SA. Evolution of premotor cortical excitability after cathodal inhibition of the primary motor cortex: a sham-controlled serial navigated TMS study. PLoS One. 2013;8(2):e57425.

Shulga A, Lioumis P, Zubareva A, Brandstack N, Kuusela L, Kirveskari E, et al. Long-term paired associative stimulation can restore voluntary control over paralyzed muscles in incomplete chronic spinal cord injury patients. Spinal Cord Ser Cases. 2016a;2:160-16. doi:10.1038/ scsandc.2016.16.

Shulga A, Zubareva A, Lioumis P, Mäkelä JP. Paired associative stimulation with high-frequency peripheral component leads to enhancement of corticospinal transmission at wide range of interstimulus intervals. Front

Hum Neurosci. 2016b;10:470.

Sjöström PJ, Turrigiano GG, Nelson SB. Rate, timing and cooperativity jointly determine cortical synaptic plasticity. Neuron. 2001;32:1149-64.

Stefan K, Kunesch E, Cohen LG, Benecke R, Classen J. Induction of plasticity in the human motor cortex by paired associative stimulation. Brain. 2000;123:572-84.

Steinmetz H, Fürst G, Freund HJ. Variation of perisylvian and calcarine anatomic landmarks within stereotaxic proportional coordinates. AJNR Am J Neuroradiol. 1990;11:1123-30.

Stinear CM, Barber PA, Coxon JP, Fleming MK, Byblow WD. Priming the motor system enhances the effects of upper-limb therapy in chronic stroke. Brain. 2008;131(Pt 5):1381-90.

Suppa A, Huang YZ, Funke K, Ridding MC, Cheeran B, Di Lazzaro V, Ziemann U, Rothwell JC. Ten years of theta burst stimulation in humans: established knowledge, unknowns and prospects. Brain Stimul. 2016;9(3):323-35.

Takahashi S, Vajkoczy P, Picht T. Navigated transcranial magnetic stimulation for mapping the motor cortex in patients with rolandic brain tumors. Neurosurg Focus. 2013;34(4):E3.

Tanksley H, Dunning K, Jun Y, Dylan E, Belagaje S, Boyne P, Laine J, Karhu J, Kissela B, Page S. Neuronavigation enhances detection of motor evoked potentials in chronic, hemiparetic stroke clinical neurophysiology. Clin. Neurophysiol. 2017. Submitted.

Teitti S, Määttä S, Säisänen L, Könönen M, Vanninen R, Hannula H, Mervaala E, Karhu J. Non- primary motor areas in the human frontal lobe are connected directly to hand muscles. Neuroimage. 2008;40:1243-50.

Thickbroom GW. Transcranial magnetic stimulation and synaptic plasticity: experimental frame- work and human models. Exp Brain Res. 2007;180(4):583-93.

Thickbroom GW, Byrnes ML, Archer SA, Mastaglia FL. Motor outcome after subcortical stroke correlates with the degree of cortical reorganization. Clin Neurophysiol. 2004;115(9): 2144-50.

Vaalto S, Säisänen L, Könönen M, Julkunen P, Hukkanen T, Määttä S, Karhu J. Corticospinal output and cortical excitation-inhibition balance in distal hand muscle representations in nonprimary motor area. Hum Brain Mapp. 2011;32(10):1692-703.

Ward NS, Cohen LG. Mechanisms underlying recovery of motor function after stroke. Arch Neurol. 2004;61(12):1844-8.

Ward NS, Newton JM, Swayne OB, Lee L, Frackowiak RS, Thompson AJ, Greenwood RJ, Rothwell JC. The relationship between brain activity and peak grip force is modulated by cor- ticospinal system integrity after subcortical stroke. Eur J Neurosci. 2007;25(6):1865-73.

Winstein CJ, Wolf SL, Dromerick AW, Lane CJ, Nelsen MA, Lewthwaite R, Cen SY, Azen SP. Effect of a task-oriented rehabilitation program on upper extremity recovery following motor stroke: the ICARE randomized clinical trial. Interdisciplinary comprehensive arm reha- bilitation evaluation (ICARE) investigative team. JAMA. 2016;315(6):571-81.

Wittenberg GF, Chen R, Ishii K, Bushara KO, Eckloff S, Croarkin E, Taub E, Gerber LH, Hallett M, Cohen LG. Constraint-induced therapy in stroke: magnetic-stimulation motor maps and cerebral activation. Neurorehabil Neural Repair. 2003;17(1):48-57. Erratum in: Neurorehabil Neural Repair. 2003;17(3):197

Wolf SL. Believing in brain and brawn. J Neurol Phys Ther. 2006;30(3):117. discussion 118-9 Yousry TA, Schmid UD, Alkadhi H, Schmidt D, Peraud A, Buettner A, Winkler P. Localization of the motor hand area to a knob on the precentral gyrus. A new landmark. Brain. 1997;120:141-57.

Zeiler SR, Gibson EM, Hoesch RE, Li MY, Worley PF, O'Brien RJ, Krakauer JW. Medial premotor cortex shows a reduction in inhibitory markers and mediates recovery in a mouse model of focal stroke. Stroke. 2013;44(2):483-9.

Zemke AC, Heagerty PJ, Lee C, Cramer SC. Motor cortex organization after stroke is related to side of stroke and level of recovery. Stroke. 2003;34(5):e23-8.

Zinger N, Harel R, Gabler S, Israel Z, Prut Y. Functional organization of information flow in the corticospinal pathway. J Neurosci. 2013;33(3):1190-7.

第六篇　未来 nTMS 的潜力

15 nTMS/EEG 结合的潜力：意识测量

Silvia Casarotto, Angela Comanducci, Simone Sarasso, Matteo Fecchio,

Mario Rosanova, Marcello Massimini

15.1 基于行为学的临床意识状态评估方法的缺陷

创伤、脑血管病或缺氧等脑损伤会不同程度地影响感觉、运动和认知功能。大面积损伤以及累及特定的重要神经元结构可能会导致意识障碍（DOC）。通常，在急性脑损伤后，在短时间内将患者保持镇静状态（数天至数周）以待其临床状况稳定。当撤去镇静药物时，这种昏迷状态通常就会结束，并且患者的临床状况可以自然地演变为：①随着时间的推移而逐步恢复行为反应（具有不同程度的感觉、运动和认知障碍）和②慢性 DOC。在后一种情况下，如果患者仅对强刺激有反射性反应，通常被直接诊断为植物人状态（VS），或者如果他们仅能执行可重复但不一致的自主运动，这被诊断为微意识状态（MCS）。通过应用神经心理量表来对意识状态进行鉴别，如 Coma Recovery Scale-Revised（CRS-R），以此来评估患者对标准化感觉和认知刺激产生行为反应的能力。

意识障碍的脑损伤患者的生活质量在很大程度上取决于他们与环境之间的相互作用，以及对感觉刺激产生行为反应的能力。然而，由于：①感觉系统的损伤可能会减弱甚至屏蔽患者对外源性刺激的感知，导致患者可能有意识但因无法接受外界信号而无法做出相应的行为反应；②运动功能缺陷会限制患者对刺激的行为反应能力；③复杂任务的执行能力受损或失语可能会导致患者缺乏动力、无法启动或产生有意义的声音 / 单词。意识和行为反应也可以在健康受试者中表现出分离，如在做梦期间和某种麻醉状态。因此，总的来说，通过主观经验对重度颅脑损伤患者的运动行为表现进行评估可能会误导临床判断，没有行为意识的表现本身并不能被直接视为无意识的证据。这对于可能被误诊为 VS 但仍具有潜在意识的患者显得尤为重要。

15.2　一种客观的基于大脑本身的意识状态评估方法

为了改善 DOC 的诊断方法，理想状态下应该通过使用基于脑功能本身的测量方法来评估意识，该测量应不受感觉、运动和受试者的参与度等因素的限制。现象学表明，每个有意识的体验应该都是单一的（即一个整体的整合性），同时又是信息丰富的（即高度不同的差异性）。当系统可以分为独立元素的集合时，集成的统一性就会消失；而当所有元素系统性相互连接时，差异性就会消失。因此，在大脑中，意识与许多具有特定功能的丘脑皮质区域（功能专业化）快速有效地相互作用（功能整合）的能力有关。通过测量其对直接干扰的反应是研究大脑内部结构组成的一种可行方法：局限在受刺激部位的反应表明其丧失了整合性，而在整个皮质上均匀扩散的反应表明其失去了差异性。在这些情况下，大脑反应可能是局部的或整体的，但不是复杂反应。或者，在刺激部位附近的早期反应以及通过高度特异性激活模式来逐渐激活远处皮质区域的模式代表信息到整合的最佳平衡。在这种情况下，大脑反应在时间和空间上都是很复杂的。

这种理论上的"刺激 + 测量"的方法能够通过 nTMS / EEG 实现。该技术具有独特的优势，能够以很好的时间分辨率来测量整个大脑在特定皮质靶点接受直接的非侵入性刺激时的神经生理反应。因此，nTMS / EEG 在脑损伤患者中显得特别实用，因为它绕过了感觉及运动输出途径，并且不需要受试者的直接参与。最近开发了一种新的指标：扰动复杂性指数（PCI），使用这种技术可以近似性测量丘脑皮质系统对外界直接干扰的综合反应中所包含的信息量。PCI 的计算需要估计 nTMS 刺激下脑反应的确定性模式。首先，通过解剖学磁共振图像建立头部的生理和几何模型，以估计皮质表面上的电流分布密度，其最可能产生我们从头皮上记录的 nTMS 诱发电位。然后，应用基于引导程序的数据统计分析来获得被 nTMS 明显激活皮质源的时空模式。最后，获得作为重要皮质源活动矩阵的 Lempel-Ziv 复杂性的 PCI，通过源熵进行标准化。PCI 变化范围在 0（最小复杂度）和 1（最大复杂度）之间，当皮质神经元不能响应 nTMS 刺激，未表现出任何显著激活模式时，PCI 为 0。

15.3　技术设置和刺激方案

nTMS 刺激同步进行 EEG 测量中的技术问题主要涉及由于异常电流干扰电极

而产生的电磁伪像，由此产生的信号会远远超出 EEG 放大器的基本范围。短暂的 TMS 脉冲（约 200μs）可能使 EEG 放大器在几秒钟内饱和，从而会完全屏蔽对 TMS 刺激下大脑直接反应的测量，持续时间基本短于 500 ms。克服这个问题的一种方法是在 TMS 脉冲前暂停放大器，并在刺激结束后立即重新开始记录。另一种方法是增加放大器的动态测量范围以防止提前饱和，并扩大采集滤波器的带宽以减少失真产生的伪像。然而，这种方法必然需要高采样率并在数据处理期间适当减少电磁伪像。

本章描述的验证性研究中使用 nTMS 和高密度 EEG（60 个记录通道）组合进行，采用了"采样维持"的方法（Nexstim Plc，赫尔辛基，芬兰）。该系统与精确 nTMS 系统集成后具有明显优势，并且配备了 3D 红外摄像机，从而可以：①基于个体 MRI 进行刺激靶点的选择；②实时显示在皮质表面上所诱发电场的位置、强度和方向；③在线监测并可靠地在不同刺激序列中重现刺激参数，有很好的重复性和一致性。刺激参数的设置中，nTMS 在中线侧面约 1cm 处 SFG 中尾部（BA6 和 BA8）和顶叶上小叶（BA7）以双侧 2000~2300ms 随机 ISI 进行刺激输出。这些靶点被认为属于与意识相关的皮质网络，并且采样位置远离那些可能诱发 TMS 伪信号的头皮肌肉。用 120V／m 的电场在与皮质正交的角度对皮质进行刺激，强度通常高于神经元激活阈值。在脑损伤患者中，nTMS 脉冲远离受损的脑结构，因为在这些区域内，nTMS 很难甚至无法诱发可测量的反应。当 nTMS 对明显未受损皮质区域进行刺激却没有发现可测量的任何脑反应时，刺激强度就会增加至 160V／m。

15.4 两步法验证新的意识测量方法

已经证明 PCI 可以在较少的受试者样本中可靠地区分意识和无意识状态。需要进行广泛验证来确定其在临床环境下的可行性。然而，由于存在逻辑循环的问题，该指数的验证和其他任何大脑意识测量的方法一样，具有很大的挑战性：因为基于行为学的临床诊断可能无法识别有意识但是与外界无法沟通，或能接受外界刺激但是无法进行应答的脑损伤患者。目前，大脑特定意识状态测量的准确性和最佳方法仍然未知。

为了克服这种循环论证中的问题，在最近的一项研究中纳入了 150 个受试者，收集了他们当时以及之后的相关临床报告作为意识的测量数据，包括：①不同年龄（18~80 岁）的健康受试者和意识存在、清醒且能进行沟通的脑损伤患者；②无应答的受试者，从非快速眼动（NREM）睡眠中醒来后或从咪达唑仑、氙气和异丙酚麻醉中醒来后没有意识存在的患者；③在快速眼动（REM）睡眠和氯胺酮麻醉期间无法沟通和无应答，但回顾性报告中显示在醒来后存在意识的患者。对于每个个体，通过刺激他们的不同皮质部位以获得的最大 PCI 值（PCI max）被用于临床分级：与无意识状态（即 NREM 睡眠和咪达唑仑、氙气和异丙酚麻醉）进行比较的时候，PCI max 在有意识的条件下总是会更高（即健康受试者、脑卒中患者的清醒状态、MCS、闭锁综合征患者的恢复状态、健康受试者 REM 睡眠和氯胺酮麻醉）。因此，从该基线群体中计算所得的 PCImax 值中可以获得经验性 PCI 截点，其能够以 100% 准确度区分有意识和无意识状况，使得意识判断不再依赖于能否与患者沟通、有无反应和脑损伤存在与否的分析。

在研究的基线人群中包括脑损伤但有意识的患者，能够使我们对有解剖学实质性异常个体的 PCI 进行评估。该测试很有价值，因为 PCI 实际上旨在评估严重脑损伤患者的 DOC 状态。有趣的是，PCI 对脑损伤患者的受损总体负荷较为敏感：实际上，在组别水平上，与健康清醒个体相比，PCImax 在清醒的脑损伤包括闭锁综合征（LIS，基底动脉损伤引起），脑卒中（缺血性或出血性皮质 – 皮质下损伤）和 EMCS（患者因不同疾病之前而罹患 MCS，现在部分恢复到能进行简单交流和互动）患者中显著降低。尽管如此，仍需要进一步探索最佳的 PCI 截点，即使是在无法沟通的患者中也能用其完美区分有无意识的存在。然而，因为病因不同以及由于病变位置及空间范围存在异质性，这样的对队列研究无法推断特定的意识相关脑网络的功能及作用。因此，用以维持大脑功能完整的复杂性的最小解剖学和功能学需求仍然是一个悬而未决的问题，特别是对于那些有严重脑损伤但残存部分脑功能的无应答患者。

15.5 PCI 在意识障碍中的临床应用

在研究纳入的人群中得到验证之后，从 38 名 MCS 和 43 名 VS 患者中计算得出 PCI。在该群体中，从个体结构 MRI 上仔细选择皮质靶点以避开脑内损伤区域，损伤区域上 nTMS 的作用是无效的并且无法诱发可测量的 EEG 反应。

考虑到 PCI 截点是一种经验性截点，38 例 MCS 患者中有 36 例的 PCImax 高于 PCI 截点，这表明 PCI 对检测发现具有微意识迹象的患者具有前所未有的敏感性（94.7%）。

评估 VS 患者是一个巨大的挑战，因为在这一类患者中不存在或没有可靠的行为反应，并且无法对 nTMS / EEG 获得的结果进行任何验证。虽然此类患者无法交流沟通，PCI max 在检测意识方面仍表现出极高的敏感性；不仅表现在健康受试者中，而且表现在严重脑损伤的患者包括反应不稳定的 MCS 患者中。此结果意味着在基本状况不明的情况下，可以应用经过验证的 PCI 截点来评估 VS 患者。因此，从 VS 患者中计算得到的 PCI max 可以作为一种生理病理的临床鉴别依据：① "无应答"组，nTMS 刺激不同皮质区域后未能引起任何显著皮质反应（PCImax=0）；② "低复杂性"组，nTMS 刺激仅能触发局部和单调的正 – 负反应，类似于在健康对照中无意识 NREM 睡眠和麻醉期间观察到的（PCI max <PCI 截点）；③ "高复杂性"组，nTMS 诱发快速变化和空间分化的皮质反应，类似于在 MCS 患者中以及在有应答（觉醒）或无应答（REM 睡眠和氯胺酮麻醉）但意识存在的对照组中观察到的现象（PCI max> PCI 截点）。这种病理生理学上新的分级体系可能对 DOC 患者在伦理学和治疗管理方面都会产生重要影响。伦理问题上要考虑的是应该进一步研究无应答患者以寻找可能未被 nTMS 探测到的有活性的皮质和皮质下结构（如通过使用 PET 成像）。通过药物或脑刺激技术对低复杂性患者进行神经调节，旨在恢复意识和复杂的脑活动模式。最后，应选择高复杂性 VS 患者，这些患者的潜在意识已经通过其在 nTMS 下的脑电图显示出来（图 15–1），应该强化对其的干预，旨在恢复其对外部环境刺激的反应，如通过刺激丘脑增加行为输出反应，或通过主动模式或脑机交互方面进行互动。

除了意识障碍之外，nTMS / EEG 在癫痫领域中也进行了一些有趣的探索。由于癫痫通常以皮质兴奋性的异常增加为特征，因此最近已采用 nTMS / EEG 来测量和监测癫痫患者的皮质兴奋性。研究初步结果是值得期待的，表明 nTMS / EEG 能更好地表征和监测抗癫痫药物治疗中断 / 方案改变期间或神经刺激治疗期间局灶性癫痫病变皮质中发生的兴奋性变化。

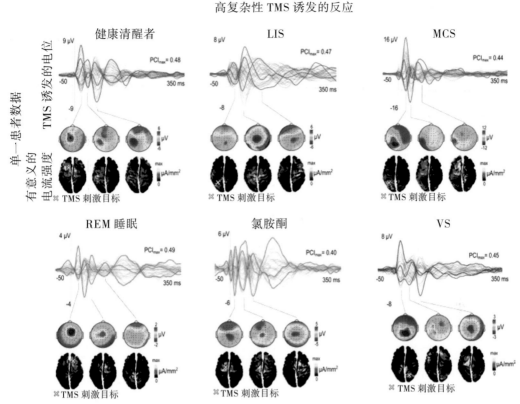

图 15-1 用于意识测量的 nTMS / EEG 展示。在每个图中，nTMS 平均诱发电位（所有通道叠加，展示其中的 3 个通道并加粗线条以突出显示）与 PCImax 值一起。在选定的时间点显示 3 个头皮上电压拓扑图和显著电流密度的皮质图。红色线表示在 nTMS / EEG 检测期间可能表现出行为反应的个体（健康清醒者、LIS 和 MCS 患者）。绿色线表示处于意识中断状态的健康个体，即在实验期间行为无反应但能够在从 REM 睡眠和氯胺酮麻醉唤醒后报告有做梦般的意识体验。紫色线表明 VS 患者尽管行为无反应但仍显示出对 nTMS 的高复杂性脑电图反应。皮质图上的白色十字表示 nTMS 的刺激目标

原文参考

Casali AG, Gosseries O, Rosanova M, et al. A theoretically based index of consciousness indepen- dent of sensory processing and behavior. Sci Transl Med. 2013;5:198ra105. doi:10.1126/ scitranslmed.3006294.

Casarotto S, Comanducci A, Rosanova M, et al. Stratification of unresponsive patients by an inde- pendently validated index of brain complexity. Ann Neurol. 2016;80:718-29. doi:10.1002/ ana.24779.

Chatelle C, Chennu S, Noirhomme Q, et al. Brain-computer interfacing in disorders of conscious- ness. Brain Inj. 2012;26:1510-22. doi:10.3109/02699052.2012.698362.

Di Perri C, Stender J, Laureys S, Gosseries O. Functional neuroanatomy of disorders of conscious- ness. Epilepsy Behav. 2014;30:28-32. doi:10.1016/j.yebeh.2013.09.014.

Domino EF. Taming the ketamine tiger. Anesthesiology. 2010;113:678-84. doi:10.1097/ ALN.0b013e3181ed09a2.

Fernández-Espejo D, Owen AM. Detecting awareness after severe brain injury. Nat Rev Neurosci. 2013;14:801-9.

Fernández-Espejo D, Rossit S, Owen AM. A thalamocortical mechanism for the absence of overt motor behavior in covertly aware patients. JAMA Neurol. 2015;72:1442-50. doi:10.1001/ jamaneurol.2015.2614.

Fridman EA, Schiff ND. Neuromodulation of the conscious state following severe brain injuries. Curr Opin Neurobiol. 2014;29:172-7. doi:10.1016/j.conb.2014.09.008.

Fridman EA, Beattie BJ, Broft A, et al. Regional cerebral metabolic patterns demonstrate the role of anterior forebrain mesocircuit dysfunction in the severely injured brain. Proc Natl Acad Sci U S A. 2014;111:6473-8. doi:10.1073/pnas.1320969111.

Friston K. Beyond phrenology: what can neuroimaging tell us about distributed circuitry? Annu Rev Neurosci. 2002;25:221-50. doi:10.1146/annurev.neuro.25.112701.142846.

Giacino JT, Ashwal S, Childs N, et al. The minimally conscious state definition and diagnostic criteria. Neurology. 2002;58:349-53.

Giacino JT, Kalmar K, Whyte J. The JFK coma recovery scale-revised: measurement characteris- tics and diagnostic utility. Arch Phys Med Rehabil. 2004;85:2020-9. doi:10.1016/j. apmr.2004.02.033.

Gosseries O, Di H, Laureys S, Boly M. Measuring consciousness in severely damaged brains. Annu Rev Neurosci. 2014;37:457-78. doi:10.1146/annurev-neuro-062012-170339.

Gosseries O, Sarasso S, Casarotto S, et al. On the cerebral origin of EEG responses to TMS: insights from severe cortical lesions. Brain Stimul. 2015;8:142-9. doi:10.1016/j.brs.2014.10.008.

Harrison AH, Connolly JF. Finding a way in: a review and practical evaluation of fMRI and EEG for detection and assessment in disorders of consciousness. Neurosci Biobehav Rev. 2013;37:1403-19. doi:10.1016/ j.neubiorev.2013.05.004.

Laureys S, Schiff ND. Coma and consciousness: paradigms (re)framed by neuroimaging. Neuroimage. 2012;61:478-91. doi:10.1016/j.neuroimage.2011.12.041.

Laureys S, Goldman S, Phillips C, et al. Impaired effective cortical connectivity in vegetative state: preliminary investigation using PET. Neuroimage. 1999;9:377-82. doi:10.1006/nimg.1998.0414.

Majerus S, Gill-Thwaites H, Andrews K, Laureys S. Behavioral evaluation of consciousness in severe brain damage. Prog Brain Res. 2005;150:397-413.

Mutanen T, Mäki H, Ilmoniemi RJ. The effect of stimulus parameters on TMS-EEG muscle artifacts. Brain Stimul. 2013;6:371-6. doi:10.1016/j.brs.2012.07.005.

Naci L, Monti MM, Cruse D, et al. Brain-computer interfaces for communication with nonresponsive patients. Ann Neurol. 2012;72:312-23. doi:10.1002/ana.23656.

Noreika V, Jylhänkangas L, Móró L, et al. Consciousness lost and found: subjective experiences in an unresponsive state. Brain Cogn. 2011;77:327-34. doi:10.1016/j.bandc.2011.09.002.

Peterson A, Cruse D, Naci L, et al. Risk, diagnostic error, and the clinical science of consciousness. Neuroimage Clin. 2015;7:588-97. doi:10.1016/j.nicl.2015.02.008.

Sanders RD, Tononi G, Laureys S, Sleigh J. Unresponsiveness≠ Unconsciousness. Anesthesiology. 2012;116:946-59. doi:10.1097/ALN.0b013e318249d0a7.

Sanders RD, Raz A, Banks MI, et al. Is consciousness fragile? Br J Anaesth. 2016;116:1-3. doi:10.1093/bja/aev354.

Schiff ND. Recovery of consciousness after brain injury: a mesocircuit hypothesis. Trends Neurosci. 2010;33:1-9. doi:10.1016/j.tins.2009.11.002.

Schiff ND, Giacino JT, Kalmar K, et al. Behavioural improvements with thalamic stimulation after severe traumatic brain injury. Nature. 2007;448:600-3. doi:10.1038/nature06041.

Stickgold R, Malia A, Fosse R, et al. Brain-mind states: I. Longitudinal field study of sleep/wake factors influencing mentation report length. Sleep. 2001;24:171-9.

Tononi G. An information integration theory of consciousness. BMC Neurosci. 2004;5:42.

Tononi G, Boly M, Massimini M, Koch C. Integrated information theory: from consciousness to its physical substrate. Nat Rev Neurosci. 2016;17:450-61. doi:10.1038/nrn.2016.44.

Valentin A, Arunachalam R, Mesquita-Rodrigues A, et al. Late EEG responses triggered by transcranial magnetic stimulation (TMS) in the evaluation of focal epilepsy. Epilepsia. 2008;49(3):470-80.

Virtanen J, Ruohonen J, Näätänen R, Ilmoniemi RJ. Instrumentation for the measurement of elec- tric brain responses to transcranial magnetic stimulation. Med Biol Eng Comput. 1999;37:322-6.

神经外科中的大脑可塑性

16

Petro Julkunen, Jari Karhu

16.1 大脑可塑性：发掘现有神经连接和 / 或建立新神经连接

可塑性目前被视为人类神经系统的内在属性，并不一定代表行为上的增益。网络可塑性是进行发展和学习的机制，也是不适应性重组现象的原因，如与脑肿瘤相关的癫痫现象。

人类中枢神经系统能够在整个生命进程中发生改变和适应（短期和长期）。发掘现有的神经连接、改变突触连接的权重、甚至产生新的树突连接和形成新的突触，这些都是可能的。这些神经修饰可以通过传入信号来驱动，这通常与信号传出需求和任务的功能意义密不可分。尽管在很大程度上难以确定其中分子和生理上的决定性因素，但人类神经系统如果接受了足够重复次数的给定任务或刺激，可能会引起参与的相关网络的长期变化。可塑性似乎是获得新技能、适应新环境以及受伤后功能恢复的基础。关于运动输出功能定位的另一个问题是运动皮质代表区中代表的是什么：是肌肉、姿势还是动作？

成年人中依然存在脑可塑性，如对脑卒中患者康复中的快速诱导。在慢性病变中发现的脑可塑性为在语言或运动功能代表区内进行手术提供了理论支持，这些区域通常被认为不可进行手术操作。灰质可塑性变化伴随着皮质下白质内神经通路的重组。因此，在肿瘤切除术中保存好神经网络的连接能较好的保护相关功能，脑卒中后的良好预后通常需要保留运动纤维束的功能连接，这些证明了不同的可塑性变化模式，也表明了白质对可塑性的影响可能要比灰质大很多。因此，即使存在较大肿瘤占位，因为大脑可塑性的存在也可能不会产生神经症状。缓慢生长的病变和急性损伤后恢复的比较表明它们之间存在不同的重组模式。为了表示这种恢复的意义，已经引入了"最小共同脑"这一概念，这表明人脑内存在一组在基本认知功能中所必需的机制或网络，这些机制或网络非常基础及简单，以至于它不足以应对复杂的脑功能。

脑可塑性通常被认为包含神经网络的适应性变化，包括细胞、突触和神经通路的变化，表现为功能重组。在本章中，我们将定义扩展到具有可塑性表现但可能由机械效应引起的变化。

16.1.1 单细胞水平可塑性（内在兴奋性）

在单细胞水平，突触可塑性是指神经元之间连接的变化，而非突触可塑性是指其内在兴奋性的变化。一般而言，网络各成分之间的连接倾向于构建突触可塑性，而神经元组件功能的本身（即内在兴奋性）倾向于形成内在可塑性。

内在兴奋性是对外部全细胞刺激的突触输入或暴露（如由 TMS 诱导的电场）产生的兴奋 – 抑制性单细胞反应的净总和。这可能主要归因于快适应和慢适应离子通道的平衡和分布，导致膜兴奋性和电导率的适应性变化。当外部电场刺激神经元时，刺激场中树突和轴突的几何形状也对单个神经元的整体兴奋性具有深远的影响。实际上，相同的原理可以扩展到纤维长度足以投射到刺激场的神经胶质细胞甚至大脑中的所有细胞。

16.1.2 突触可塑性

解剖位置接近和 / 或连接的神经网络成分之间的连接，如受伤或损伤的皮质倾向于形成突触可塑性，这也是学习（和记忆）过程中所必需的。这是神经元适应损伤或病变以及随后功能恢复的先决条件。例如，Koch 创造并阐述了"突触强度"这个术语。两个神经元的耦合强度用 n= 突触前递质释放位点的数量，p= 递质释放的概率，以及 q= 突触后响应的一些测量值（如电流、电压或电导变化）来描述。总之，这些测量参数可用于确定神经网络中突触效率的"定量"处理的时间依赖性响应 R=npq，提供用于表征网络可塑性变化的简单方法。

16.1.3 Hebbian 可塑性

Hebb 用两个相邻神经元的来举例说明可塑性，随着生长过程或代谢的一些变化，这些神经元可以相互激发，并且增加细胞的激发效率。现在，最初形式经常被描述为"共同激发，相互连接"。然而，Hebb 的原理很好地与突触可塑性的定量描述相吻合。此外，它符合 LTP 研究基本经验的要求，LTP 是哺乳动物大脑中最著名和研究最多的神经元学习和适应机制。

众所周知，健康的人类大脑具有适应可塑性。在学习新技能中，参与发展或训练的神经功能网络要进行新的适应。在不同类型的群体中都可以观察到这种Hebbian适应，如音乐家和运动员。音乐家是运用依赖性的适应性神经可塑性的良好模型（俗称"熟能生巧"），如在Broca区和M1内产生的适应性变化。大脑中这些类型的适应性变化可以在需要时继续发展并变得活跃（如增强或恢复脑功能）。为了理解适应性神经可塑性变化背后的相似性，可能需要使用神经网络模型。

16.1.4　神经网络的调制

使用神经网络这个概念可以帮助理解病变和手术后产生的可塑性效应。皮质上神经网络的组织和信号交互方式使得网络中多个部分对脉冲输入有兴奋或抑制效应，从而产生网络的信号输出（图16-1）。通过学习和适应来优化这些成分以产生和控制正常的大脑功能。换句话说，神经输入信号集合处理产生了可被观察到的神经功能的输出。合适的神经功能是由具有最小容量、噪音和误差且能量高效利用的神经网络产生的功能目标。例如，在感觉运动系统中，神经网络输入可以是大脑中由外部刺激诱发的反应，其激活神经网络中的"隐藏层"以调制和处理反应并产生输出，可能会产生某种类型的运动行为反应。根据网络的输入和隐藏层来调节神经脉冲以产生输出，因此输出情况取决于神经网络输入以及隐藏层的调节和控制（图16-1a）。

如果输入未产生想要的或合适的输出，隐藏层可对此进行适应性调节。此外，如果作为神经网络一部分的隐藏层或输入受到损害，输出将难以产生合适的应答，并且需要调整剩余的隐藏层以将目标功能产生或输出的误差最小化（图16-1b）。Hebbian理论描述了突触可塑性的机制，在神经网络环境中可以影响网络中各相关部分（如神经元节点、神经元或局部网络）之间的连接。可以形成各组分之间新的连接或调适现存的连接，以便代偿受损的网络和/或输入。不同组分偏差对输出的影响可以通过调节兴奋程度在总体水平上进行调整。此外，可以形成与其他现有神经网络的新连接。网络内受损连接的数量和损伤的位置决定了所需的适应类型和程度。需要Hebbian可塑性来形成新的连接，而突触可塑性的调节需要内在可塑性，神经元组分各功能（即内在兴奋性）倾向于发生上述的变化。这两者连同来自网络外部不同因素的加权偏差形成了这种机制，通过该机制可以对损伤或因损伤引起的神经网络干扰进行可塑性调节。

真正的神经元功能可能来自多个层面的输出功能（即多个隐藏的网络水平；图16-1）。因此，神经网络中受损的部分可能对神经功能的若干层输出有级联效应。另一方面，将会有更多网络成分参与代偿过程，因此，这些个体网络成分比小型网络有更低的适应性水平。所以，局灶性病变或损伤后脑功能恢复所需的可塑性过程需要病变附近区域的参与，并需要对所有脑网络进行重组。为了理解功能的多个层面和连接的类比，神经元通过数千个突触接收和传递信号，从而广泛处理输入信号以完成对神经系统中所有信息的处理。因此，大脑的可切除区域应被视为神经网络的组成部分，这意味着在移除该部分神经网络后，神经网络会被重新组织以最终保留行为功能。

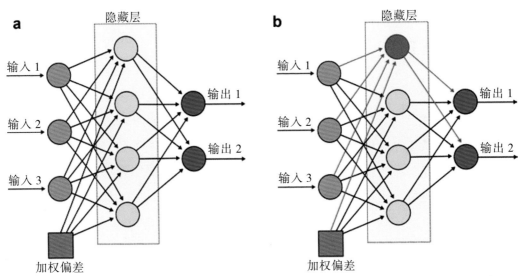

图 16-1　显示了功能正常网络（a）和功能损伤网络（b）以及为了适应部分网络损伤而进行网络功能调节的结果。这种神经网络图是一种用以代表大脑中神经元功能网络的简单视图，具有输入和输出功能。输入经过"隐藏层"对兴奋性和抑制性神经元调节，产生一定的输出功能（绿色圆圈）。如果病变（如肿瘤或脑卒中）损害网络的全部或部分输入功能（红色），则输出功能受到影响并且需要来自网络其他部分对损伤进行适应性代偿。来自网络外部的加权偏差可以通过一定机制来控制网络中每个成分的影响权重，如调节总体兴奋水平或并联/串联相关网络

　　在理想情况下，神经元网络进行高效的能量利用、紧凑的空间分布和精确的输入信号处理，以产生适合的脑功能输出。然而，这些不同的、有时是相互竞争的功能输出目标的真实权重是未知的和复杂的，表明神经网络适应的集合伴随着最佳输出目标和输入的变化。最近创造的术语"超可塑性"表明，可塑性的方向、大小和/或持续时间的调整是由相同的突触后神经元或神经网络之前的活动来决定的。因此，任何给定的突触反应都是双向的（即可以诱导 LTP 或 LTD），并且这种诱导概率随时间变化而表现得不稳定。然而，这取决于突触后神经元的活动，与神经调节"驱动"自适应可塑性的过程高度相关。

　　通过神经网络重组应用成本函数来理解恢复类型之间的差异，揭示了缓慢生长的病变与急性损伤之间的真实差异。神经网络成分的内在特征也可能会受到可塑性适应不良的影响。在癫痫中，网络中的各部分以调整后的激发频率来同步激活，从

而引起整体网络功能和兴奋性的改变。

　　神经网络各成分和连接以及它们在外伤、占位或适应后而进行的调整，这些决定了网络重组的潜力。充分考虑在手术切除区域附近的脑区内神经网络成分将有助于理解其所需的功能重组是为了手术切除后的功能保留。为了所需的最大限度地减少网络重组的程度，应保护好相关的功能连接。

16.2　用 nTMS 成像可塑性

　　多模态神经成像可以对大脑可塑性效应进行成像，并且可以揭示病变与皮质功能脑区之间的相互作用。通常，相关功能皮质的定位是在术前完成的，目的在于确定手术操作的安全区并协助规划手术。使用 nTMS 靶向刺激皮质上功能活跃的位点能够产生可测量的生理性反应。由于大脑运动系统在对诱导反应的解读上比大脑感觉系统的反应更好，可以将其产生的反应记录到时间上对应的刺激及位置。合适的反应通常是 EMG 从肌肉上记录到的运动反应或用实时视频记录的语言错误的表现。虽然很可能在语言相关脑区识别可塑性效应，但主要关注点还是在运动脑区的肌肉反应上。当诱发肌肉应答（如 MEP 或 CSP）的时候使用刺激触发的 EMG 记录，就可以很方便地对其诱导的反应进行量化。

　　可以构建皮质图来展示反应大小及其刺激位置（图 16-2）。生成的皮质图与定位刺激的时间相对应。因此，可见如果没有个体化的定位数据，则无法量化定位之前或之后诱导的可塑性反应。在神经外科中，nTMS 最重要的应用是产生代表某些神经功能的瞬时皮质图。这些皮质图可以替代其他方法产生的皮质图，如 fMRI、PET、SPECT、脑电图或 DES。这些方法可以互相补充，但有时也互相冲突。由于神经可塑性可以多种方式出现，它以不同的方式出现在不同的皮质图中。这些方法的准确性受到局部神经血管和代谢耦合、组织的物理特性的限制以及需要将基本区域与调节区域区分开来——即需要保留的脑区和可以切除的脑区（切除之后没有永久性功能伤害）——这些尚不能完全确定。

16.2.1　用于检测和计算可塑性的 nTMS 皮质图

　　nTMS 技术已经在临床操作中被用于构建皮质图，如在手术或放疗前。为了观察皮质图中的可塑性效应，从图中测量得到的参数将被用于定量评估：重心（Center of Gravity，COG）、定位的区域、MEP 量、响应数量、rMT 和 MEP 幅度等。COG 代表

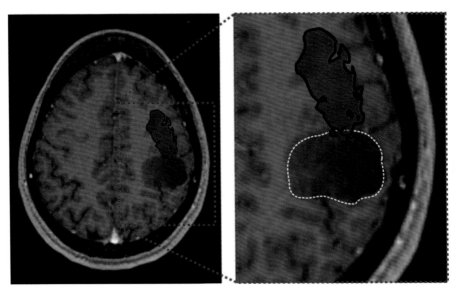

图 16-2　覆盖在水平面 MRI 上的 M1 手部肌肉功能代表区皮质图的示例。功能区域显示为红色，肿瘤和受影响的解剖结构在右侧特写中用白色虚线勾勒出轮廓。使用 MEP 幅度的变化进行功能区的勾画

在某种功能在皮质图上的空间平均值，可用于检测功能脑区移位或重构。可以基于反应大小的分布来估计定位区域以计算功能脑区皮质的边缘，从而评估功能区域的大小。通过总结所有反应或计算刺激网格上诱导反应 / 活动部位的数量，采用 MEP 体积图对皮质定位图进行评估。为了研究兴奋性变化，可以对反应阈值或反应幅度进行简单的测量。

16.2.2　皮质中的物理变化影响 nTMS 脑定位

从脑结构角度来看，可以预期在功能皮质区的术前定位中看到可塑性效应，这是因为在皮质功能定位之前，可塑性网络重组就可能已经通过以下方式发生了：①运动功能区的位置（重构），②运动功能区的大小（大小范围的变化）或③运动区的兴奋性（兴奋性的调节）。外科手术也可以直接或间接地以类似方式促进产生可塑性变化。因此，我们需要确定可塑性效应的类型和潜在原因。

已知一些物理因素和最重要的决定因素可以影响 nTMS 的功能皮质定位，包括从 TMS 线圈到皮质表面的距离、TMS 线圈的摆放（位置、旋转、倾斜）、对应皮质神经元组织的感应电场方向、神经元组织方式和刺激强度以及刺激特征等。这些物理因素为如何通过 nTMS 定位发现可塑性表现的变化提供了基础理论。然而，这些因素并不能解释神经可塑性效应如何导致皮质功能重组。相反，靠近受刺激区域的肉眼可见病变如肿瘤，可能会引起位置、大小和兴奋性变化的物理效应。

例如，位于 M1 附近的肿瘤可能由于扩张而导致皮质结构的移位，从而表现为可塑性的重新定位。位于皮质外的肿瘤会增加靶向皮质和线圈之间的距离，这将需要更大的刺激强度以充分激活相关皮质（图 16-3c）。这可能给人一种临近组织中兴奋性降低和／或皮质激发面积增大的错觉。或者从皮质下方的肿瘤由下而上压缩皮质而将皮质表面从脑沟推近刺激线圈，从而降低了激活皮质和反应所需的刺激强度（图 16-3b 和 d）。这可能会导致一种兴奋性增加的错觉。因为神经组织结构受到影响，可以观察到皮质压缩和拉伸导致的兴奋性变化；因此刺激下可兴奋的神经元体量也会被改变，包括不同数量的活化神经元。

压缩和拉伸可以进一步导致功能区体量变化的错觉。皮质结构曲率的变化也可能会影响兴奋性的表现，从而影响所需的刺激强度。因此，功能区域的移位可能伴随着兴奋性的变化。神经通路上也可能会发生类似的变化（图 16-4）。

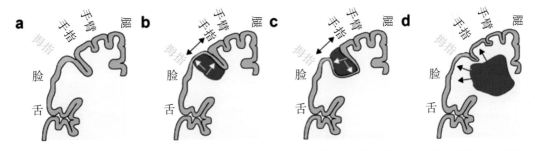

图 16-3　简化示意图展示 M1 内病变对功能的影响。在图像中，出于简化的目的，冠状 2D 视图用于代表脑结构。（a）成人受试者正常完整的大脑。用绿色突出显示拇指功能区。（b）皮质下占位影响皮质组织结构，通过从下方推挤皮质引起肌肉功能代表区的移位。（c）皮质外占位影响组织结构，并通过从外部推挤皮质引起肌肉功能代表区的移位。（d）大的皮质下占位可以导致皮质下组织结构移位，也导致皮质结构的受压。图像中的箭头表示压缩方向。红色区域代表占位

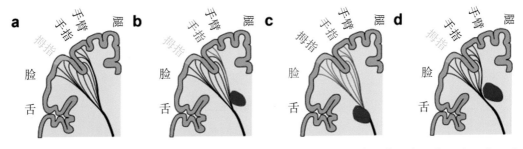

图 16-4　简化示意图展示了运动通路内病变对功能定位的影响。在图中，出于简化的目的，冠状 2D 视图用于代表脑结构。（a）成人受试者正常完整的大脑。用绿色突出显示拇指功能区，连接的下行传导通路为黑色线条。（b）皮质下占位，部分影响下行运动通路，部分损害神经纤维连接和运动功能。红线表示受影响的运动通路。（c）皮质下占位影响大部分下行运动通路并损害纤维连接和运动功能。（d）皮质下占位通过压迫和推挤运动通路潜在地影响下行运动通路的运功功能和连接。红色区域代表占位

16.3 nTMS 皮质图中与神经外科手术直接相关的可塑性效应

16.3.1 术前可塑性

术前可塑性可以通过很多方式产生，及时在手术前对其进行识别可能是很重要的。因此，仅对大脑解剖结构进行分析可能远远不够，还需要进行功能分析。为了解释在正常脑功能和脑区内因可塑性而产生的变化，必须要明确手术前的可塑性效应。在这里，我们考虑可塑性来源的 3 种可能类型：病变诱发的、运用依赖性的和适应不良的可塑性。病变诱发的可塑性可能由脑卒中或肿瘤引起。运用依赖性的可塑性可能是由于肌肉失用、截肢或强化训练而产生的。适应不良的可塑性可能是由于局灶性皮质发育不良（FCD）引起癫痫或神经网络适应变化，可能会有疼痛或耳鸣等症状。3 种类型之间界限并不明显，它们可能重叠，就像在 FCD 情况下，它们可以涉及病变诱发和适应不良类型的变化。FCD 已被证明可引起运动功能的大范围重组（图 16-5a 和 b）。此外，大的病变或损伤可能会对皮质功能重组产生根本性的影响。部分难治性癫痫患者在接受半球切除术治疗后，已经被证实会出现明显的皮质功能重组（图 16-5c）。以这种方式诱发的可塑性很可能会受到半球功能失调和大脑半球切除术的影响。

神经外科范畴内的大脑可塑性变化不一定是适应性的，诱发的可塑性可能仅仅是由于病变占位的机械力导致的功能改变和如上皮质图中的改变。一旦移除机械力来源（如肿瘤），就可以恢复正常功能而不需要可塑性适应。因此，与运用依赖性和适应不良可塑性不同的是，病变诱发的可塑性不一定与适应性相关。运用依赖性的可塑性表现为来自皮质活性和外周连接的变化。通过限制运动或失用相关肌肉可以很容易地证明这一点，这可能会减少皮质图中功能运动区域的面积；而技能训练可能会扩大运动功能区。此外，学习精细运动技能可能会限制某些运动功能。

适应不良的可塑性表现为对神经网络变化后的有害适应，例如在 FCD 中，其可能通过扰乱正常的神经网络功能而引起癫痫或疼痛。不同的可塑性来源可以相互作用而产生在皮质图中可观察到的可塑性效应的最终总和。可塑性的多重影响可能会导致单纯通过皮质图对可塑性不同来源的分析识别过程变得复杂化；然而，使用结构性 MRI 中的 DTI 成像可能有助于对神经通路的可视化（见第 6 章）。皮质及皮质下结构和通路可以显示病变诱导的功能损害。病变引起的可塑性可能会影响功能区的重构和范围大小。皮质下传出通路上的病变可能干扰下行运动通路上不同部位的功能，而感觉通路的变化可能会改变功能激活模式，从而影响运动功能，进而诱发可塑性效应。

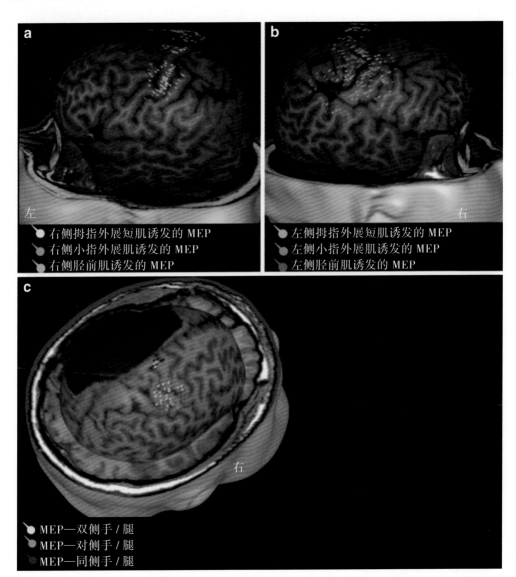

图 16-5 运动皮质的功能重组。（a）nTMS 运动定位显示皮质发育不良对 13 岁女孩皮质功能重组的影响。左侧运动皮质为正常组织，其上有正常的右手和腿的功能代表区。（b）多个脑回和垂直裂向右侧 Sylvian 裂后部进行延伸。右半球上左手肌肉功能代表区的位置和范围是异常的，并且位于多个脑回，伴随着腿部运动代表区的移位。（c）nTMS 运动图谱显示一名 16 岁女性患者的皮质重组，该患者在妊娠 32 周时遭受左半球创伤。在右侧初级手和腿部运动区域中可以看到双侧肢体的运动代表区。（经惠允修改自 Narayana et al. 2015）

以前记录的由于脑部病变引起的可塑性变化有很多，其中最基本的是脑卒中和肿瘤。胶质瘤已被证明会导致功能性运动脑区的重新定位，因为它们往往会导致运动脑区移动到其附近区域。已经发现了语言相关脑区也有类似的半球移位现象。此外，SMA 似乎在 HGG 患者的运动皮质可塑性中起主要作用。LGG 患者的皮质图显示了各种重组模式，其中有脑功能区仍存在于肿瘤内、在肿瘤周围重新组织、在肿瘤同侧半球中扩散、甚至移动到对侧半球。在脑瘫中已被证明可通过 nTMS 激活同侧半球初级运动通路来对运动功能进行重构。在癫痫患者中，通过 MRI 检测发现癫痫脑区上发生了功能重构。癫痫脑区的评估可以使用各种功能成像技术结合解剖学成像。当癫痫病灶涉及运动区时，使用 TMS 做皮质图可以发现癫痫状态下运动皮质的适应性变化。适应性变化包括兴奋性的改变和功能代表区大小的改变，这可能是由于抑制性调节和功能代表区移位。已知 FCD 是顽固性癫痫的常见原因，会导致局部网络重组。已知颅内 AVM 也可以诱导可塑性，使用 nTMS 可以观察到其产生的效果。以前有报道发现，AVM 患者的语言功能向右侧半球转移。

在脑卒中时，创建皮质图的时间至关重要，因为在急性期和亚急性期都会有巨大的时间依赖性变化，而在慢性期仍可能会发生轻微变化。脑卒中引起的可塑性变化可能是广泛的（图 16-6）。脑卒中患者的可塑性效应可能是康复性的，并且可能诱导恢复正常功能；不同于它们的是，肿瘤和其他病变倾向于表现出使大脑功能偏离正常，并且适应性和非适应性过程都可以各种方式诱导可塑性，如功能区域的重构、功能区域的扩展和兴奋性的改变。对于 nTMS，当皮质下来源的肿瘤将皮质向颅骨方向推挤时，会减少线圈到皮质的距离，运动区的重新定位也可以伪装成兴奋性的改变，由于使用了次优的刺激强度，并且呈现出较低的兴奋性阈值和缩小的功能区域。

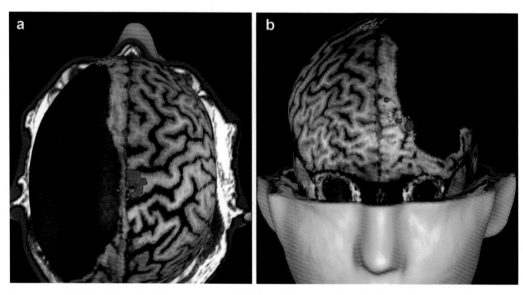

图 16-6　脑卒中后的功能重组。一名 19 岁男性右侧偏瘫的癫痫患者有左侧大脑中动脉和围生期广泛血管梗死，在其脑内（a）左脚和（b）右脚肌肉功能代表区通过 nTMS 定位。引发 MEP 的位点用红色表示。图片数据由 Jyrki Mäkelä 提供

为了皮质定位在神经外科中的应用以及理解 / 解释可塑性效应，确定在术前功能定位之前就观察到的可塑性变化是否会在手术后继续存在，以及是否可能长期影响脑功能，这将会是一个很有意义的课题。

16.3.2 术后可塑性

术前可塑性效应的标准化可能是在手术后发生的。然而，手术后的功能重构位置可能主要是先向手术区转移，正如胶质瘤病例里所报道的那样。值得注意的是，在手术之前的这种移位或损伤引起的重新定位可能不会引起适应性变化，并且在去除占位导致的机械力作用后，患者可以快速恢复。靠近手术切除区的皮质血管化也起着关键作用。关于闭塞性脑血管疾病颅外旁路手术的报告表明，缺血性卒中的大脑中皮质运动功能受损是可逆的，脑血运重建会促进运动输出的改善，可以观察到皮质运动兴奋性增加和运动代表区大小的变化。

术前的可塑性可能会在移除原始诱发因素时发生可逆变化。在病变引起的术前可塑性中，除了上述的重构变化之外，病变移除也许能使部分神经网络连接再通，从而能够适应及恢复正常的网络功能。这在肿瘤切除后有望出现正常的兴奋性、功能重组和大部分脑功能正常化。例如，在保留肌肉功能的情况下，在皮质图中可能会观察到运用依赖性的可塑性变化会促进运动代表区的功能恢复（图 16-7）。在语言功能中也可以观察到类似的反应。显然，手术切除区域的机械效应是不能忽视的因素。

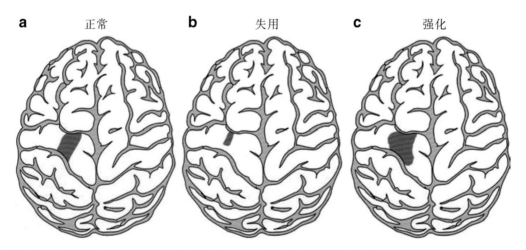

图 16-7　使用依赖的可塑性。图中显示的是使用依赖的可塑性对 M1 上手部运动功能区域的潜在影响。（a）正常代表区（绿色）。（b）长期不使用肌肉导致功能运动区代表区缩小。（c）通过相关肌肉训练增加使用可扩大功能代表区

由于适应不良的可塑性可能是由神经网络信号输入变化引起的，大脑可能会试图通过增加剩余神经网络的兴奋性水平来代偿较低水平的输入（见图 16-1），这可能会导致网络中的错误输出而表现为神经网络出现一些冗余的功能。这种适应不良的可塑性可能是由手术引起的，也可能是手术后的延迟效应，这些也可能是由切除手术本身和血管变化引起的。

16.4　讨论：皮质图中的可塑性效应

尽管不同类型的可塑性影响可以在皮质 nTMS 图中被当作一个整体来观察，但由于各种化学和机械因素都可以导致可塑性效应，可能无法确定不同的可塑性来源。虽然一些可塑性效应可能与神经外科应用中的皮质功能分布图制作有关，另一些可塑性影响与术前做图所用的时间长短无关，目前仍然是 nTMS 在神经外科手术中最重要的应用。短期可塑性通常会得以控制，并且定位操作对其的干扰可忽略不计；由于定位和手术 / 放疗之间的时间间隔通常较短，也应当保持较短时间间隔，在预期可塑性变化可能会快速发生的情况下（如在侵袭性肿瘤的生长过程中）尤其如此。理论上讲，皮质或皮质下神经纤维束上肿瘤的侵袭性生长可能会导致定位和手术之间产生一些可塑性效应，因此可能会影响定位的有效性。

由于神经外科手术适应证的不同和功能重组可能表现为潜在的快速（短暂）效应，因此需要在个体化水平上对大脑功能区域和纤维连接区域进行定位。尽管每种成像技术都有一定的局限性，但将不同方法进行组合将可以针对不同手术适应证和优化 EOR 方面获得最好的结果。将 DTI 与 nTMS 结合能够更好地评估皮质脑区功能和白质纤维束连接（见第 6 章和第 9 章）。尽管皮质上"种子"点或纤维束追踪起始点的位置可能不准确，但仍然可以通过组合 DTI 和 fMRI 来实现类似的评估。

大脑可塑性通常被认为是 CNS 中持续一生的正常状态。然而，可塑性状态和需求会受到大脑神经网络病变、损伤或手术干预的调节。要强调的是，持续的可塑性变化对于缓慢生长的肿瘤至关重要，这需要持续的功能重组和启用代偿网络。此外，损伤区域外的脑区可以接管受损的功能，并同时促进功能恢复。通过日常生活的适应或病变后的大脑网络重组动态变化证明了大脑中存在功能富余（或备用功能）可用于进行功能代偿。了解功能脑区可塑性变化对优化个体手术方案非常重要。

原文参考

Abdul-Kareem IA, Stancak A, Parkes LM, Sluming V. Increased gray matter volume of left pars opercularis in male orchestral musicians correlate positively with years of musical perfor- mance. J Magn Reson Imaging. 2011;33(1):24-32. doi:10.1002/jmri.22391.

Adkins DL, Boychuk J, Remple MS, Kleim JA. Motor training induces experience-specific pat- terns of plasticity across motor cortex and spinal cord. J Appl Physiol (1985). 2006;101(6):1776- 82. doi:10.1152/japplphysiol.00515.2006.

Bangert M, Schlaug G. Specialization of the specialized in features of external human brain morphology. Eur J Neurosci. 2006;24(6):1832-4. doi:10.1111/j.1460-9568.2006.05031.x.

Bavelier D, Neville HJ. Cross-modal plasticity: where and how? Nat Rev Neurosci. 2002;3(6):443- 52. doi:10.1038/nrn848.

Borghetti D, Sartucci F, Petacchi E, Guzzetta A, Piras MF, Murri L, et al. Transcranial magnetic stimulation mapping: a model based on spline interpolation. Brain Res Bull. 2008;77(2- 3):143-8. doi:10.1016/j.brainresbull.2008.06.001.

Byrnes ML, Thickbroom GW, Wilson SA, Sacco P, Shipman JM, Stell R, et al. The corticomotor representation of upper limb muscles in writer's cramp and changes following botulinum toxin injection. Brain. 1998;121(Pt 5):977-88.

Classen J, Knorr U, Werhahn KJ, Schlaug G, Kunesch E, Cohen LG, et al. Multimodal output map- ping of human central motor representation on different spatial scales. J Physiol. 1998;512(Pt 1):163-79.

Conti A, Pontoriero A, Ricciardi GK, Granata F, Vinci S, Angileri FF, et al. Integration of func- tional neuroimaging in CyberKnife radiosurgery: feasibility and dosimetric results. Neurosurg Focus. 2013;34(4):E5. doi:10.3171/2013.2.FOCUS12414.

Conti A, Raffa G, Granata F, Rizzo V, Germano A, Tomasello F. Navigated transcranial magnetic stimulation for "somatotopic" tractography of the corticospinal tract. Neurosurgery. 2014;10(Suppl 4):542-554.; discussion 554. doi:10.1227/NEU.0000000000000502.

Conway N, Tanigawa N, Meyer B, Krieg SM. Cortical plasticity of motor-eloquent areas measured by navigated transcranial magnetic stimulation in glioma patients. Neurosurgery. 2016;63(Suppl 1):207-8. doi:10.1227/01.neu.0000489851.39946.4c.

Danner N, Könönen M, Säisänen L, Laitinen R, Mervaala E, Julkunen P. Effect of individual anatomy on resting motor threshold-computed electric field as a measure of cortical excitabil- ity. J Neurosci Methods. 2012;203(2):298-304. doi:10.1016/j.jneumeth.2011.10.004.

Desmurget M, Bonnetblanc F, Duffau H. Contrasting acute and slow-growing lesions: a new door to brain plasticity. Brain. 2007;130(Pt 4):898-914. doi:10.1093/brain/awl300.

Di Pino G, Pellegrino G, Assenza G, Capone F, Ferreri F, Formica D, et al. Modulation of brain plasticity in stroke: a novel model for neurorehabilitation. Nat Rev Neurol. 2014;10(10):597- 608. doi:10.1038/nrneurol.2014.162.

Duffau H. Lessons from brain mapping in surgery for low-grade glioma: insights into associations between tumour and brain plasticity. Lancet Neurol. 2005;4(8):476-86. doi:10.1016/ S1474-4422(05)70140-X.

Duffau H. Brain plasticity: from pathophysiological mechanisms to therapeutic applications. J Clin Neurosci. 2006;13(9):885-97. doi:10.1016/j.jocn.2005.11.045.

Duffau H, Sichez JP, Lehericy S. Intraoperative unmasking of brain redundant motor sites during resection of a precentral angioma: evidence using direct cortical stimulation. Ann Neurol. 2000;47(1):132-5.

Elbert T, Rockstroh B. Reorganization of human cerebral cortex: the range of changes following use and injury. Neuroscientist. 2004;10(2):129-41. doi:10.1177/1073858403262111.

Elbert T, Pantev C, Wienbruch C, Rockstroh B, Taub E. Increased cortical representation of the fingers of the left hand in string players. Science. 1995;270(5234):305-7.

Foltys H, Krings T, Meister IG, Sparing R, Boroojerdi B, Thron A, et al. Motor representation in patients rapidly recovering after stroke: a functional magnetic resonance imaging and transcra- nial magnetic stimulation study.

Clin Neurophysiol. 2003;114(12):2404-15.

Forster MT, Senft C, Hattingen E, Lorei M, Seifert V, Szelenyi A. Motor cortex evaluation by nTMS after surgery of central region tumors: a feasibility study. Acta Neurochir. 2012;154(8): 1351-9. doi:10.1007/s00701-012-1403-4.

Freund P, Rothwell J, Craggs M, Thompson AJ, Bestmann S. Corticomotor representation to a human forearm muscle changes following cervical spinal cord injury. Eur J Neurosci. 2011;34(11):1839-46. doi:10.1111/j.1460-9568.2011.07895.x.

Frey D, Strack V, Wiener E, Jussen D, Vajkoczy P, Picht T. A new approach for corticospinal tract reconstruction based on navigated transcranial stimulation and standardized fractional anisotropy values. Neuroimage. 2012;62(3):1600-9. doi:10.1016/j.neuroimage.2012.05.059.

Gagne M, Hetu S, Reilly KT, Mercier C. The map is not the territory: motor system reorganization in upper limb amputees. Hum Brain Mapp. 2011;32(4):509-19. doi:10.1002/hbm.21038.

Guggisberg AG, Honma SM, Findlay AM, Dalal SS, Kirsch HE, Berger MS, et al. Mapping func- tional connectivity in patients with brain lesions. Ann Neurol. 2008;63(2):193-203. doi:10.1002/ana.21224.

Hebb DO. Organization of Behavior. New York: John Wiley & Sons, Inc.; 1949.

Hetu S, Gagne M, Reilly KT, Mercier C. Short-term reliability of transcranial magnetic stimula- tion motor maps in upper limb amputees. J Clin Neurosci. 2011;18(5):728-30. doi:10.1016/j.jocn.2010.09.011.

Ius T, Angelini E, Thiebaut de Schotten M, Mandonnet E, Duffau H. Evidence for potentials and limitations of brain plasticity using an atlas of functional resectability of WHO grade II gliomas: towards a "minimal common brain". Neuroimage. 2011;56(3):992-1000. doi:10.1016/j. neuroimage.2011.03.022. S1053-8119(11)00283-7 [pii]

Julkunen P. Methods for estimating cortical motor representation size and location in navigated transcranial magnetic stimulation. J Neurosci Methods. 2014;232:125-33. doi:10.1016/j. jneumeth.2014.05.020.

Julkunen P, Säisänen L, Danner N, Awiszus F, Könönen M. Within-subject effect of coil-to-cortex distance on cortical electric field threshold and motor evoked potentials in transcranial mag- netic stimulation. J Neurosci Methods. 2012;206(2):158-64. doi:10.1016/j.jneumeth. 2012.02.020.

Julkunen P, Könönen M, Määttä S, Tarkka IM, Hiekkala SH, Säisänen L, et al. Longitudinal study on modulated corticospinal excitability throughout recovery in supratentorial stroke. Neurosci Lett. 2016a;617:88-93. doi:10.1016/j.neulet.2016.02.014.

Julkunen P, Määttä S, Säisänen L, Kallioniemi E, Könönen M, Jäkälä P, et al. Functional and struc- tural cortical characteristics after restricted focal motor cortical infarction evaluated at chronic stage-indications from a preliminary study. Clin Neurophysiol. 2016b;127(8):2775-84. doi:10.1016/j.clinph.2016.05.013.

Jussen D, Zdunczyk A, Schmidt S, Rosler J, Buchert R, Julkunen P, et al. Motor plasticity after extra-intracranial bypass surgery in occlusive cerebrovascular disease. Neurology. 2016;87(1):27-35. doi:10.1212/WNL.0000000000002802.

Kaas JH. Functional plasticity in adult cortex, vol. 8. Orlando: Academic Press; 1997. Kallioniemi E, Julkunen P. Alternative stimulation intensities for mapping cortical motor area with navigated TMS. Brain Topogr. 2016;29(3):395-404. doi:10.1007/s10548-016-0470-x.

Kallioniemi E, Könönen M, Säisänen L, Gröhn H, Julkunen P. Functional neuronal anisotropy assessed with neuronavigated transcranial magnetic stimulation. J Neurosci Methods. 2015; 256:82-90. doi:10.1016/j.jneumeth.2015.08.028.

Kallioniemi E, Pitkänen M, Könönen M, Vanninen R, Julkunen P. Localization of cortical primary motor area of the hand using navigated transcranial magnetic stimulation, BOLD and arterial spin labeling fMRI. J Neurosci Methods. 2016;273:138-48. doi:10.1016/j.jneumeth. 2016.09.002.

Kamada K, Todo T, Masutani Y, Aoki S, Ino K, Morita A, et al. Visualization of the frontotemporal language fibers by tractography combined with functional magnetic resonance imaging and magnetoencephalography. J Neurosurg. 2007;106(1):90-8. doi:10.3171/jns.2007.106.1.90.

Kato N, Schilt S, Schneider H, Frey D, Kufeld M, Vajkoczy P, et al. Functional brain mapping of patients with arteriovenous malformations using navigated transcranial magnetic stimulation: first experience in ten patients. Acta Neurochir. 2014;156(5):885-95. doi:10.1007/s00701-014-2043-7.

Keidel JL, Welbourne SR, Lambon Ralph MA. Solving the paradox of the equipotential and modu- lar brain:

a neurocomputational model of stroke vs. slow-growing glioma. Neuropsychologia. 2010;48(6):1716-24. doi:10.1016/j.neuropsychologia.2010.02.019.

Kesar TM, Sawaki L, Burdette JH, Cabrera MN, Kolaski K, Smith BP, et al. Motor cortical func- tional geometry in cerebral palsy and its relationship to disability. Clin Neurophysiol. 2012;123(7):1383-90. doi:10.1016/j.clinph.2011.11.005.

Koch C. Biophysics of computation: information processing in single neurons. New York: Oxford University Press; 1998.

Krieg SM, Sollmann N, Hauck T, Ille S, Foerschler A, Meyer B, et al. Functional language shift to the right hemisphere in patients with language-eloquent brain tumors. PLoS One. 2013;8(9):e75403. doi:10.1371/journal.pone.0075403.

Labyt E, Houdayer E, Cassim F, Bourriez JL, Derambure P, Devanne H. Motor representation areas in epileptic patients with focal motor seizures: a TMS study. Epilepsy Res. 2007;75(2-3): 197-205. doi:10.1016/j.eplepsyres.2007.06.004.

Langguth B, Eichhammer P, Zowe M, Kleinjung T, Jacob P, Binder H, et al. Altered motor cortex excitability in tinnitus patients: a hint at crossmodal plasticity. Neurosci Lett. 2005;380(3):326- 9. doi:10.1016/j.neulet.2005.01.069.

Laughlin SB, Sejnowski TJ. Communication in neuronal networks. Science. 2003;301(5641):1870- 4. doi:10.1126/science.1089662.

Lefaucheur JP, Picht T. The value of preoperative functional cortical mapping using navigated TMS. Neurophysiol Clin. 2016;46(2):125-33. doi:10.1016/j.neucli.2016.05.001.

Lehericy S, Biondi A, Sourour N, Vlaicu M, du Montcel ST, Cohen L, et al. Arteriovenous brain malformations: is functional MR imaging reliable for studying language reorganization in patients? Initial observations. Radiology. 2002;223(3):672-82. doi:10.1148/radiol.2233010792.

Liepert J, Tegenthoff M, Malin JP. Changes of cortical motor area size during immobilization. Electroencephalogr Clin Neurophysiol. 1995;97(6):382-6.

Majos A, Bryszewski B, Kosla KN, Pfaifer L, Jaskolski D, Stefanczyk L. Process of the functional reorganization of the cortical centers for movement in GBM patients: fMRI study. Clin Neuroradiol. 2015; doi:10.1007/s00062-015-0398-7.

Mäkelä JP, Vitikainen AM, Lioumis P, Paetau R, Ahtola E, Kuusela L, et al. Functional plasticity of the motor cortical structures demonstrated by navigated TMS in two patients with epilepsy. Brain Stimul. 2013;6(3):286-91. doi:10.1016/j.brs.2012.04.012.

Mäkelä JP, Lioumis P, Laaksonen K, Forss N, Tatlisumak T, Kaste M, et al. Cortical excitability measured with nTMS and MEG during stroke recovery. Neural Plast. 2015;2015:309546. doi:10.1155/2015/309546.

Malcolm MP, Triggs WJ, Light KE, Shechtman O, Khandekar G, Gonzalez Rothi LJ. Reliability of motor cortex transcranial magnetic stimulation in four muscle representations. Clin Neurophysiol. 2006;117(5):1037-46. doi:10.1016/j.clinph.2006.02.005.

Muellbacher W, Ziemann U, Boroojerdi B, Cohen L, Hallett M. Role of the human motor cortex in rapid motor learning. Exp Brain Res. 2001;136(4):431-8.

Muller-Dahlhaus F, Vlachos A. Unraveling the cellular and molecular mechanisms of repetitive magnetic stimulation. Front Mol Neurosci. 2013;6:50. doi:10.3389/fnmol.2013.00050.

Narayana S, Papanicolaou AC, McGregor A, Boop FA, Wheless JW. Clinical applications of transcranial magnetic stimulation in pediatric neurology. J Child Neurol. 2015;30(9):1111-24. doi:10.1177/0883073814553274.

Negwer C, Sollmann N, Ille S, Hauck T, Maurer S, Kirschke JS, et al. Language pathway tracking: comparing nTMS-based DTI fiber tracking with a cubic ROIs-based protocol. J Neurosurg. 2016:1-9. doi:10.3171/2016.2.JNS152382.

Otsubo H, Iida K, Oishi M, Okuda C, Ochi A, Pang E, et al. Neurophysiologic findings of neuronal migration disorders: intrinsic epileptogenicity of focal cortical dysplasia on electroencephalog- raphy, electrocorticography, and magnetoencephalography. J Child Neurol. 2005;20(4): 357-63.

Papagno C, Gallucci M, Casarotti A, Castellano A, Falini A, Fava E, et al. Connectivity constraints on cortical reorganization of neural circuits involved in object naming. Neuroimage. 2011;55(3):1306-13. doi:10.1016/j.neuroimage.2011.01.005.

Pascual-Leone A, Grafman J, Hallett M. Modulation of cortical motor output maps during devel- opment of implicit and explicit knowledge. Science. 1994;263(5151):1287-9.

Pascual-Leone A, Nguyet D, Cohen LG, Brasil-Neto JP, Cammarota A, Hallett M. Modulation of muscle responses evoked by transcranial magnetic stimulation during the acquisition of new fine motor skills. J Neurophysiol. 1995;74(3):1037-45.

Pascual-Leone A, Amedi A, Fregni F, Merabet LB. The plastic human brain cortex. Annu Rev Neurosci. 2005;28:377-401. doi:10.1146/annurev.neuro.27.070203.144216.

Pearce AJ, Thickbroom GW, Byrnes ML, Mastaglia FL. Functional reorganisation of the corticomotor projection to the hand in skilled racquet players. Exp Brain Res. 2000;130(2):238-43.

Picht T, Mularski S, Kuehn B, Vajkoczy P, Kombos T, Suess O. Navigated transcranial magnetic stimulation for preoperative functional diagnostics in brain tumor surgery. Neurosurgery. 2009;65(6 Suppl):93-8.

Pihko E, Nevalainen P, Vaalto S, Laaksonen K, Mäenpää H, Valanne L, et al. Reactivity of sensorimotor oscillations is altered in children with hemiplegic cerebral palsy: a magnetoencephalographic study. Hum Brain Mapp. 2014;35(8):4105-17. doi:10.1002/hbm.22462.

Pitkänen M, Kallioniemi E, Julkunen P. Extent and location of the excitatory and inhibitory cortical hand representation maps: a navigated transcranial magnetic stimulation study. Brain Topogr. 2015;28(5):657-65. doi:10.1007/s10548-015-0442-6.

Pouratian N, Bookheimer SY. The reliability of neuroanatomy as a predictor of eloquence: a review. Neurosurg Focus. 2010;28(2):E3. doi:10.3171/2009.11.FOCUS09239.

Rosenkranz K, Williamon A, Rothwell JC. Motorcortical excitability and synaptic plasticity is enhanced in professional musicians. J Neurosci. 2007;27(19):5200-6. doi:10.1523/ JNEUROSCI.0836-07.2007.

Rösler J, Niraula B, Strack V, Zdunczyk A, Schilt S, Savolainen P, et al. Language mapping in healthy volunteers and brain tumor patients with a novel navigated TMS system: evidence of tumor-induced plasticity. Clin Neurophysiol. 2014;125(3):526-36. doi:10.1016/j.clinph.2013.08.015.

Rossini PM, Calautti C, Pauri F, Baron JC. Post-stroke plastic reorganisation in the adult brain. Lancet Neurol. 2003;2(8):493-502.

Ruohonen J, Karhu J. Navigated transcranial magnetic stimulation. Neurophysiol Clin. 2010;40(1):7-17. doi:10.1016/j.neucli.2010.01.006.

Säisänen L, Könönen M, Julkunen P, Määttä S, Vanninen R, Immonen A, et al. Non-invasive preop- erative localization of primary motor cortex in epilepsy surgery by navigated transcranial magnetic stimulation. Epilepsy Res. 2010;92(2-3):134-44. doi:10.1016/j.eplepsyres.2010.08.013.

Schieber MH, Hibbard LS. How somatotopic is the motor cortex hand area? Science. 1993;261(5120):489-92.

Schmidt S, Bathe-Peters R, Fleischmann R, Ronnefarth M, Scholz M, Brandt SA. Nonphysiological factors in navigated TMS studies; confounding covariates and valid intracortical estimates. Hum Brain Mapp. 2015;36(1):40-9. doi:10.1002/hbm.22611.

Siebner HR, Rothwell J. Transcranial magnetic stimulation: new insights into representational cortical plasticity. Exp Brain Res. 2003;148(1):1-16. doi:10.1007/s00221-002-1234-2.

Sisodiya SM, Fauser S, Cross JH, Thom M. Focal cortical dysplasia type II: biological features and clinical perspectives. Lancet Neurol. 2009;8(9):830-43. doi:10.1016/S1474-4422(09)70201-7.

Sluming V, Barrick T, Howard M, Cezayirli E, Mayes A, Roberts N. Voxel-based morphometry reveals increased gray matter density in Broca's area in male symphony orchestra musicians. Neuroimage. 2002;17(3):1613-22.

Smits A, Zetterling M, Lundin M, Melin B, Fahlstrom M, Grabowska A, et al. Neurological impair- ment linked with cortico-subcortical infiltration of diffuse low-grade gliomas at initial diagnosis supports early brain plasticity. Front Neurol. 2015;6:137. doi:10.3389/fneur.2015.00137.

Szalisznyo K, Silverstein DN, Duffau H, Smits A. Pathological neural attractor dynamics in slowly growing gliomas supports an optimal time frame for white matter plasticity. PLoS One. 2013;8(7):e69798. doi:10.1371/journal.pone.0069798.

Takahashi S, Jussen D, Vajkoczy P, Picht T. Plastic relocation of motor cortex in a patient with LGG (low grade glioma) confirmed by NBS (navigated brain stimulation). Acta Neurochir. 2012;154(11):2003-8. doi:10.1007/s00701-012-1492-0.

Tyc F, Boyadjian A, Devanne H. Motor cortex plasticity induced by extensive training revealed by transcranial magnetic stimulation in human. Eur J Neurosci. 2005;21(1):259-66. doi:10.1111/j.1460-9568.2004.03835.x.

Vaalto S, Julkunen P, Säisänen L, Könönen M, Määttä S, Karhu J. Long-term plasticity may be mani- fested as reduction or expansion of cortical representations of actively used muscles in motor skill specialists. Neuroreport. 2013;24(11):596-600. doi:10.1097/WNR.0b013e3283628636.

Vikingstad EM, Cao Y, Thomas AJ, Johnson AF, Malik GM, Welch KM. Language hemispheric dominance in patients with congenital lesions of eloquent brain. Neurosurgery. 2000;47(3): 562-70.

Wassermann EM, McShane LM, Hallett M, Cohen LG. Noninvasive mapping of muscle represen- tations in human motor cortex. Electroencephalogr Clin Neurophysiol. 1992;85(1):1-8.

17 nTMS 在神经外科手术中的前景展望

Phiroz E. Tarapore，Mitchel S. Berger

17.1 简介

在全球许多神经肿瘤学专科中心内，已经将 nTMS 整合到术前临床工作流程中。因此，神经外科医生和神经生理学家必须学习如何以最佳方式使用这些新数据。本书已经在前面的章节中详细描述了这些应用经验。

在此，本书最后一章的目的在于预测和展望未来几年下一代 nTMS 的用途。虽然我们已经拥有支持当前诊断应用的很多临床数据（运动和语言功能的术前定位），但 nTMS 有可能朝另外两种方向发展：①术前定位更多脑功能（见第 11 章）；②根据 nTMS 随访研究进行肿瘤诱导功能重组的纵向评估，从而制定个体化的治疗策略。

除了这些诊断方面的发展，在治疗上还可以将 nrTMS 用于诱导功能重组。术后获得性功能缺陷的治疗方案可能类似于脑卒中后的应用。然而，诱导功能重组即所谓的康复，可以使在功能脑区的肿瘤切除更安全，这将会是一个全新的领域。在将此程序准备好应用于临床之前，我们必须回答当前的几个研究问题。

17.2 功能重组检测的诊断应用

17.2.1 当前关于病变诱导功能重组的认识

越来越多的证据表明，脑实质内肿瘤可以促进功能重组，这意味着皮质功能从一个脑区到另一个脑区的重构。特别是在肿瘤生长缓慢的情况下，皮质功能可能并不位于经典解剖学定义的脑区。这些大脑与健康人的大脑可能不同，因为肿瘤本身会诱导皮质功能重组到其他脑区（见第 16 章）。2008 年，Duffau 及其同事报道了他们在第一次手术中无法完全切除胶质瘤的原因，因为 DES 术中测绘显示了肿瘤内存在运动或语言功能。他们在术后对这些患者进行了随访，等待功能重组的发生。当他们再次手术时，因为 DES 没有在肿瘤区域显示出功能定位，这就使得他们能够切除肿瘤残留。我们课题组在检查了 18 例患者在清醒下二次手术接受术中 DES 定位，观察到了脑内功能重组的现象。我们发现 18 例患者中有 6 例在先前运动或语言阳性的脑区内发生了功能丢失，而另一名患者在先前的阴性反应区域内显示出新的运动和语言功能定位点。

虽然这种现象非常令人兴奋，但区分皮质和皮质下功能重组是很重要的。一方面，皮质损伤可能会恢复；另一方面，皮质下白质病变通常是不可逆的。例如，患者在缺血性卒中发生后的 6 个月内，其运动皮质的组织可能会改变，从而改善运动功能（见第 14 章）。如上所述，尽管在部分胶质瘤患者的肿瘤侵袭 M1，但是仍有机会保留其运动能力。

在所有皮质区域，功能重组发生的可能性并不相同。初级单功能模式皮质如中央前回，会比左侧角回或背侧颞上回等高级皮质区域重组能力更弱。造成这种差异的一个原因可能是皮质所承担的特有功能，如中央前回或韦尼克区，在其功能网络中具有更为关键的作用。因此，功能重组的能力是很有限的——缺乏功能重组意味着存在严重的功能代偿不足。相比之下，功能测定不太明显的其他大脑区域会参与更多的皮质网络，即使它们被肿瘤浸润，它们的功能还是较为容易得以补偿的。一些区域代表功能集成的中间级别，如负责微调和协调功能处理的补充区域，其中两个这样的区域是 SFG（运动功能）的 SMA 或左侧 MFG 和 IFG（语言功能）。

与皮质区域相反，皮质下神经纤维束的损伤通常会导致严重的功能障碍而很难有明显的功能恢复潜力。这一发现适用于神经胶质瘤患者以及脑卒中患者——如果肿瘤浸润，皮质下纤维束不太可能显示出功能性重组。

由于语言的组织是一个复杂的自适应网络，包括连接在同一皮质区域的多个皮质下神经通路。相比而言，语言功能更可能表现出功能重组，而不是运动功能。关于皮质神经可塑性的机制有各种各样的理论。这里对两个最被广泛接受的理论进行讨论（见第 16 章）。在第一种理论中，相应皮质层的相邻神经元可以作为补充，如在创伤性脑 / 脊髓损伤患者中所显示的那样。这种补充也可以通过现有的对侧半球连接来进行。第二种理论是关于对抑制性中间神经元的去抑制作用。部分功能性突触在发育过程中被消减，因为它们代表了冗余的功能连接（"突触修剪"）。在受损的情况下，其中一些主要连接会被中断，先前被抑制的富余回路被重新募集以改善受损的功能。因此，损伤或功能障碍可促进这些潜在的代偿性神经通路的再次激活。

虽然这种募集过程需要相当长的时间，但被调用的潜在富余通路可以立即起作用。在胶质瘤患者中，有这两种机制存在的证据。已经在同侧皮质术中发现中央前回存在短期功能重组，而对侧 SMA 的募集是在长期随访期间被发现的，并且对应于 SMA 切除后功能恢复的改善程度。已经有研究报道了在语言功能中也存在类似的同侧和对侧功能重组现象。尽管现在功能重组的数据相对较少，但已经确定了一些可以影响功能重组的因素。这些因素包括年龄、病变生长的动力学因素、肿瘤位置、受影响的功能（网络 *vs* 单模型）和性别等。虽然支持在神经外科患者中存在功能重组潜力的数据正在增多，但功能重组不能单纯指望手术后的功能恢复——保留现有功能的作用远远优于等待功能恢复，最佳临床治疗结果需要安全的手术，包括术中 DES 定位。

随着应用 nTMS 功能重组开启了神经肿瘤学的新视野，因为在假定的功能脑区内的肿瘤，无论是在运动皮质、语言皮质还是皮质下结构中，仍然有机会进行安全的肿瘤切除手术。功能皮质的术前定位可能会使更多患者能够有机会进行手术治疗。这种定位也可以使一小部分转移瘤患者受益，因为这类患者无论肿瘤的位置如何，对其手术治疗通常是可行的。患有 HGG 的患者以及来自 LGG 的患者都可以获益，因为术前 nTMS 图显示了肿瘤和功能皮质之间的确切关系。更重要的是，在功能脑区肿瘤中，可以通过 nTMS 定位的纵向随访在将来确定是否可以接受手术切除带来的风险。

17.2.2　通过 nTMS 运动定位检测功能重组

在过去几年中，越来越多的文献证明了 nTMS 可以识别功能重组并为神经肿瘤患者的管理做出重大贡献。

在一个病例报道中，中央前回内 LGG 的患者最初被认为病变是不可切除的。术前 nTMS 定位图显示运动区域位于解剖学上假定的运动功能定位皮质之外。此病例报道的结果后来得到另外两个病例报道结果的支持，这些病例与两名癫痫患者的临床观察结果相似。

nTMS 定位运动功能重构的大样本调查支持了这些最初病例报道中的现象。在一项研究中，综合分析了 100 名脑肿瘤患者的 nTMS 运动定位的 3D 数据（图 17-1）。作者发现主要运动功能的广泛分布与短潜伏期 MEP 远远超出了中央前回的范围，而且运动功能的不同分布取决于实质脑肿瘤的位置，即使肿瘤位于中央前回（图 17-2）。

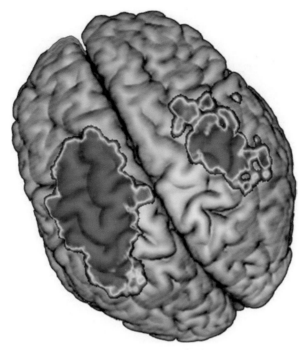

图 17-1　通过 nTMS 确定广泛运动脑区。这是对 100 名脑肿瘤患者的运动定位数据标准化和融合的结果。诱发 MEPs 的皮质区域从初级运动皮质向额叶扩散。（优势半球）左半球中这种效应更加显著

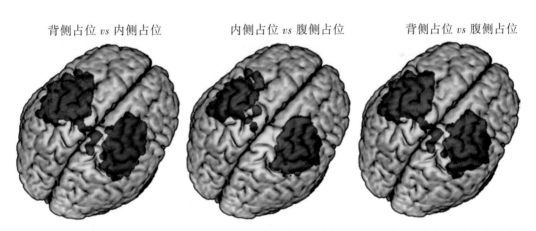

图 17-2　位于中央前回运动区域内的肿瘤。根据肿瘤位置（中央前回的背侧、内侧和腹侧部分），将中央前回内肿瘤的患者分成 3 组。在每组内，将运动定位数据标准化并融合。在这些组之间，也可以观察到运动功能脑区定位的差异

　　最近的另一项研究调查了 22 例胶质瘤患者功能重组的频率和空间模式。在通过空间标准化以校正脑移位后，作者报告了在前后轴线上 M1 的 CoG 平均位移为 9.7 ± 1.5mm（平均值 ± 标准差），数值超过了 nTMS 系统的误差范围，因此暗示功能区域的重大变化。

另一项在健康志愿者中进行的研究支持了上述研究的结果，该研究分析了用 nTMS 定位运动皮质可塑性的最佳参数。该研究发现 rMT、CoG 以及平均 MEP 是可靠的参数，显示出在长期随访期间监测功能重组的测试–再测试的高度可靠性。

因此，目前获得的数据显示：①皮质功能重组不仅发生在 LGG 中，也发生在 HGG 患者中；② nTMS 能够在非侵入情况下检测到这种功能性重组。

这些数据是否可以在临床中有效运用，以及这些数据对我们的治疗和预后有何影响，这些主要问题尚待解决。目前，考虑到有必要对肿瘤组织学和神经状态进行分级，现有患者的队列太小，无法观察到频率、时间进程和功能重组程度在统计学上的显著差异。回答这些问题需要多中心和多国家联合进行研究。

17.2.3 通过 nrTMS 检测语言功能重组

已证明右半球不仅参与健康受试者的语言功能，也参与左半球脑卒中或脑肿瘤患者的语言功能。这些报告使用了多种方法，包括神经心理评估、非导航 TMS 和 fMRI。特别是 fMRI 技术很可能会被脑内肿瘤和缺血性病变干扰（见第 2 章）。已发表的基于 nTMS 的语言偏侧性研究表明，与健康受试者相比，患有左侧大脑外侧裂脑肿瘤的右利手患者可能会产生语言功能向右半球的移位。这些结果后来被第二个 nTMS 研究小组确认。这些 nrTMS 研究使用其他方式来验证之前的研究和术中数据。我们还发现功能重组不仅导致语言功能向对侧半球转移，而且还导致在同侧半球内移向其他脑区。在有 80 名接受左侧大脑外侧裂脑肿瘤切除术患者的另一项研究中，显示右侧语言偏侧性较多的患者在肿瘤切除术后 5 天发生失语症的风险较低。

最后，nrTMS 语言定位还能对高风险区域中的肿瘤患者进行纵向随访。通过定期随访患者，基于 nrTMS 的语言定位可以提醒临床医生，因为关键语言位点的重构可以使先前无法切除的肿瘤得以接受手术治疗。

尽管 nrTMS 有上述的语言定位功能，但在定义以及改进定位方案方面仍有许多工作要做。nrTMS 语言定位的主要研究领域是：

- 改进 PPV 以增加阳性定位点。
- 评估 nrTMS 语言定位在风险评估中的可用性（见第 10 章）。
- 分析阴性 nrTMS 语言定位在语言功能重组中的作用。

17.2.4 其他神经认知功能的定位

针对其他神经认知功能的 nTMS 定位作用，例如数学计算或视觉空间注意力，可以帮助规避常见的术后神经心理问题。基于每个患者希望保留特定的功能，这些定位操作可以（并且应该）针对个体患者进行定制。目前仍然有待观察这些高水平神经认知功能的 nTMS 定位在脑肿瘤患者的临床管理中能起到多大的作用。评估并优化这些研究将是 nTMS 发展中的一个主要方向。关于这个主题的广泛讨论可以在第 11 章中看到。

17.3 治疗用途：用 nrTMS 诱导功能重组

17.3.1 综合考虑

除了慢性疼痛（见第 13 章）、耳鸣和抑郁症的治疗应用外，已发现 nrTMS 可促进脑卒中后失语和肢体瘫痪麻痹的恢复（见第 14 章）。这种作用背后的机制被认为是诱导功能重组。该理论得到很多实验室研究的支持，表明 rTMS 可以在突触和细胞水平上诱导可塑性。

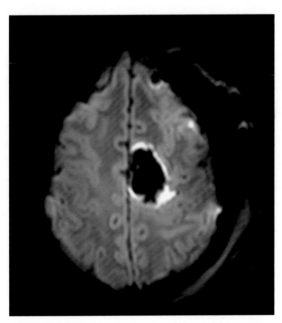

图 17-3　术后 nrTMS 治疗。该水平 DWI 图显示患者在切除 SFG 中间的变性星形细胞瘤（WHO III 级）后，由于中央前回缺血导致的右手出现手术相关的肌无力表现。 这些患者与受益于 nrTMS 治疗的脑卒中患者具有高度的可比性

17.3.2 手术相关缺陷的治疗

脑卒中后基于 nrTMS 治疗的初步研究表明其对运动障碍有显著的改善作用。

由于大多数术后功能障碍是由缺血性病变引起的（图 17-3），因此研究 nrTMS 是否也能诱导重组并促进神经外科患者术后功能缺陷的恢复是合理的，也是有必要的。在一项未发表的可行性研究中，即使在术后第 1 天开始 nrTMS 治疗，术后出现运动或语言功能损伤的脑肿瘤患者也可耐受 7 天的治疗。关于术后使用 nrTMS 治疗手术相关后遗症的大型临床试验正在进行中，该技术有望在未来推广应用。

17.3.3 康复：术前诱导功能重组

不是静静等待肿瘤诱导功能重组，而是使用 nrTMS 尝试将功能脑区从手术区域中移开（图 17-4）。到目前为止，只有 3 篇已发表的关于这种技术的病例报告。尽管如此，这些报告为 nrTMS 无创诱导功能重组提供了概念证据和有价值的数据。在所有 3 种情况下，使用 7~12 个疗程的 nrTMS 治疗方案，每天 10~20min，研究者就能够修改语言网络的脑区组织分布。

Barcia 等人报道，一名胶质瘤患者因术中发现肿瘤内功能代表区而只能进行不完全切除术。然后患者接受病灶内 nrTMS 治疗。每次治疗后，患者的语言功能都会恶化，但这种情况会在 12 个疗程后减少。这种变化被解释为在远离先前定位的语言区外产生了语言功能重组。另外两例病例获得了可比较的结果。值得注意的是，3 个研究中都使用了 nrTMS，这是目前唯一可用于诱导术前功能重组的非侵入性方法。

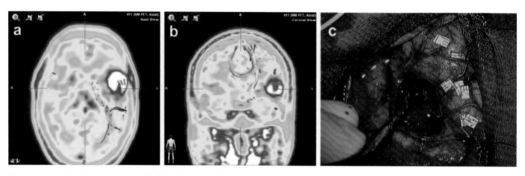

图 17-4 通过 nrTMS 治疗进行术前预康复。水平面（a）和冠状面（b），来自一个双语患者在术前 PET 扫描和术前 nTMS / nrTMS 运动和语言定位的多模态融合图像，在其左侧 IFG 三角部分有间变性星形细胞瘤（WHO III）。nrTMS 定位显示在肿瘤上部右内部侧存在两种语言功能的相关皮质，后来在清醒手术中通过 DES 定位证实了此位置（c）。应用术前预康复将语言功能移动到肿瘤外。阴性语言定位可以监测术前预康复是否将语言控制区成功地移出了肿瘤侵袭的脑区，从而确定二次切除手术的最佳时间以实现 GTR

只有一个报道使用侵入性技术进行术前预康复。Barcia 及其同事通过植入硬膜下网格电极用高频刺激 27~37 天，在 5 个患者中诱导了功能重组。他们发现刺激后语言功能转移到对侧半球（经过 fMRI 评估）。然而，他们也报道了这种方法存在严重的并发症，发生率为 60%（2 例脑部感染，1 例严重颅内出血）。对于要广泛应用的技术而言，这么高比例的并发症是不能容忍的。nrTMS 治疗是非侵入性的，不仅风险最小，而且可能具有相同的作用，也不用担忧伦理上的问题。

17.4　结论

随着每年逐渐增多的研究，nTMS 在神经外科中的应用变得越来越令人兴奋。未来可能让我们能够定位除运动和语言之外的其他高级神经认知功能；它还可以使我们能够通过功能重组的原理优化神经肿瘤病理学的干预时间。此外，用 nrTMS 在针对康复和术后并发症方面的治疗用途可能成为临床神经外科的变革性新技术。

原文参考

Abo M, Kakuda W, Momosaki R, Harashima H, Kojima M, Watanabe S, et al. Randomized, mul- ticenter, comparative study of NEURO versus CIMT in poststroke patients with upper limb hemiparesis: the NEURO-VERIFY Study. Int J Stroke. 2014;9(5):607-12. doi:10.1111/ ijs.12100.

Andoh J, Martinot JL. Interhemispheric compensation: a hypothesis of TMS-induced effects on language-related areas. Eur Psychiatry. 2008;23(4):281-8. doi:10.1016/j.eurpsy.2007. 10.012.

Barcia JA, Sanz A, Gonzalez-Hidalgo M, de Las Heras C, Alonso-Lera P, Diaz P, et al. rTMS stimulation to induce plastic changes at the language motor area in a patient with a left recidi- vant brain tumor affecting Broca's area. Neurocase. 2012;18(2):132-8. doi:10.1080/13554794 .2011.568500.

Barwood CH, Murdoch BE, Whelan BM, Lloyd D, Riek S, O'Sullivan J, et al. The effects of low frequency Repetitive Transcranial Magnetic Stimulation (rTMS) and sham condition rTMS on behavioural language in chronic non-fluent aphasia: short term outcomes. NeuroRehabilitation. 2011;28(2):113-28. doi:10.3233/NRE-2011-0640.

Baum SH, Martin RC, Hamilton AC, Beauchamp MS. Multisensory speech perception without the left superior temporal sulcus. Neuroimage. 2012; doi:10.1016/j.neuroimage.2012.05.034. S1053-8119(12)00522-8 [pii]

Baumgaertner A, Hartwigsen G, Roman Siebner H. Right-hemispheric processing of non-linguistic word features: implications for mapping language recovery after stroke. Hum Brain Mapp. 2012; doi:10.1002/hbm.21512.

Bonelli SB, Thompson PJ, Yogarajah M, Vollmar C, Powell RH, Symms MR, et al. Imaging language networks before and after anterior temporal lobe resection: results of a longitudinal fMRI study. Epilepsia. 2012;53(4):639-50. doi:10.1111/j.1528-1167.2012.03433.x.

Brennan J, Pylkkanen L. The time-course and spatial distribution of brain activity associated with sentence processing. NeuroImage. 2012;60(2):1139-48. doi:10.1016/j.neuroim- age.2012.01.030. S1053-8119(12)00047-X [pii]

Briganti C, Sestieri C, Mattei PA, Esposito R, Galzio RJ, Tartaro A, et al. Reorganization of func- tional connectivity of the language network in patients with brain Gliomas. AJNR Am J Neuroradiol. 2012; doi:10.3174/ajnr. A3064. ajnr.A3064 [pii]

Bulubas L, Sabih J, Wohlschlaeger A, Sollmann N, Hauck T, Ille S, et al. Motor areas of the frontal cortex in patients with motor eloquent brain lesions. J Neurosurg. 2016:1-12. doi:10.3171/2015.11.JNS152103.

Charras P, Herbet G, Deverdun J, de Champfleur NM, Duffau H, Bartolomeo P, et al. Functional reorganization of the attentional networks in low-grade glioma patients: a longitudinal study. Cortex. 2015;63:27-41. doi:10.1016/ j.cortex.2014.08.010.

Conway N, Wildschuetz N, Moser T, Bulubas L, Sollmann N, Tanigawa N, et al. Cortical plasticity of motor-eloquent areas measured by navigated transcranial magnetic stimulation in glioma patients. J Neurosurg. 2017;20:1-11.

De Witt Hamer PC, Hendriks EJ, Mandonnet E, Barkhof F, Zwinderman AH, Duffau H. Resection probability maps for quality assessment of glioma surgery without brain location bias. PLoS One. 2013;8(9):e73353. doi:10.1371/ journal.pone.0073353.

Devlin JT, Watkins KE. Stimulating language: insights from TMS. Brain. 2007;130(Pt 3):610-22. doi:10.1093/brain/ awl331. awl331 [pii]

Di Rienzo F, Guillot A, Mateo S, Daligault S, Delpuech C, Rode G, et al. Neuroplasticity of pre- hensile neural networks after quadriplegia. Neuroscience. 2014;274:82-92. doi:10.1016/j. neuroscience.2014.05.021.

Du J, Tian L, Liu W, Hu J, Xu G, Ma M, et al. Effects of repetitive transcranial magnetic stimula- tion on motor recovery and motor cortex excitability in patients with stroke: a randomized controlled trial. Eur J Neurol. 2016; doi:10.1111/ene.13105.

Duffau H. Acute functional reorganisation of the human motor cortex during resection of central lesions: a study using intraoperative brain mapping. J Neurol Neurosurg Psychiatry. 2001;70(4):506-13.

Duffau H. Lessons from brain mapping in surgery for low-grade glioma: insights into associations between tumour and brain plasticity. Lancet Neurol. 2005;4(8):476-86. doi:10.1016/ S1474-4422(05)70140-X.

Duffau H. New concepts in surgery of WHO grade II gliomas: functional brain mapping, connec- tionism and plasticity—a review. J Neuro-Oncol. 2006;79(1):77-115. doi:10.1007/ s11060-005-9109-6.

Duffau H. Diffuse low-grade gliomas and neuroplasticity. Diagn Interv Imaging. 2014a;95(10):945- 55. doi:10.1016/ j.diii.2014.08.001.

Duffau H. The huge plastic potential of adult brain and the role of connectomics: new insights provided by serial mappings in glioma surgery. Cortex. 2014b;58:325-37. doi:10.1016/j. cortex.2013.08.005.

Duffau H, Denvil D, Capelle L. Long term reshaping of language, sensory, and motor maps after glioma resection: a new parameter to integrate in the surgical strategy. J Neurol Neurosurg Psychiatry. 2002;72(4):511-6.

Freundlieb N, Philipp S, Drabik A, Gerloff C, Forkert ND, Hummel FC. Ipsilesional motor area size correlates with functional recovery after stroke: a 6-month follow-up longitudinal TMS motor mapping study. Restor Neurol Neurosci. 2015;33(2):221-31. doi:10.3233/ RNN-140454.

Galluzzi S, Lanni C, Pantoni L, Filippi M, Frisoni GB. White matter lesions in the elderly: patho- physiological hypothesis on the effect on brain plasticity and reserve. J Neurol Sci. 2008;273(1- 2):3-9. doi:10.1016/ j.jns.2008.06.023. S0022-510X(08)00307-9 [pii]

Gaucher Q, Huetz C, Gourevitch B, Edeline JM. Cortical inhibition reduces information redun- dancy at presentation of communication sounds in the primary auditory cortex. J Neurosci. 2013;33(26):10713-28. doi:10.1523/ JNEUROSCI.0079-13.2013.

Gempt J, Krieg SM, Huttinger S, Buchmann N, Ryang YM, Shiban E, et al. Postoperative isch- emic changes after glioma resection identified by diffusion-weighted magnetic resonance imaging and their association with intraoperative motor evoked potentials. J Neurosurg. 2013;119(4):829-36. doi:10.3171/2013.5.JNS121981.

Giussani C, Roux FE, Ojemann J, Sganzerla EP, Pirillo D, Papagno C. Is preoperative functional magnetic resonance imaging reliable for language areas mapping in brain tumor surgery? Review of language functional magnetic resonance imaging and direct cortical stimulation correlation studies. Neurosurgery. 2010;66(1):113-20. doi:10.1227/01.NEU.0000360392.15450.C9.

Harris NG, Nogueira MS, Verley DR, Sutton RL. Chondroitinase enhances cortical map plasticity and increases functionally active sprouting axons after brain injury. J Neurotrauma. 2013;30(14):1257-69. doi:10.1089/ neu.2012.2737.

Herbet G, Maheu M, Costi E, Lafargue G, Duffau H. Mapping neuroplastic potential in brain-damaged patients. Brain. 2016;139(Pt 3):829-44. doi:10.1093/brain/awv394.

Hou BL, Bradbury M, Peck KK, Petrovich NM, Gutin PH, Holodny AI. Effect of brain tumor neovasculature defined by rCBV on BOLD fMRI activation volume in the primary motor cor- tex. NeuroImage. 2006;32(2):489-97. doi:10.1016/j.neuroimage.2006.04.188. S1053-8119 (06)00474-5 [pii]

Ille S, Sollmann N, Hauck T, Maurer S, Tanigawa N, Obermueller T, et al. Impairment of preopera- tive language mapping by lesion location: a functional magnetic resonance imaging, navigated transcranial magnetic stimulation, and direct cortical stimulation study. J Neurosurg. 2015;123(2):314-24. doi:10.3171/2014.10. JNS141582.

Ille S, Kulchytska N, Sollmann N, Wittig R, Beurskens E, Butenschoen VM, et al. Hemispheric language dominance measured by repetitive navigated transcranial magnetic stimulation and postoperative course of language function in brain tumor patients. Neuropsychologia. 2016;91:50-60. doi:10.1016/j.neuropsychologia.2016.07.025.

Ius T, Angelini E, Thiebaut de Schotten M, Mandonnet E, Duffau H. Evidence for potentials and limitations of brain plasticity using an atlas of functional resectability of WHO grade II glio- mas: towards a "minimal common brain". NeuroImage. 2011;56(3):992-1000. doi:10.1016/j. neuroimage.2011.03.022. S1053-8119(11)00283-7 [pii]

Kawashima A, Krieg SM, Faust K, Schneider H, Vajkoczy P, Picht T. Plastic reshaping of cortical language areas evaluated by navigated transcranial magnetic stimulation in a surgical case of glioblastoma multiforme. Clin Neurol Neurosurg. 2013;115(10):2226-9. doi:10.1016/j. clineuro.2013.07.012.

Keidel JL, Welbourne SR, Lambon Ralph MA. Solving the paradox of the equipotential and modu- lar brain: a neurocomputational model of stroke vs. slow-growing glioma. Neuropsychologia. 2010;48(6):1716-24. doi:10.1016/j.neuropsychologia.2010.02.019.

Kim YH, You SH, Ko MH, Park JW, Lee KH, Jang SH, et al. Repetitive transcranial magnetic stimulation-induced corticomotor excitability and associated motor skill acquisition in chronic stroke. Stroke. 2006;37(6):1471-6. doi:10.1161/01.STR.0000221233.55497.51.

Korchounov A, Ziemann U. Neuromodulatory neurotransmitters influence LTP-like plasticity in human cortex: a Pharmaco-TMS Study. Neuropsychopharmacology. 2011; doi:10.1038/ npp.2011.75. npp201175 [pii]

Krainik A, Duffau H, Capelle L, Cornu P, Boch AL, Mangin JF, et al. Role of the healthy hemi- sphere in recovery after resection of the supplementary motor area. Neurology. 2004;62(8):1323-32.

Kraus D, Gharabaghi A. Neuromuscular plasticity: disentangling stable and variable motor maps in the human sensorimotor cortex. Neural Plast. 2016;2016:7365609. doi:10.1155/2016/7365609.

Krieg SM, Shiban E, Droese D, Gempt J, Buchmann N, Pape H, et al. Predictive value and safety of intraoperative neurophysiological monitoring with motor evoked potentials in glioma surgery. Neurosurgery. 2012;70(5):1060-71. doi:10.1227/NEU.0b013e31823f5ade.

Krieg SM, Schaeffner M, Shiban E, Droese D, Obermueller T, Gempt J, et al. Reliability of intraoperative neurophysiological monitoring for surgery of motor eloquent brain metastases using motor evoked potentials. In: J Neurosurg; 2013a;118(6):1269-78.

Krieg SM, Schnurbus L, Shiban E, Droese D, Obermueller T, Buchmann N, et al. Surgery of highly eloquent gliomas primarily assessed as non-resectable: risks and benefits in a cohort study. BMC Cancer. 2013b;13:51. doi:10.1186/1471-2407-13-51.

Krieg SM, Sollmann N, Hauck T, Ille S, Foerschler A, Meyer B, et al. Functional language shift to the right hemisphere in patients with language-eloquent brain tumors. PLoS One. 2013c;8(9):e75403. doi:10.1371/journal.pone.0075403.

Krieg SM, Sollmann N, Hauck T, Ille S, Meyer B, Ringel F. Repeated mapping of cortical lan- guage sites by preoperative navigated transcranial magnetic stimulation compared to repeated intraoperative DCS mapping in awake craniotomy. BMC Neurosci. 2014;15:20. doi:10.1186/1471-2202-15-20.

Kuo MF, Paulus W, Nitsche MA. Sex differences in cortical neuroplasticity in humans. Neuroreport. 2006;17(16):1703-7. doi:10.1097/01.wnr.0000239955.68319.c2.

Lenz M, Galanis C, Muller-Dahlhaus F, Opitz A, Wierenga CJ, Szabo G, et al. Repetitive magnetic stimulation induces plasticity of inhibitory synapses. Nat Commun. 2016;7:10020. doi:10.1038/ ncomms10020.

Levy R, Ruland S, Weinand M, Lowry D, Dafer R, Bakay R. Cortical stimulation for the rehabilita- tion of patients with hemiparetic stroke: a multicenter feasibility study of safety and efficacy. J Neurosurg. 2008;108(4):707-14. doi:10.3171/JNS/2008/108/4/0707.

Makela JP, Vitikainen AM, Lioumis P, Paetau R, Ahtola E, Kuusela L, et al. Functional plasticity of the motor cortical structures demonstrated by navigated TMS in two patients with epilepsy. Brain Stimul. 2013;6(3):286-91. doi:10.1016/j.brs.2012.04.012.

Obermueller T, Schaeffner M, Gerhardt J, Meyer B, Ringel F, Krieg SM. Risks of postoperative paresis in motor eloquently and non-eloquently located brain metastases. BMC Cancer. 2014;14(1):21. doi:10.1186/1471-2407-14-21.

Perrone-Bertolotti M, Zoubrinetzky R, Yvert G, Le Bas JF, Baciu M. Functional MRI and neuro- psychological evidence for language plasticity before and after surgery in one patient with left temporal lobe epilepsy. Epilepsy Behav. 2012;23(1):81-6. doi:10.1016/j.yebeh.2011.11.011. S1525-5050(11)00635-4 [pii]

Picht T, Schulz J, Hanna M, Schmidt S, Suess O, Vajkoczy P. Assessment of the influence of navi- gated transcranial magnetic stimulation on surgical planning for tumors in or near the motor cortex. Neurosurgery. 2012;70(5):1248-1256.; discussion 1256-7. doi:10.1227/ NEU.0b013e318243881e.

Rivera-Rivera PA, Rios-Lago M, Sanchez-Casarrubios S, Salazar O, Yus M, Gonzalez-Hidalgo M, et al. Cortical plasticity catalyzed by prehabilitation enables extensive resection of brain tumors in eloquent areas. J Neurosurg. 2016:1-11. doi:10.3171/2016.2.JNS152485.

Robles SG, Gatignol P, Lehericy S, Duffau H. Long-term brain plasticity allowing a multistage surgical approach to World Health Organization Grade II gliomas in eloquent areas. J Neurosurg. 2008;109(4):615-24. doi:10.3171/ JNS/2008/109/10/0615.

Rosler J, Niraula B, Strack V, Zdunczyk A, Schilt S, Savolainen P, et al. Language mapping in healthy volunteers and brain tumor patients with a novel navigated TMS system: evidence of tumor-induced plasticity. Clin Neurophysiol. 2014;125(3):526-36. doi:10.1016/j. clinph.2013.08.015.

Ruohonen J, Karhu J. Navigated transcranial magnetic stimulation. Neurophysiol Clin. 2010;40(1):7-17.

Sarubbo S, Latini F, Sette E, Milani P, Granieri E, Fainardi E, et al. Is the resection of gliomas in Wernicke's area reliable?: Wernicke's area resection. Acta Neurochir. 2012;154(9):1653-62. doi:10.1007/s00701-012-1416-z.

Schuhmann T, Schiller NO, Goebel R, Sack AT. Speaking of which: dissecting the neurocognitive network of language production in picture naming. Cereb Cortex. 2012;22(3):701-9. doi:10.1093/cercor/bhr155. bhr155 [pii]

Schuldiner O, Yaron A. Mechanisms of developmental neurite pruning. Cell Mol Life Sci. 2015;72(1):101-19. doi:10.1007/s00018-014-1729-6.

Southwell DG, Hervey-Jumper SL, Perry DW, Berger MS. Intraoperative mapping during repeat awake craniotomy reveals the functional plasticity of adult cortex. J Neurosurg. 2015:1-10. doi :10.3171/2015.5.JNS142833.

Takahashi S, Jussen D, Vajkoczy P, Picht T. Plastic relocation of motor cortex in a patient with LGG (low grade glioma) confirmed by NBS (navigated brain stimulation). Acta Neurochir. 2012;154(11):2003-8. doi:10.1007/ s00701-012-1492-0.

Takeuchi N, Izumi S. Noninvasive brain stimulation for motor recovery after stroke: mechanisms and future views. Stroke Res Treat. 2012;2012:584727. doi:10.1155/2012/584727.

Takeuchi N, Tada T, Toshima M, Matsuo Y, Ikoma K. Repetitive transcranial magnetic stimulation over bilateral hemispheres enhances motor function and training effect of paretic hand in patients after stroke. [Randomized Controlled Trial Research Support, Non-U.S. Gov't]. J Rehabil Med. 2009;41(13):1049-54. doi:10.2340/16501977-0454.

Thiel A, Habedank B, Winhuisen L, Herholz K, Kessler J, Haupt WF, et al. Essential language function of the right hemisphere in brain tumor patients. Ann Neurol. 2005;57(1):128-31. doi:10.1002/ana.20342.

Thiel A, Habedank B, Herholz K, Kessler J, Winhuisen L, Haupt WF, et al. From the left to the right: how the brain compensates progressive loss of language function. Brain Lang. 2006;98(1):57-65. doi:10.1016/ j.bandl.2006.01.007. S0093-934X(06)00024-1 [pii]

Vigneau M, Beaucousin V, Herve PY, Jobard G, Petit L, Crivello F, et al. What is right-hemisphere contribution to phonological, lexico-semantic, and sentence processing? Insights from a meta-analysis. NeuroImage. 2011;54(1):577-93. doi:10.1016/j.neuroimage.2010.07.036. S1053-8119(10)01009-8 [pii]

Wang L, Chen D, Yang X, Olson JJ, Gopinath K, Fan T, et al. Group independent component analysis and functional MRI examination of changes in language areas associated with brain tumors at different locations. PLoS One. 2013;8(3):e59657. doi:10.1371/journal.pone.0059657. PONE-D-12-24262 [pii]